LEVEN MET YOGA

Op zoek naar innerlijke schoonheid

CHRISTY TURLINGTON

Altamira-Becht · Haarlem

© 2002 Christy Turlington
Sabrina Dupré: researcher & consultant
Originally published in the United States and Canada bij Hyperion as *Living Yoga*.
This translated edition published by arrangement with Hyperion.

Voor het Nederlandse taalgebied:
© 2003 Uitgeverij Altamira-Becht BV, Postbus 317, 2000 AH Haarlem
(e-mail: post@gottmer.nl)
Uitgeverij Altamira-Becht BV maakt deel uit van de Gottmer Uitgevers Groep BV

Vertaling: Marce Noordenbos
Zetwerk: Rian Visser Grafisch Ontwerp

ISBN 90 6963 608 5 / NUR 726

www.altamira-becht.nl

Alle rechten voorbehouden. Niets uit deze uitgave mag worden verveelvoudigd, opgeslagen in een geautomatiseerd gegevensbestand, of openbaar gemaakt in enige vorm of op enige wijze, hetzij elektronisch, mechanisch, door fotokopieën, opnamen, of enige andere manier, zonder voorafgaande schriftelijke toestemming van de uitgever. Voorzover het maken van kopieën uit deze uitgave is toegestaan op grond van artikel 16b jo het Besluit van 20 juni 1974, St.b. 351, gewijzigd bij Besluit van 23 augustus 1985, St.b. 471 en artikel 17 Auteurswet 1912, dienen de daarvoor wettelijk verschuldigde vergoedingen te worden voldaan aan de Stichting Reprorecht (Postbus 3090, 2130 KB Hoofddorp). Voor het overnemen van gedeelten uit deze uitgave in bloemlezingen, readers en andere compilatiewerken (artikel 16 Auteurswet 1912) dient men zich tot de uitgever te wenden.

Dit boek is opgedragen aan mijn vroegere, huidige en toekomstige leraren, evenals aan de innerlijke leraar die ik zo vaak heb veronachtzaamd.

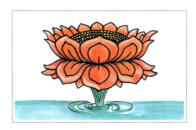

Voor iedereen die zo liefdevol heeft meegewerkt aan dit boek, met name Lisa Jacobson, die me heeft aangezet tot dit enorme project, Sabrina Dupré, die me gefocust hield en me gedurende het hele project heeft ondersteund, en E.B., die de klappen wist op te vangen die gepaard gingen met de angst voor het zwemmen in vreemde wateren.

INHOUD

Woord vooraf door Robert Thurman   9
Inleiding   14

DE GROTE LIJNEN

1   Waarom nu yoga?   18
2   Genade   26
3   De oorsprong van yoga   36
4   Asana's (houdingen)   56
5   Het pad   76
6   Karma Yoga   88
7   Pranayama (adembeheersing)   94
8   De adem   102
9   Dhyana (meditatie)   110
10 Spirituele initiaties   128
11 Compassie   136
12 Geloof   142
13 Gemeenschap   152
14 Vergankelijkheid   158
15 Dharma (De leer)   165
16 Schoonheid ligt in het hart van de aanschouwde   172
17 Wat is Ayurveda?   186
18 Wat is Vastu?   198

19	Metamorfose	214
20	Pelgrimage	224

PERSOONLIJKE REIZEN

21	Intenties	242
22	Wereldwijd bewustzijn	248
23	Aswoensdag	254
24	Een dag gewijd aan het hart	260
25	Niet-gehecht zijn	266
26	Wees nu hier, waar je ook bent	276

Woordenlijst	282
Noten	285
Bibliografie	286
Verantwoording	288

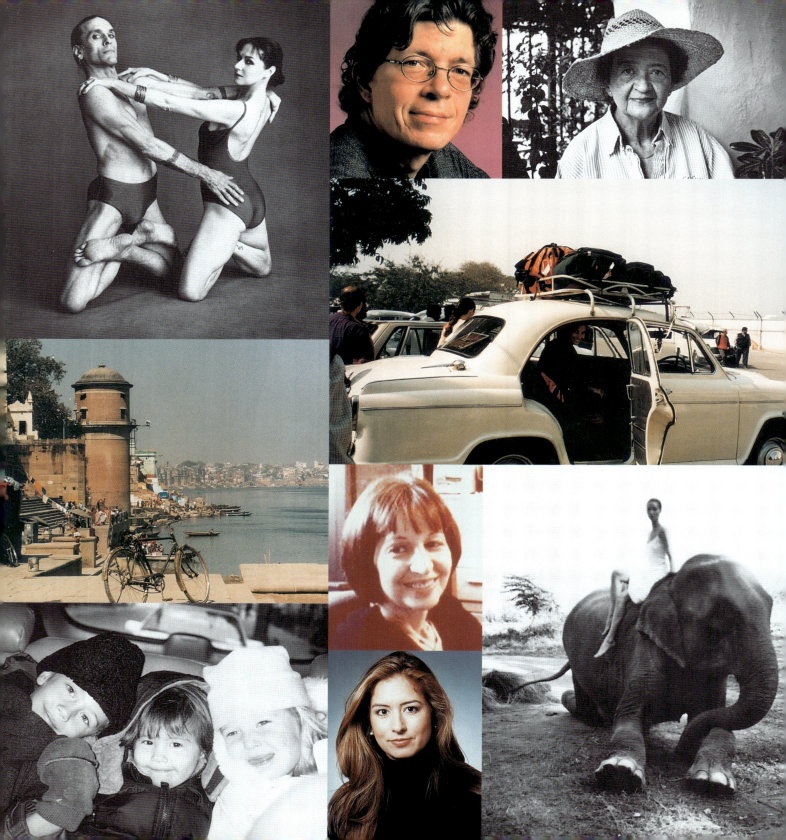

WOORD VOORAF

Leven met yoga is een krachtige bron van inspiratie voor degenen onder ons die het onderste uit de kan willen. De kan is hier een leven van vervulling, spiritueel, inderdaad, maar zonder in tegenspraak te zijn met vervulling op het menselijke vlak. Het onderste uit de kan halen is een manier van leven waarin de materiële werkelijkheid wordt bedwongen en een waardevol onderdeel wordt van een spiritueel leven dat geluk brengt aan jezelf en anderen.

Leven met yoga laat ons zien dat de mens zowel spiritueel als materieel is: het is niet mogelijk de ene dimensie te verwaarlozen en desondanks te verwachten dat de andere zal gedijen. Als je te spiritueel bent – gedefinieerd als iemand die zich op een andere wereld richt, de mensen en de dingen van deze wereld negeert en zich zelfs niet bekommert om zijn of haar eigen lichaam of gezondheid – dan kun je af en toe wel in hoger sferen terechtkomen, maar op den duur zal je leven een pijnlijk en geïsoleerd gebeuren zijn. Als je te materieel bent, vergaar je misschien wel rijkdom, roem en een oppervlakkig niveau van overspannen energie, maar je zult nooit tevreden zijn; je zult onvermijdelijk het punt bereiken waarop het allemaal loos en leeg voelt, je relaties met anderen oppervlakkig en ongelukkig zijn en uiteindelijk kom je toch tot de ontdekking dat je wereldlijk succes en bezit niet mee het graf in kunt nemen.

In *Leven met yoga* beschrijft Christy ons haar persoonlijke zoektocht en streven om het spirituele en het materiële te verenigen in een leven dat op ieder vlak vervullend is.

Te lang zijn we geconditioneerd geweest om te geloven dat materiële en sociale vervulling slechts ten koste van spirituele ontwikkeling mogelijk zijn, dat die twee haaks op elkaar staan – 'Geef de keizer wat de keizer toekomt en God wat God toekomt!' We leiden ons leven dus alsof we op de hielen worden gezeten door de keizer, of door te proberen zelf de keizer te worden, en hetgeen 'God toekomt' stoppen we ongemakkelijk ergens weg in onze geest, totdat de dingen hopeloos verkeerd gaan, we ziek worden, een dierbaar iemand iets rampzaligs overkomt, of we bijna dood zijn. In ons onderbewuste dragen we het beeld van Jezus mee die zijn lichaam en laatste ademtocht aan God geeft, en natuurlijk schrikken we terug voor een dergelijk vergaand offer.

Het verhaal van Christy is eerlijk en aangrijpend, net als haar uitleg van de essentie van de grote Indiase yogaleer: als 'jukken', samenbrengen, tot eenheid maken van leven en spiritualiteit, het realiseren van het werkelijke doel van het leven als het in wijsheid liefhebben van anderen en liefde terug ontvangen, het delen van die liefde in de vorm van creativiteit met de hele samenleving, niet uit hebzucht naar succes, maar gewoon, om de vreugde die het geeft, en als toegift het ontvangen van waardering van anderen, naamsbekendheid en zelfs de financiële beloning die past bij iemand die maakt waar mensen behoefte aan hebben en van kunnen genieten.

Niet dat de zoektocht van Christy is geëindigd, verre van dat; ze is volkomen eerlijk en oprecht over hoe veel ze nog zal moeten leren en doormaken, en hoe veel ze met anderen wil delen en voor hen wil doen in deze wereld van strijd en onbegrensde mogelijkheden. Ze spreekt ons niet alleen maar toe vanaf een bergtop, maar ook vanuit de straten die zijn gehuld in het stof van de ingestorte torens van New York en het schoolplein van een meisjesschool in het getraumatiseerde Afghanistan. Ze vertelt ons niet alleen maar over haar persoonlijke successen en roem, maar ook over de tragiek en de pijn in haar leven. De yoga-aanwijzingen waar zij baat bij heeft gehad, spreken tot ons vanuit een diep gevoel van menselijkheid en geven ons het gevoel dat ook wij verantwoordelijkheid kunnen nemen voor ons leven en ons daadwerkelijk in lichaam en geest kunnen afstemmen op vervulling.

Hatha Yoga, de yoga van de 'Zon en de Maan' is het stelsel van spirituele en fysieke houdingen van lichaam en geest dat werd overgeleverd door de wijzen van het oude India om ons te helpen ons lichaam in harmonie te brengen met de omgeving en onze geest te openen voor onze onbegrensde innerlijke horizon van ons spirituele potentieel. In *Karma Yoga*, de yoga van het handelen, wordt ons wereldlijke handelen gewijd aan God of de Boeddha, de zekerheid van goddelijke wijsheid en de creativiteit van universele liefde voor alle wezens. *Jnana Yoga*, de yoga van de wijsheid, leert ons onze ware natuur kennen die in ons wezen ligt verscholen en onze diepe verbondenheid met alle levende wezens, om zodoende de vreugde van dit onderling verbonden zijn met alles te ervaren en ons nooit meer verloren of eenzaam te voelen. In *Raja Yoga*, de koninklijke yoga, gaat het om de eenwording van al onze vermogens en krachten om onze werkelijke bestemming te realiseren en anderen ondersteuning en geluk te brengen.

Leven met yoga opent voor ons de deur naar al deze vormen van levenskunst, onze erfenis van de wijzen van weleer die door het inspirerende voorbeeld van Christy's eigen avontuur tot leven worden gebracht op een manier die ons nu aanspreekt. Het is een eer en een genoegen het te mogen inleiden.

Robert A.F. Thurman
Jey Tsong Khapa professor in de
Indo-Tibetaans-Boeddhistische wetenschappen
Universiteit van Columbia
President, Tibet House, V.S.
april 2002

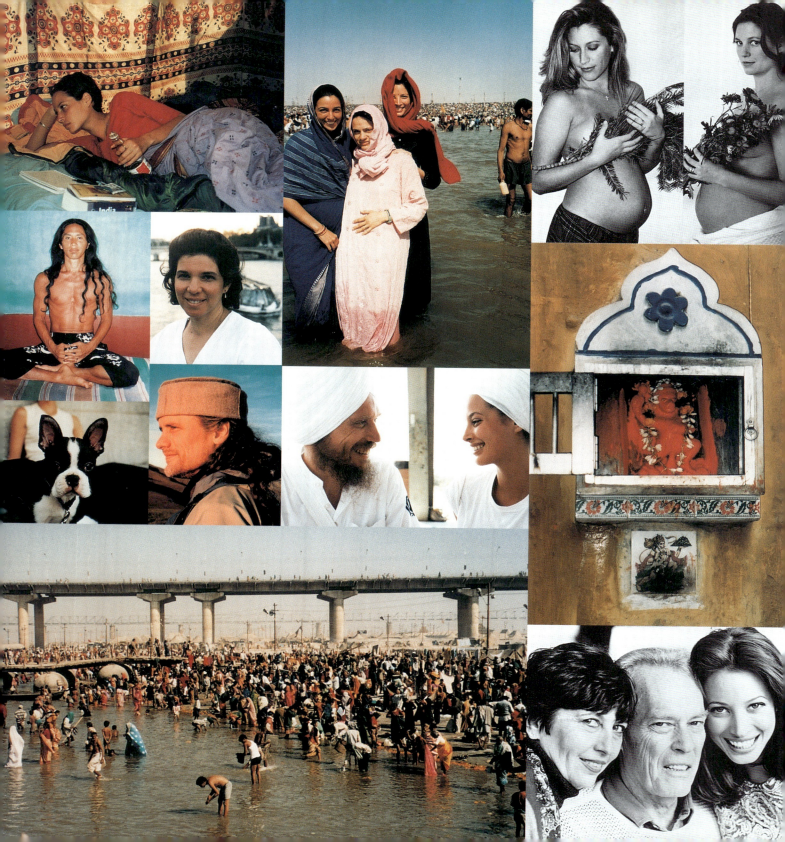

Innerlijke reis

Op een dag wist je eindelijk
wat je moest doen en je begon,
ondanks de stemmen die
om je heen hun
slechte adviezen bleven schreeuwen –
ondanks het huis dat
op zijn grondvesten schudde
en je het vertrouwde rukje
aan je enkels weer voelde.
'Herstel mijn leven!'
schreeuwden de stemmen.
Maar je ging door.
Je wist wat je moest doen
Ondanks de wind die
met zijn stijve vingers
aan de funderingen wrikte
ondanks dat hun droefgeestigheid
ondraaglijk was.
Het was al laat
En de nacht was woest
de weg bezaaid
met takken en stenen.

Maar langzaam maar zeker
liet je hun stemmen achter je
en begonnen sterren te stralen
door de sluierbewolking
en was er een nieuwe stem
die je langzaam herkende
als de jouwe,
die je gezelschap hield
terwijl je steeds verder
de wereld introk,
vastbesloten dat ene
te doen wat je kon doen –
vastbesloten dat ene leven
te redden dat je kon redden.

MARY OLIVER

INLEIDING

In de oosterse filosofie wordt gezegd dat de mens is vergeten waarom hij hier is. Met alle indrukken die van buitenaf op ons afkomen, zijn we het contact met de Geliefde, onze schepper, kwijtgeraakt, en daarmee ook onszelf.

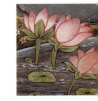

Ik geloof oprecht dat alle antwoorden zich in ons bevinden, maar het vraagt ongelofelijk veel discipline en inzet om die uit het oog verloren geschenken, die ons geboorterecht zijn, weer terug te vinden. Velen van ons zijn het vermogen om dingen aan te voelen kwijtgeraakt en wenden zich tot anderen voor begrip en zingeving, terwijl de antwoorden zich diep in ons bevinden. We zijn allemaal onderdeel van onze goddelijke schepper en de schepping zelf en wanneer we die goddelijke verbinding aanvaarden, hebben we ons op het pad van verlichting begeven.

Yoga biedt ons de mogelijkheid deze verbinding te ervaren. Door ons lichaam, onze geest en ons hart samen in te spannen voor een hogere kracht in ons bestaan, wekken we de *shakti* op, de spirituele energie die in ons ligt verborgen, en worden onze meest verheven mogelijkheden onthuld. Deze realisatie gaat gepaard met een onverwoestbaar vertrouwen. Dit is Zelfverwerkelijking. Als die verbinding eenmaal tot stand is gekomen, hebben we ongelimiteerd toegang tot deze bron waar we de antwoorden kunnen vinden op onze vragen. Door de beoefening van yoga word je je ook meer bewust van je eigen gedrag in de wereld en de invloed die het gedrag van dingen buiten je op je hebben. Je leert dat je de wereld kunt intrekken en anderen op een positieve manier kunt beïnvloeden

We zijn allemaal geboren met onbeperkte mogelijkheden en een diep innerlijk weten van wat goed en waar is, maar het leven zou betekenisloos zijn als we niet (op z'n minst) een beetje ons best zouden moeten doen om te ontdekken wie we zijn. Wij zijn ons eigen door God gegeven instrument om dit inzicht te bereiken en de vrijheid die ontstaat wanneer zij volledig wordt gerealiseerd. In voorbereiding op deze goddelijke eenwording moeten we dit instrument dus sterk en doeltreffend maken. Dit lukt alleen maar door middel van oefening en yoga is in essentie de beoefening van het verfijnen van onszelf, zowel in algemene zin als specifiek voor dit diep spirituele doel. Yoga is de beoefening van de discipline van geest, lichaam en ziel voor een optimaal functioneren. Yoga is de beoefening van aandachtigheid, mededogen, gratie en liefde in al het handelen. Als je op zoek bent naar verlichting en gelukzaligheid, voor jezelf en om met anderen te delen, dan nodig ik je uit de reikwijdte van deze filosofie te verkennen, en samen met mij te ontdekken hoe we ons leven met dit onderricht in al haar facetten kunnen verrijken.

Namaste,
Christy

DE GROTE
LIJNEN

WAAROM NU YOGA?

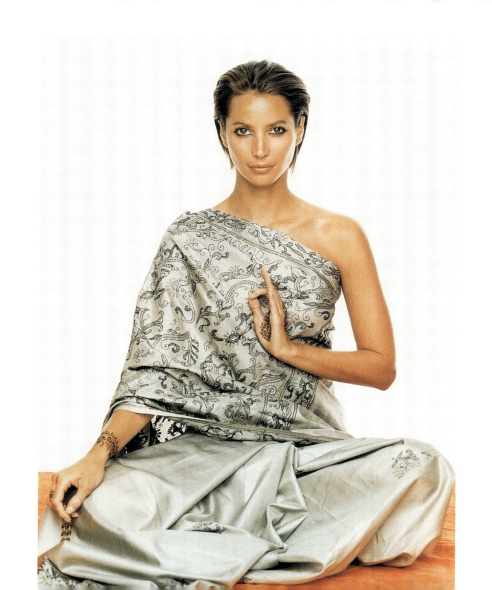

Tegenwoordig doen mensen om verschillende redenen aan yoga. De redenen variëren van stresshantering tot preventieve gezondheidsmaatregelen, het lichaam genezen van een verslaving, of misschien gewoon omdat het 'in' is. Sommige mensen hebben yoga voorgeschreven gekregen als therapie voor een aandoening of verwonding, anderen gebruiken yoga voor het gewenste fysieke resultaat – het 'yogalijf'. De werkelijkheid is dat yoga vele, zo niet al deze doelen kan dienen. Het werkelijke doel van deze beoefening is echter veel meer dan louter fysiek. Je kunt

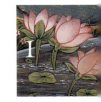

er fysieke kracht mee ontwikkelen, maar het uiteindelijke doel van yoga is de innerlijke reis, die voor iedere beoefenaar weer anders is. In het begin kan een leraar inderdaad belangrijk zijn en kan de beoefening in een groep de ondersteuning bieden die ontbreekt als je in je eentje werkt. Uiteindelijk zul je echter het punt bereiken waarop jij de enige bent die je naar een dieper stadium kan brengen. Dat is het moment waarop je je eigen weg gaat en ontdekt wat yoga voor jou betekent.

Velen van ons die zich aangetrokken voelen tot yoga delen het verlangen naar vrijheid, maar we komen al snel tot de ontdekking dat de werkelijke reis naar de vrijheid van binnen begint. Wanneer je de reis eenmaal bent begonnen, is er geen terugkeer meer mogelijk. Deze persoonlijke reis vereist moed, aangezien je op je zoektocht misschien veranderingen in je leven gaat aanbrengen die voor anderen moeilijk te accepteren zijn. Als je yoga eenmaal hebt ontdekt, zul je echter kracht putten uit de kennis die je hebt aangeboord en uit de benodigde instrumenten waarmee je bent uitgerust, met name je adem, die je keer op keer weer bij jezelf, thuis zal brengen. Je zult ontdekken, net als ik, dat je adem een van je grootste vrienden of geliefden in je hele leven kan zijn. Je adem is intiemer dan wat dan ook, aangezien hij de meest verborgen plekjes in je lichaam weet te bereiken. Met je adem ben je nooit alleen.

Ik ben zelf sinds 1988 yogastudent en in al die jaren heb ik een hoop geleerd, net als jij hebt gedaan of gaat doen. Door de toegenomen populariteit van yoga in de afgelopen jaren, zowel in het Westen als in het Oosten, ontstond bij mij de drang tot het schrijven van *Leven met yoga*. Ik dacht dat ik andere studenten misschien kon helpen, aangezien je als student zo gemakkelijk overweldigd of zelfs misleid kunt worden door de enorme hoeveelheid informatie die tegenwoordig beschikbaar is. Ik had het gevoel dat er te veel misplaatste aandacht uitging naar yoga om de verkeerde redenen, zoals het benadrukken van de uiterlijke fysieke voordelen van het beoefenen van yoga (een typische, culturele obsessie van ons westerlingen) of het publiceren van steunbetuigingen van beroemdheden, wat eerder de schuld lijkt te zijn van de fascinatie die de media voor ons koesteren.

Wat de redenen ook zijn, deze explosie van enthousiasme en interesse voor yoga heeft bij de yogagemeenschap ook gezorgd voor enigszins gemengde gevoelens over deze schijnbaar plotselinge groei. Enerzijds heeft deze enorme belangstelling, voor het eerst, de beoefening wereldwijd onder de aandacht gebracht. Dat is allemaal heel opwindend en goed, maar anderzijds heeft het een groot aantal onervaren beoefenaars ertoe aangezet te overhaast les te gaan geven, wat onnodig schade kan veroorzaken bij nieuwsgierige beginners. Een ander probleem is dat er door de snel groeiende populariteit nu vele overvolle lesruimten zijn, aangezien de vraag het aanbod ver overstijgt. En zonder enig zicht op een reële mogelijkheid om yogaonderricht te standaardiseren – een idee dat niet met open armen wordt ontvangen, gezien de oneindig veel verschillende vormen en scholen die er over de hele wereld bestaan –, kan dat een gevaarlijk terrein zijn om je op te begeven.

Desalniettemin wint yoga aan populariteit en gaan mensen van allerlei pluimage op zoek naar informatie. Ik hoop dat dit boek een bruikbaar instrument is om de vragen die je hebt naar de juiste bron te leiden en om te laten zien, als een voorbeeld, hoe waardevol yoga voor mij is geworden in mijn dagelijkse leven. Het schrijven van dit boek is een grote uitdaging geweest, een uitdaging die me heeft geholpen mijn begrip van de principes en de leer van yoga te verdiepen en mijn persoonlijke pad opnieuw te bevestigen. Zoals vaak wordt gezegd, leren we anderen vaak wat we zelf het hardst moeten leren, en tijdens het schrijven van bepaalde delen van het boek werd ik er weer aan herinnerd hoeveel ik al wist en hoezeer ik heb te luisteren naar mijn innerlijke stem. Met alle kennis die ik nu heb en recent heb vergaard, is er geen enkele reden voor mij om te leven op een manier die mijn spirituele pad niet ten goede komt. En dus, van student tot student: op de volgende bladzijden deel ik mijn zelf verworven yoga-inzichten met je, aangezien we allemaal onderling verbonden zijn door onze gemeenschappelijke interesse om het Zelf (de persoon op een verheven niveau; het niveau waarop we in verbinding staan met het universele bewustzijn) te ontdekken op onze existentiële tocht. Wandel voort.

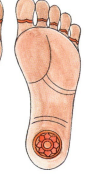

Symbolen en hun betekenis

OVER SYMBOLEN

ALS WE DE LETTERS van het alfabet beschouwen als de bouwstenen van de verbale expressie, dan zouden we symbolen moeten beschouwen als de visuele taal van de mens. Vanaf het begin der tijden hebben de inzichten die besloten liggen in symbolen geleid tot onze kennis van de menselijke natuur. Of ze nu exacte afbeeldingen van de herkenbare werkelijkheid, of esoterische voorstellingen van de innerlijke wereld zijn, steeds spelen ze een belangrijke rol.

Vanaf het begin van de menselijke beschaving hebben symbolen ons het vermogen gegeven te communiceren door middel van kunst, religie, rituelen en het geschreven woord. Ze maken deel uit van de verschillende niveaus van ons leven, van onze intuïtie tot onze emotionele en spirituele bewustzijnsstaten. Binnen de context van spiritualiteit en religie, en hier in het bijzonder binnen de yogatraditie, kunnen deze symbolen een extra dimensie toevoegen aan ons begrip van het belang van de taal en de geschiedenis van yoga.

Als we het over symbolen hebben, moeten we ons wel realiseren dat binnen het hele scala van culturen hun vorm en betekenis kunnen verschillen. Volgens Carl Jung (zie voor meer informatie zijn boek *Man and His Symbols*, Londen, Arkana, 1990), een pionier op het wetenschappelijke gebied van de betekenis van symbolen, maakt symboliek deel uit van een universele taal en is zij een integraal onderdeel van het doorgronden van psychische processen. Volgens Jung kunnen archetypische symbolen bijvoorbeeld worden gebruikt om het bewuste en het onbewuste te onderzoeken en jezelf beter te begrijpen. 'De queeste naar zelfkennis met behulp van symbolen is niet het exclusieve terrein van de Jungiaanse psychologie: zelfkennis is een aspect van de verlichting waarover in alle grote filosofische en religieuze tradities wordt gesproken', zegt David Fontana in *The Secret Language of Symbols*.

De diversiteit aan symbolische betekenissen gaat in feite veel verder dan die van Jung, wat te maken heeft met het feit dat de menselijke creativiteit beperkt is en van mens tot mens verschilt. Twee mensen kunnen een totaal verschillende interpretatie geven van een en dezelfde stimulus. Een cultuur kan een symbool overnemen of het opnieuw uitvinden om het te laten aansluiten bij de eigen denkwereld en iconografie. Over het geheel genomen zijn symbolen onderhevig aan de tijd, de arrogantie van het rationaliseren, culturele aanpassingen, enzovoort. Ze bezitten echter ook het vermogen door de eeuwen heen macht op te bouwen en zich te evolueren.

In dit boek kijken we naar de symbolen die over het algemeen worden geassocieerd met het onderhavige onderwerp, evenals de symbolen die getuigen van het universele karakter van spiritualiteit en het vermogen van yoga als levenshouding om religie te overstijgen. Met dit in gedachten is het niet moeilijk te zien dat onze geest, ons lichaam en ons leerproces voortdurend wordt en zal worden verrijkt door symbolen.

Baddha Konasana

Baddha betekent 'gebonden' of 'vast' en *kona* 'hoek'. In deze asana zijn de knieën in een scherpe hoek opzij gevouwen, raken de hielen elkaar bij het perineum en worden de voeten met de handen vastgehouden. Het is een zeer belangrijke asana, zeker als hij zo lang mogelijk wordt aangehouden. Deze asana is met name een zegen voor vrouwen, aangezien hij een harmoniërende uitwerking heeft op de nieren, verlichting geeft bij aandoeningen aan de urinewegen en de baarmoeder, en het menstruele ongemak en de symptomen van de menopauze verzacht. Hij helpt ischias en hernia voorkomen en versterkt de blaas en de baarmoeder. In deze asana worden ook de binnenkant van de dijen, de liezen en de knieën gestrekt. Hij kan zelfs verlichting brengen bij neerslachtigheid en vermoeidheid.

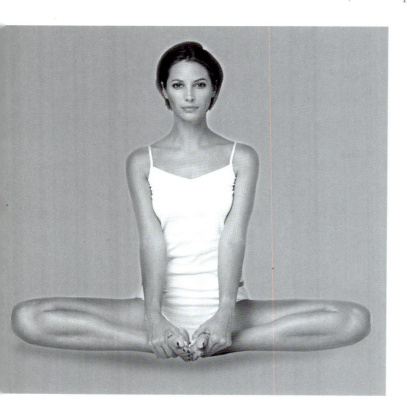

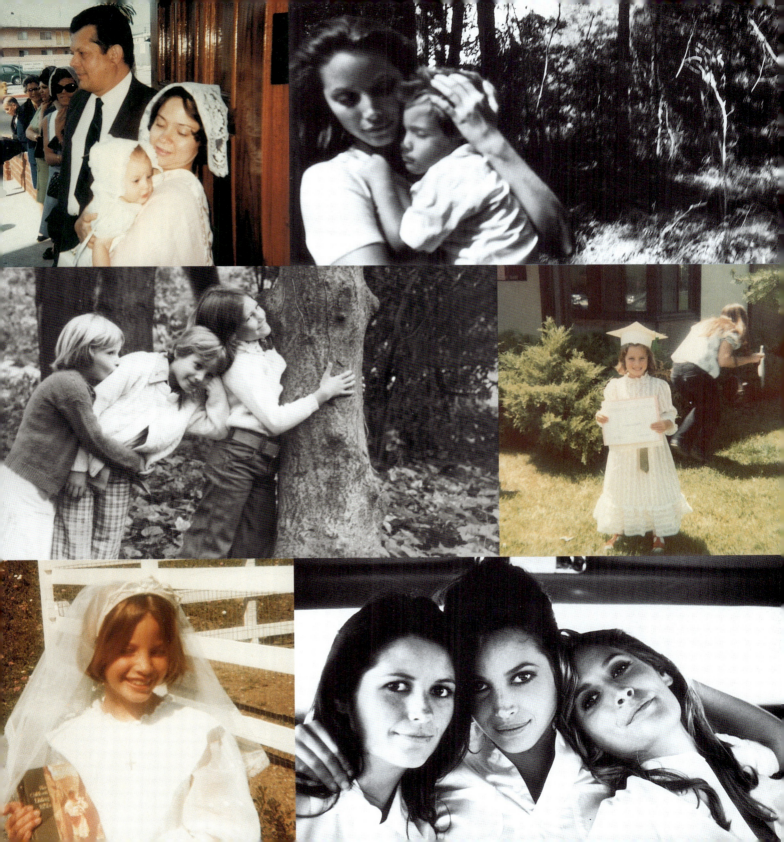

GENADE

*Ik begrijp het mysterie van genade niet —
ik weet slechts dat zij ons treft waar we zijn,
maar ons niet op diezelfde plaats weer achterlaat.*
ANNE LAMOTT

Mijn zussen en ik zijn zeer kort na elkaar geboren, allemaal binnen drie jaar. Het grootste deel van ons leven is het ons gelukt dicht bij elkaar te blijven. Toen we jonger waren, maakten we een schema om te zorgen dat we om de beurt elkaars bruidsmeisje konden zijn, nog lang voordat er gegadigden waren (hoewel de volgorde wat door elkaar werd gegooid toen mijn jongere zus Erin eerder trouwde dan ik, de middelste dochter). Mijn oudere zus Kelly was het eerst. Ze trouwde op haar zesentwintigste en schonk een jaar later mijn ouders hun eerste kleinkind. Toen haar zoon werd geboren, was ik in Parijs voor de voorjaarscollectie. De nacht ervoor had ik gedroomd van zijn geboorte en werd tot mijn verrassing gewekt door een telefoontje van mijn moeder uit Californië die me belde om het opwindende nieuws te vertellen. Ze noemden hem James, naar mijn vader.

Naast de naam die hij bij zijn geboorte kreeg, hebben we hem allerlei namen gegeven. Mijn vader noemde hem meestal Tinker, wat we allemaal maar niets vonden, omdat iemand hem als kind die naam had gegeven. Omdat hij het eerste kind was, was hij ook een soort proefkonijn. Hij was ook de eerste van een nieuwe generatie in ons gezin vol meiden. Hij leek ons ook iets terug te geven – iets wat diep in ons hart begraven had gelegen dat nu naar boven kwam en een nieuwe manier van liefde geven en ontvangen deed ontstaan. Alles wat we gaven leek onmiddellijk door hem te worden beantwoord en we waren oprecht blij als hij in de buurt was. Hij stond in het middelpunt van de belangstelling en het was dit kleine, hulpeloze schepseltje dat ons weer het gevoel gaf een hecht gezin te zijn.

Vanaf mijn tienerjaren heb ik altijd veel moeten reizen voor mijn werk. Daardoor ben ik herhaaldelijk een belangrijke gebeurtenis in ons gezin misgelopen. Niet zomaar een gebeurtenis, maar echte mijlpalen – zoals het afstuderen van Kelly, het eindexamen van Erin, trouwerijen van verschillende familieleden, geboortes, enzovoort. Mijn zussen hebben ooit een fotoalbum van henzelf gemaakt van de jaren dat ik als fotomodel begon te werken. Als ik erin kijk, maakt het me verdrietig om te zien hoeveel zij samen deden en wat ik allemaal heb gemist in de tijd dat we van meisjes volwassen vrouwen werden.

Misschien is dat de reden dat ik vaak op zoek ging naar een gevoel van troost op onverwachte plekken. Toen ik bijvoorbeeld als jonge vrouw rondreisde, paste ik mijn route altijd zo aan dat ik een kerk kon bezoeken – soms alleen maar om een kaarsje te branden voor iemand in mijn gebeden. Ik vond troost in de schoonheid van de architectuur, de wierook tijdens de hoogmis en de stilte die je omhult wanneer je een heilige ruimte betreedt. Mijn religieuze achtergrond was te beperkt om me een voortdurend gevoel van schuld te geven, maar toen ik ouder werd, gaf hij me wel voldoende geloof om me nooit volkomen alleen te voelen.
Naarmate ik ouder werd, werd ik me meer bewust van de onmiskenbare wrijving tussen de positie van, met name, de katholieke kerk en de werkelijkheid waarin we leefden. Daar stond ik als tiener in het midden van de jaren tachtig,

werkzaam in een branche waar honderden collega's en vrienden stierven aan aids. De kerk waartoe ik dacht 'te behoren' was officieel tegen homoseksuele relaties. Ik vroeg me af welke consequenties dat had voor hun ziel. Als ze nu eens gedoopt waren geweest, wat dan? Was dat dan niet een soort garantie?

Dit lijken misschien vreemde vragen, maar mijn doop was hetgeen waardoor ik in eerste instantie verbonden was met de katholieke kerk. Het was ook hetgeen waardoor ik werd aangetrokken tot die heilige plaatsen in heel Europa. Ik moest mijn geloof nog nader onderzoeken, maar toch voelde ik me welkom om overal ter wereld deel te nemen; ik was tenslotte al lid. En hoewel erbij horen belangrijk voor me was, bleef ik de verdeeldheid voelen. Ik was het niet met alles wat de kerk zei eens, maar wist ook niet wat ik daarmee aanmoest. Ik had nog veel om over na te denken.

Toen mij werd gevraagd de peetmoeder van James te worden, was ik diep geraakt, aangezien het me onmiddellijk veel dichter bij mijn spiritualiteit bracht dan wanneer ik alleen maar een tante was. Hierdoor ontstond ook een spirituele verbintenis tussen James en mij. Dit was de eerste belangrijke verbintenis die mij ooit was aangeboden en ik besloot, terecht, mijn taak niet licht op te vatten. Mijn rol als peetmoeder was een spirituele gids voor mijn neefje te zijn. Om een zo belangrijke gids te kunnen zijn, moest ik duidelijkheid scheppen in mijn verhouding tot de kerk en mijn verbintenis en geloof nieuw leven inblazen. Als vrouw van 25 jaar zag ik dit als een kans om mijn spiritualiteit nader te onderzoeken.

Na de louterende wedergeboorte die ik ervoer na de geboorte van James, besloot ik het jaar daarop weer naar school te gaan. Vanaf mijn vijftiende had ik me laten meeslepen door mijn carrière en tien jaar later had ik nog steeds niet de tijd genomen om weer op adem te komen. Ik voelde het verlangen om ergens een plek te vinden en ik snakte naar regelmaat. Ik wilde ook dat mijn leven zin en betekenis zou hebben. Ik dacht dat ik door weer naar school te gaan ook meer over mezelf te weten zou komen. In de zomer van 1995 meldde ik me aan bij de Universiteit van New York voor het herfstsemester. Ik begon in deeltijd, omdat ik niet zeker was wat ik aan zou kunnen. Als kind had ik school nooit echt leuk gevonden en ik was zo jong begonnen met werken, dat de middelbare school bij lange na niet kon tippen aan de ervaringen van een avontuurlijke en vroegwijze jonge vrouw als ik. Ik bevond me nu echter in een zodanige financiële positie dat ik me de luxe kon veroorloven van het volwassenenonderwijs aan een particuliere universiteit. In mijn nieuwe leven bleef ik wat modellenwerk doen voor een paar trouwe klanten, maar het grootste deel van de tijd speelde ik de rol van student.

In hetzelfde jaar dat ik weer naar school ging, vierde ik de overwinning op mijn jarenlange verslaving aan sigaretten. Misschien had dat deels te maken met mijn hernieuwde waardering voor het wonder van het leven toen James werd geboren. Ik was op mijn dertiende begonnen met roken en was al zeven jaar aan het worstelen geweest om ervan af te komen. Met het vrouw worden had ik meer zelfrespect gekregen en roken paste niet meer bij hetgeen ik in mezelf tot ontplooiing wilde brengen. Het leek ook in tegenspraak te zijn met mijn nieuwe rol als peetmoeder. Ik droeg nu extra verantwoordelijkheid en was het zowel mijzelf als mijn petekind verschuldigd om een lang en voorbeeldig leven te leiden. Een gezond leven was dus van het grootste belang. Mijn besluit om te stoppen met roken zou mijn carrière beïnvloeden, én een bespoedigend effect hebben op de onvermijdelijke veranderingen waar ik meer dan klaar voor was.

Kort nadat ik was gestopt met roken, besloot ik nog een aantal andere ongezonde activiteiten op te geven, zoals het afmattende bestaan als mannequin. Na deze verandering van leefwijze had ik behoefte aan een nieuwe routine en ging voor mezelf op zoek naar de mentale en spirituele bevrediging die mijn werk me nooit had kunnen geven. Ik ging nu twee keer per week naar school en ging elke zondag naar de kerk. Ik was mijn opleiding begonnen met het basispakket, maar in het voorjaar al had ik kunstgeschiedenis en een aantal interdisciplinaire vakken aan mijn pakket toegevoegd en was ik fulltime student geworden. Ik had ook een oud huis gekocht in Greenwich Village, vlak bij de campus, dat hoognodig opgeknapt moest worden.

Ik verhuisde in de herfst, net op tijd voor Thanksgiving, de favoriete feestdag van ons gezin. Mijn huis was groot genoeg om het hele gezin te kunnen uitnodigen, allemaal onder één dak, zodat ik aandrong op een reünie in New York. Mijn ouders arriveerden al vroeg en hielpen me met het uitpakken van het servies en de boeken, en de voorbereidingen voor de rest. Ik had het huis zo ingericht dat het geschikt was voor het gezamenlijk vieren van de feestdagen en familiebijeenkomsten in New York. Mijn twee zussen hadden nu elk een kind (Greer, de dochter van Erin, was dat voorjaar geboren). Mijn grootmoeder was er ook. Het was een vrijwel perfecte dag. Voor het eerst allemaal samen in mijn geadopteerde stad, zegenen we mijn nieuwe huis in. Het zou de laatste Thanksgiving van mijn vader zijn en nog ben ik elk jaar om die tijd weer dankbaar dat we die dag samen hebben doorgebracht.

Nu ik een 'echt' huis had, sloot ik me aan bij een plaatselijke kerkgemeente – Sint Joseph, niet meer dan een paar straten verderop. Ik had een aantal missen in de kerken in de buurt bezocht en uiteindelijk gekozen voor Sint Joseph. Het is een kleine kerk gebouwd in Griekse renaissancestijl en naar men zegt de oudste katholieke kerk in Manhattan. De geestelijkheid bestaat uit drie priesters, father Tos, father Lafferty en father Halloran, en een non, zuster Anne Tahaney, een kleine vrouw met sproeten en heldere ogen, die altijd naar me glimlacht of knipoogt vanaf het podium. Samen met haar zus, ook een non, had ze het grootste deel van haar religieuze carrière doorgebracht in Pakistan. De diversiteit van de parochianen, de algehele esthetiek van de missen en het feit dat de geestelijken ieder lid bij naam kenden, maakten direct indruk op me. De missen werden een wekelijkse onderbreking van mijn studie en een gelegenheid om me te laven aan dankbaarheid.

Niet lang na Kerstmis werd er bij mijn vader kanker geconstateerd. Aangezien hij al zijn hele leven rookte, was dit niet echt een verrassing. Het bidden werd een nog wezenlijker onderdeel van mijn dagen. In de moeilijke periode die volgde, waren mijn geloof, mijn wekelijkse lessen en mijn aandacht voor het studeren een toevlucht voor de werkelijkheid die we onder ogen moesten zien – dat mijn vader dood zou gaan.

De dood van mijn vader, zes maanden later, had een enorme impact op alle aspecten van mijn leven. Als je iemand verliest die je zo na is, verlies je ook een deel van jezelf. Mijn relatie met mijn vader voelde ineens zeer hecht, aangezien ik altijd naar hem had opgekeken en zijn idealen had nagestreefd. Ik realiseerde me dat ik mijn andere relaties moest heroverwegen. In deze moeilijke periode had ik niet veel ondersteuning gekregen van mijn partner en ik ontkwam er niet aan om mezelf af te vragen waarom ik de relatie wilde aanhouden. Het was het enige in mijn leven dat me tegenhield... en ik wilde verder. Ik besloot wat tijd voor mezelf te nemen en een reinigingskuur te doen in een klein holistisch centrum in Palm Springs waarover ik goede berichten had gehoord op mijn werk. Het was zomer en ik had schoolvakantie, en zodoende vloog ik naar Californië, huurde een auto en ging op weg naar de woestijn om na te denken over mijn leven en te rouwen om mijn verlies.

Ik arriveerde rond de lunch op *We Care* (hoewel er niet werd geluncht). Ik kreeg eerst een kennismakingsgesprek, vervolgens de kruiden voor die week en een programma, en werd toen naar mijn eenvoudige kamer gebracht. Er werd een strikt regime gehanteerd van kruiden en dranken om het lichaam te ontgiften en de gezondheid te herstellen van overspannen en zieke mensen. Elke dag begint er om zes uur 's ochtends met een fikse wandeling, gevolgd door een rustige yogales en de voedingslessen, lymfemassage en klisma's. De rest van de dagen bracht ik door met lezen en in mijn dagboek schrijven. Af en toe huurde ik een van de video's over gezondheid en voeding.

Hun programma is gebaseerd op het idee dat ziekte vanbinnen begint en kan worden voorkomen door de juiste voeding en het regelmatig reinigen van het lichaam, zodat de afvalstoffen zich niet in de ingewanden kunnen vastzetten en een schadelijk effect op de gezondheid hebben door de giftige stoffen die daarbij in het lichaam vrijkomen. Elke dag vullen we ons lichaam met allerlei soorten chemicaliën en we hebben niet genoeg tijd om ze volledig te verwerken. Dit heeft invloed op alles, van hoe we ons emotioneel voelen tot hoe we denken en dus ook op de hoeveelheid energie die we gedurende de dag hebben. Naar mijn mening is preventie het beste medicijn dat op verschillende manieren kan worden toegepast (regelmatig bewegen, een evenwichtig dieet, een gezonde leefwijze). Ik verliet We Care met een heldere geest en hernieuwde kracht. Ik had mezelf plechtig beloofd een gezondere leefwijze tot prioriteit te maken. En tot dusver lukte dat. Ik beloofde mezelf thuis door te gaan met yoga, die ik opnieuw ontdekt had, en voortaan meer aandacht te besteden aan wat ik in mijn lichaam stopte.

Het sterven van mijn vader was net zo'n voorbeeld voor me als zijn leven en in september keerde ik terug naar New York met nog een andere belofte die ik mezelf had gedaan – om weer regelmatig aan yoga te gaan doen. Ik herinner me mijn eerste yogales bij Jivamukti in East Village nog levendig. Mijn goede vriendin Prema nam me op een middag na school mee. De les werd gegeven op de eerste verdieping van een flatgebouw in Third Avenue in East Village. Het was een klein centrum en afgeladen met studenten. De les werd gegeven door Sharon Gannon, die later een van mijn leraren zou worden. Het was alweer een tijd geleden dat ik mijn laatste serieuze yogales had gehad en dit was mijn eerste in New York. Haar vriendelijke stem bracht me onmiddellijk weer terug bij mijn eerste kennismaking met Kundalini

Yoga en de lessen die ik enkele jaren daarvoor in Californië had gevolgd.

Samen met de andere studenten doorliep ik de *vinyasa* totdat we de laatste serie met omgekeerde houdingen bereikten. De houdingen waren bekend voor me, maar het tempo niet. Prema en ik bevonden ons in het midden van de lange, smalle lavendelkleurige ruimte, die warm en plakkerig was geworden van het zweet van al die opeengepakte mensen. Toen iedereen op aanwijzing in de hoofdstand ging, deed ik mee alsof ik de asana pas de vorige dag onder de knie had gekregen. Net toen het me lukte om mijn benen recht boven me te krijgen, liep Sharon langs. Ik zat net met mijn gedachten bij hoe het er van buitenaf uit zou zien, zo'n groot en slungelig lijf, en toen viel ik. Mijn benen stortten naar beneden, rakelings langs de yogi achter me. Ik kwam met een dreun op de grond terecht, met mijn onderrug op een van de houten blokken die gebruikt werden als hulpmiddel bij de moeilijkere posities. Mijn valpartij had me echter niet van mijn stuk gebracht. Toen ik de les verliet, voelde ik me zo goed, dat ik wist dat ik weer terug zou komen.

Met de verandering van leefwijze, veranderden ook mijn interesses op school. De gebeurtenissen van de laatste maanden kwamen ook tot uiting in de lessen die ik volgde. Ik schreef me in voor 'Sterven en de dood', 'Theïsme, atheïsme en existentialisme' en 'Jungiaanse droomanalyse'. Dat laatste sprak me erg aan, aangezien ik sinds zijn overlijden heel vaak over mijn vader had gedroomd. Ik was nu een derdejaars en het werd duidelijk dat mijn academische interesse de nieuwe richting van het spirituele insloeg. Op de een of andere manier voelde ik me dichter bij mijn vader dan ooit, alsof de afstand tussen ons niet langer een kwestie van fysieke afstand was. Steeds wanneer ik zijn aanwezigheid op de een of andere manier nodig had, was hij bij me. Ik putte troost uit zijn bezoekjes aan mijn onderbewuste. Hoewel hij nog steeds dezelfde vader was, leek hij in mijn dromen altijd breekbaarder dan zijn lichaam in werkelijkheid ooit was geweest. In mijn dromen bleef hij lange tijd in deze uiteindelijke verzwakte staat verschijnen.

Vanuit mijn hernieuwde enthousiasme voor yoga en mijn huidige studie had ik het gevoel dat ik meer moest doen met mijn verlies; dat ik de leegte op de een of andere manier moest vullen. Een vriend van me raadde me aan contact op te nemen met een aantal gezondheidsorganisaties om me aan te sluiten bij de initiatieven om anderen te helpen van hun rookverslaving af te komen. Een centrum voor preventieve en curatieve gezondheidszorg ging in op mijn aanbod en weldra waren we zo ver dat we een overheidsspotje konden opnemen. Dat was in januari 1998. Samen met een reclamebureau in Massachusetts werkte ik aan een opname voor hun *Truth*-antirookcampagne. De samenwerking was een succes en de spotjes worden nu, bijna vijf jaar na de dood van mijn vader, nog steeds uitgezonden. Dit was het begin van wat een persoonlijke kruistocht zou worden, een kruistocht ter nagedachtenis van het leven van mijn vader en, net als yoga, een viering van het leven van ons allen.

DE OORSPRONG VAN YOGA

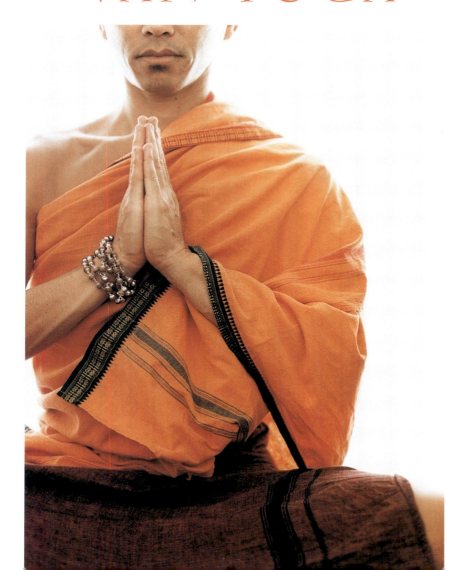

Het is niet mogelijk een definitie van yoga te geven...
in feite net zo onmogelijk als een definitie van God te
geven. Onze *Van Dale* definieert yoga bijvoorbeeld als:
1 Indische filosofie gebaseerd op de wetten van waarneming
en bewustwording, met als doel de eenheid van het geziene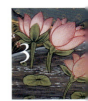
en het ongeziene, van lichaam en geest; en 2 het uitvoeren
van ademhalings- en lichaamsoefeningen om tot bewuste
ontspanning te komen en daardoor de (geestelijke)
gezondheid te bevorderen. Het Sanskritwoord *yoga*
wordt inderdaad vertaald als 'eenheid' of als 'jukken' of

'koppelen', zoals in het gezamenlijk inspannen en tot eenheid maken van lichaam en geest of het individuele en universele bewustzijn. Datgene waarmee we ons verbinden en de manier waarop we dat doen kent echter een grote verscheidenheid wat betreft herkomst, leraren en beoefening.

Een van de betekenissen van het woord *yoga* verwijst naar het omvattende stelsel van spirituele overtuigingen, fysieke technieken en filosofische wetenschap dat meer dan 5000 jaar geleden in India tot ontwikkeling kwam. Op een ander, meer algemeen niveau, is yoga de verzamelnaam voor een groot aantal spirituele wegen naar transcendentie en bevrijding van het zelf en het ego. Het gebruik van de naam van yoga, een traditie die ouder is dan onze religies, strekt zich zelfs uit tot andere tradities die in de loop der geschiedenis duidelijk onder invloed hebben gestaan van de deze oorspronkelijk Indiase bron van inspiratie. Zowel Tibetaanse yoga (*Vajrayana*-boeddhisme) en Japanse 'yoga' (*zen*) als Chinese 'yoga' (*chan*) vertonen wat betreft filosofie en beoefening gelijkenis met die van Indiase yoga. Vanuit een bepaald gezichtspunt bestaat er zelfs een overlapping met aspecten van het jodendom en het christendom. Hoewel ze zich allemaal onafhankelijk van elkaar hebben ontwikkeld, bestaan ook in

Sanskrit

Sanskrit is de heilige taal van India. Het was de taal van de geleerden en hoogste klassen van India, waarin de meeste literatuur en filosofische verhandelingen waren geschreven. De oudste vorm van Sanskrit is de taal van de vedische hymnen, die later, in 500 v.Chr. werden ontcijferd door de yogi Panini. Ook nadat het Sanskrit zich verder had ontwikkeld en er verschillende dialecten waren ontstaan, bleef het de taal der geleerden en heiligen. Als 'natuurlijke' taal vertegenwoordigt het Sanskrit de fundamentele klanken en geluiden van de natuur en de wereld zelf en is het de resonans van deze trillingen in gesproken vorm. Letterlijk vertaald betekent Sanskrit 'volmaakte spraak'. Vanwege de cruciale rol die klank speelt in de traditie van het hindoeïsme en de yogabeoefening is Sanskrit de taal waarin mantra's en belangrijke heilige geschriften worden geschreven en uitgesproken. Het is ook de taal van de werkelijke namen van de asana's.

het jodendom en het christendom, net als in yoga, mystieke en transcendente tradities, met name ten aanzien van rituelen. Er kunnen vele parallellen worden getrokken tussen al deze spirituele praktijken, met name sinds de toegenomen belangstelling voor yoga in het Westen gedurende de tweede helft van de twintigste eeuw.

Op een bepaald spiritueel niveau verwijst yoga naar de eenwording van het Individuele Zelf met het Universele Zelf. Voor mensen met een andere achtergrond is dit wellicht beter te begrijpen als de eenwording van het fysieke, fysiologische, mentale, emotionele en intellectuele lichaam, wat ertoe leidt dat de beoefenaar een geïntegreerd, doelmatig, zinvol en nobel leven kan leiden. Ik ben natuurlijk niet de eerste die vertelt dat yoga zoveel meer biedt. Ik kan alleen maar proberen je zo goed mogelijk wegwijs te maken in wat ik op de universiteit heb geleerd – en misschien nog belangrijker – in alle kennis die ik heb opgedaan in mijn persoonlijke beoefening en verkenning van een spirituele weg. Ik zal mijn best doen je wegwijs te maken in alle mogelijkheden die deze eeuwenoude filosofie te bieden heeft. Ik ben zelf ook maar een student, op zoek naar een manier om in dit leven zoveel mogelijk wegen te verkennen.

Net zoals wij zelf in een voortdurend proces van ontwikkeling zitten, heeft yoga ook in de loop der tijden ontwikkelingen en vertakkingen gekend. Door in het kort de strekking ervan aan te geven, krijg je gemakkelijker een idee van hoe omvattend de traditie is en hoe universeel de beoefening zelfs vandaag de dag nog kan zijn. Door de geschiedenis heen hebben verschillende teksten een groot aantal betekenissen toegeschreven aan yoga. In de *Yoga Sutra's* van Patanjali, waarin de acht geledingen van yoga worden beschreven die we verderop in dit boek nader zullen belichten, wordt de nadruk gelegd op het beheersen van de geest en het in contact komen met het transcendentale Zelf door het totale lichaam daarop te richten. Volgens de *Bhagavad Gita*, die wordt beschouwd als een van de meest invloedrijke werken over yoga in de vorm van een episch gedicht, is yoga 'vaardigheid in actie' en 'gelijkmoedigheid' of 'evenwicht'. Het doel van yoga is de geest en het lichaam te zuiveren. Het is een ethische discipline die de mogelijkheid biedt om een neutraal leven te leiden, in bescheidenheid, met als resultaat het bevrijd zijn van pijn en leed.

Net zoals het woord *yoga* zowel in de oude geschriften als voor hedendaagse geleerden veel verschillende betekenissen kan hebben, kan de yogi al die verschillende facetten van de yoga-

Het hindoeïstische pantheon

De universele aantrekkingskracht van yoga, zowel in het Oosten als het Westen, is deels toe te schrijven aan het onbegrensde vermogen zich aan te passen aan alle mensen en levenswijzen, ongeacht iemands religieuze achtergrond of spirituele staat. Op het eerste gezicht is yoga een prachtig instrument om je fysieke gezondheid te behouden en te vergroten. Zoals we echter weten, reikt de traditie van yoga vele malen verder en dieper. En ondanks de verschillen die binnen de yogatradities bestaan – qua scholen, meditatiewijzen en filosofische tegenstellingen – is het belangrijk om de wezenlijke verbinding met de hindoeïstische kosmologie te begrijpen, vooral omdat we er in dit boek vaak naar zullen verwijzen. Of je eigen spirituele beoefening nu monotheïstisch is of polytheïstisch, oosters of westers, de schoonheid van de yogatraditie ligt deels in de verwikkelingen die het rijke weefsel van legenden kent.

In de hindoeïstische traditie zijn er verschillende belangrijke goden die worden aanbeden als het Hoogste Wezen. Sommige beoefenaren beschouwen Shiva als de ultieme goddelijke manifestatie. Anderen beschouwen de god Vishnoe als het Opperwezen. Weer anderen aanbidden bepaalde specifieke manifestaties of incarnaties van godheden die allemaal een bepaald aspect vertegenwoordigen van de eigenschappen van Brahma, het onbeschrijfelijke opperwezen, dat velen van ons kennen als God. Vaishnavieten (volgelingen van Vishnoe) bijvoorbeeld zijn Krishna toegewijd, een van de vele incarnaties van Vishnoe. Hoe dan ook, de aanbidders richten zich op verschillende karakteristieken van Vishnoe. Sinds het allereerste begin van het hindoeïsme zijn de godheden binnen drie hoofdgroepen ondergebracht, die zich onderscheiden door hun materiële, psychologische en spirituele symboliek.

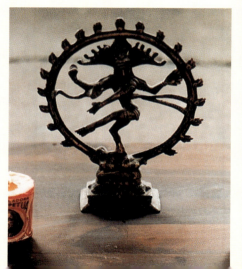

Een god die speciaal van belang is, is Shiva, hier afgebeeld als 'Heer van de dans'. In de *Rig Veda*, een verzameling zeer oude hymnen die rond 1500 v.Chr. werden geschreven, staan verwijzingen naar Shiva, een god van dubbelzinnigheid en inconsistentie, en de god met drie ogen – die de zon, de maan en het vuur vertegenwoordigen en alles uit verleden, heden en toekomst onthullen – met een maansikkel, het symbool van kennis en het mystieke schouwen, en zijn woeste, samengeklitte haar. Hij belichaamt de tegenstellingen, is zowel mannelijk als vrouwelijk, en een blik van het derde oog in het midden van zijn voorhoofd is krachtig genoeg om het universum tot as te doen vergaan. Rond de nek van Shiva kronkelt de *kundalini*, oftewel de slangenkracht van de *shakti*, die zich in de ruggengraat bevindt.

Soms wordt Shiva gezien als een god van vernietiging, hoewel hij voor zijn aanbidders, naast de vernietiger, ook de grootse schepper en instandhouder van de kosmos is. Op iconen wordt hij meestal afgebeeld als de heer van yoga, mediterend in het Himalayagebergte, met de rivier de Ganges die als een waterval van de kroon op zijn hoofd neerdaalt; als gezinshoofd met zijn goddelijke vrouw Parvati, hun zoons Skanda en Ganesh en de stier Nandin, een heilig symbool van seksuele energie; als de vierarmige heer van de dans, de kosmische schepper en vernietiger,

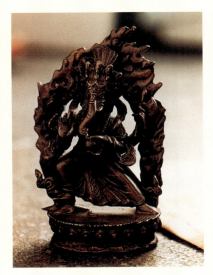

dansend op de 'dwerg van onwetendheid', omgeven door een cirkel van vlammen; en als Shiva-*linga* met de linga, het beeld van een fallus in een vulva, bedoeld als verbeelding van de mannelijke en vrouwelijke creativiteit en de eenwording van Shiva met zijn shakti. Meer algemeen wordt Shiva beschouwd als onderdeel van de hindoeïstische 'drie-eenheid' van de schepping. Ganesh, de god met de olifantenkop en een zoon van Shiva, die ook wel 'Heer van de gastvrijheid' wordt genoemd, komt regelmatig op hindoeïstische iconen voor en wordt aanbeden als degene die spirituele obstakels wegneemt.

Net als Shiva wordt ook Vishnoe (de alles-doordringende) al vroeg in de *Rig Veda* genoemd. In de hindoeïstische mythologie krijgt Vishnoe een plaats in de schepping van de wereld wanneer hij drie stappen neemt en hemel en aarde van elkaar scheidt. Vishnoe wordt vaak afgebeeld als een donkerblauwe jongeling met vier armen, als verbeelding van zijn almacht, die elk een van zijn specifieke elementen vasthouden – een schelp (schepping), een discus (universele geest), een scepter (levenskracht) en een lotus (het universum). Op zijn borst heeft hij een gouden haarlok die de kern van het bestaan symboliseert. Een ander beeld is Vishnoe zittend op Shesa, of Ananta, de kosmische slang, die drijft op de oneindige kosmische oceaan van het vormloze bestaan. Vaishnavieten geloven dat hij de transcendente Heer is die in de hoogste hemel verblijft, maar zich manifesteert in de wereld om *dharma* (deugd) te herstellen in tijden van duisternis. Men zegt dat hij zich tot dusver in tien incarnaties (*avatara*) heeft gemanifesteerd, als Matsya (vis), Kurma (schildpad), Varaha (beer), Narasimha (mannetjesleeuw), Vamana (dwerg), Parashurama (Rama met de bijl), Rama of Ramacandra ('de Donkere' of 'de Brenger van genot'), Krishna ('Trekker', een godmens), Boeddha ('de Ontwaakte') en Kalki ('de Fundamentele'), die nog moet komen. Al deze incarnaties richten zich op een

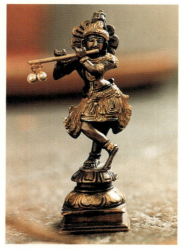

ander aspect van schepping, vernietiging en herschepping van het kosmische universum.

Hoewel Vishnoe en Shiva de goden zijn die het meest worden afgebeeld en vereerd binnen de hindoeïstische spiritualiteit, bestaat er zeker ook een sterke en wezenlijke traditie van godinnenverering. Een groot aantal van de godinnen wordt aanbeden als een van de manifestaties of facetten van Maha Devi, de Grote Godin. Hoewel het vaak met elkaar in tegenspraak is, kan de hindoeïstische godin niet alleen worden behandeld als een goedgunstige en koesterende moederfiguur, maar ook als een rancuneuze en veeleisende kracht. De meeste godinnen, zoals Lakshmi, Lalita Tripura-Sundari, Durga en Sarasvati, hebben een groep aanbidders die zich speciaal aan haar wijden, maar vrijwel alle godinnen worden tot op zekere hoogte door alle hindoes vereerd. Lakshmi is de godin van schoonheid en opschik; ieder heeft zo haar eigen toepassing.

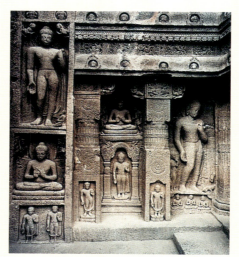

traditie onderzoeken en zo ontdekken welk pad voor haar het juiste is. En hoewel yoga inderdaad een spiritueel pad is, een pad dat is gebaseerd op een eeuwenoude heilige filosofie die haar oorsprong in India heeft, is het niet nodig een bepaalde religieuze traditie aan te hangen. De principes van yoga zijn zo universeel en de heilzame werking is zo alomvattend, dat iedereen, jong en oud, religieus en ongelovig, ermee aan de slag kan en ervan kan genieten.

OM TE WETEN TE KOMEN wat yoga werkelijk is, is het belangrijk iets van de historische context van het woord zelf te begrijpen. Met betrekking tot de preklassieke (ongeveer 1000–100 v.Chr., de periode waaruit het eerste complete yogawerk stamt, de *Bhagavad Gita*) en de postklassieke scholen van yoga (grofweg van de zevende tot de zeventiende eeuw, de periode waarin het non-dualistische denken – oftewel het denken waarin geen onderscheid bestaat tussen het transcendente Zelf en de transcendente Werkelijkheid of het Absolute – inspireerde tot tradities als Hatha Yoga), gaat het basisidee van yoga als de eenwording met het Absolute volledig op. De klassieke school, die in grote mate werd bepaald door de *Yoga Sutra's* van Patanjali (misschien wel de meest gezaghebbende tekst over yoga) definieert yoga echter als het richten van de aandacht op 'dat ene object dat wordt beschouwd, met uitsluiting van al het andere' (zoals verwoord door Georg Feuerstein in *The Yoga Tradition*). Maar laten we beginnen bij het begin.

Eeuwenlang werd aangenomen dat yoga was meegekomen met de Arische invasie rond 1500 v.Chr., samen met alle andere aspecten van de moderne Indiase cultuur. De Ariërs waren afkomstig uit het oude Centraal-Azië. Het was een volk van lange, Sanskrit sprekende mensen met een lichte huid, aan wie een belangrijk deel van het Indiase erfgoed op het gebied van spirituele beschaving en religieuze, sociale en economische gebruiken wordt toegeschreven. Hun strijdlustige cultuur maakte het hun daarbij mogelijk de inheemse Indiërs met hun donkere huid te overheersen. De literaire en filosofische tradities van de Indiërs was al lang daarvoor tot bloei gekomen, wat werd bewezen door de ontdekking van de beschaving van de Indus Vallei, een hoogontwikkelde cultuur die meer dan tweeduizend jaar voor de Ariërs had bestaan. De vondsten die in de eerste helft van de twintigste eeuw tijdens deze opgravingen werden gedaan, tonen het pre-Arische begin van de verering van Shiva, evenals de Moedergodin, wat heeft geleid tot de huidige opvatting dat het hindoeïsme waarschijnlijk is ontstaan in India, en door vermenging met de Arische cultuur

Yoga-tijdbalk

Beschaving van de Indusvallei	2500 v.Chr. – 1500 v.Chr.
Begin van de vedische periode	1500 v.Chr.
Openbaring van de *Rig Veda*	1500 v.Chr. – 1200 v.Chr.
Bloeitijd van de veda's	1200 v.Chr. – 500 v.Chr.
De Boeddha geboren Prins Siddhartha Gautama	600 v.Chr. – 500 v.Chr.
Oepanishaden worden geschreven, eind van de veda's	600 v.Chr. – 300 v.Chr.
Het Sanskrit gecodificeerd door Panini	500 v.Chr.
De *Mahabharata* (met de *Bhagavad Gita*) wordt geschreven. Belangrijkste ontwikkelingen: theïsme – beweging van devotioneel geloof voortvloeiend uit de hindoeïstische godheden van (de *Yoga Sutra's* van) Patanjali, met name Vishnoe, Shiva en Devi.	500 v.Chr. – 300 v.Chr.
De *Yoga Sutra's* van Patanjali worden geschreven, vermoedelijk rond 200 v.Chr.	200 v.Chr. – 800

resulteerde in het ontstaan van de Veda's en Vedanta. Onder de opgegraven kunstvoorwerpen bevonden zich kunstig vervaardigde beeldjes van Shiva in *mulabandhasana*, een van de meest gevorderde yogahoudingen, wat duidt op yogameesterschap.

Een meer accurate beschrijving van yoga dan die uit het woordenboek is dat het een van de zes Indiase filosofische stelsels is. In eerste instantie werd yoga vele generaties lang mondeling overgeleverd, net als vele andere culturen en spirituele praktijken over de hele wereld. De overlevering van yoga werd nauwkeuriger toen de twee belangrijkste teksten voor het eerst werden opgeschreven. De *Bhagavad Gita*, die deel uitmaakt van het epos de *Mahabharata*, wordt toegeschreven aan de wijze Vyasa en dateert ongeveer van de vijfde eeuw v.Chr. Daarna stelde de Indiase wijze Patanjali, ergens tussen de tweede en de vijfde eeuw v.Chr., de *Yoga Darshana* samen, tegenwoordig beter bekend als de *Yoga Sutra's* van Patanjali. Zowel Vyasa als Patanjali worden echter meer beschouwd als de 'verzamelaars' van een reeds bestaande mondelinge traditie dan de feitelijke auteur. De *Bhagavad Gita* is een lofzang op yoga en belicht de goddelijke relatie tussen stervelingen en het Hoogste Bewustzijn, terwijl in de *Yoga Sutra's* praktische aanwijzingen worden gegeven hoe de in het vooruitzicht gestelde resultaten behaald kunnen worden. De laatste vormt de basis voor de yogafilosofie zoals we die tegenwoordig kennen.

Wanneer we de wereld van yoga en de fysieke houdingen, de *asana's*, verder betreden kun je overweldigd raken door al die namen die je tijdens de lessen om je oren vliegen en kun je in het begin de draad kwijtraken. Een hoop van die namen zullen moeilijk te onthouden zijn, laat staan uit te spreken. Zelf vind ik dat lezen en verhalen vertellen de gemakkelijkste manier is om iemands levensloop te onthouden, vooral als die zo anders is dan je eigen leven. Yoga is in hoge mate een traditie die ons is overgeleverd en het is belangrijk dat je begrijpt langs welke weg die je heeft bereikt, hier en nu. Er zijn ontelbare mannen en vrouwen, goeroes, schrijvers, heiligen, geleerden en enthousiastelingen die allemaal hebben bijgedragen aan de ontwikkeling en de evolutie van onze huidige yoga – zo ontelbaar veel, dat er een heel boek nodig zou zijn voor een eerste eerbetoon. Toch wil ik hier een paar belangrijke verhalen vertellen over enkele grondleggers van yoga.

De veda's, de Oepanishaden en vedanta

De geschiedenis van yoga gaat terug tot in de vedische periode, die ongeveer 1500 v.Chr. begon. Deze periode van belangrijke culturele ontwikkelingen heeft een cruciaal literair erfgoed nagelaten, dat de filosofische en spirituele grondslag vormde voor de ontwikkeling van het hindoeïsme. De verzameling geschriften die door de mensen van het vedische tijdperk werden achtergelaten, zijn bekend als de *veda's*. De veda's worden naar hun inhoud en chronologie onderverdeeld in vier categorieën. De eerste categorie, de *Samhita's*, is een verzameling van vier hymnen – de *Rig Veda*, *Yajur Veda*, *Sama Veda* en *Atharva Veda* – waarvan de *Rig Veda* wordt beschouwd als de oudste en belangrijkste verzameling hymnen en het hart van de vedische filosofie.

De tweede categorie, de *Brahmana's*, bestond voornamelijk uit prozaïsche interpretaties van de oudere teksten die de essentie van het vedische geloof en zijn beoefening hielpen verduidelijken. De derde categorie bestond uit de *Aranyaka's*, die de verscholen symboliek van de rituelen uit de eerder genoemde verzamelingen schetste. De vierde en later de belangrijkste categorie van de veda's zijn de *Oepanishaden*.

In haar totaliteit is het deze verzameling geschriften die later – ondanks haar eeuwenlange orale overlevering – de fundamentele tekstuele fundering is geworden van de hindoeïstische leer. Mensen zijn vaak geneigd het Indiase geloof in de Veda's te vergelijken met hetgeen de Tora, het Nieuwe Testament en de Koran betekenen voor respectievelijk joden, christenen en moslims. Net als deze westerse heilige geschriften, waarvan bepaalde delen worden beschouwd als de goddelijke waarheid zoals die door God zelf is doorgegeven, zijn de vedische Samhita's de neerslag van de goddelijke waarheid zoals die door God werd onthuld aan de grote *rishi's* oftewel heiligen van die tijd.

De Oepanishaden dateren van het eind van het vedische tijdperk, een belangrijke periode in de evolutie van het hindoeïstische denken. De mystieke en enigszins radicale leerstellingen van de Oepanishaden legden de basis voor een aantal verschillende yogastandpunten ten aanzien van kernbegrippen als het opperwezen *Brahma* (God) en *atman* (het zelf), *karma* (actie) en *moksha* (bevrijding), en de bevrijding door middel van *dhyana* (meditatie) en *jnana* (kennis), die zich later samen ontwikkelden tot de yogadiscipline. Aangezien ze als laatste in de veda's werden opgenomen, maar nog wel werden beschouwd als een onderdeel van de goddelijke waarheid die in de geschriften werd onthuld – in tegenstelling tot de latere leerscholen die in vergelijking hiermee als 'traditie' werden aangeduid – draagt het filosofische systeem van de Oepanishaden ook de toepasselijke naam 'vedanta', wat 'het eind van de veda' betekent. De Oepanishaden, en dus de classificatie vedanta, beslaan een omvangrijke verzameling van zo'n tweehonderd teksten en strekken zich uit over een periode van honderden jaren. Slechts een klein deel van deze geschriften bestaat uit de oorspronkelijke orale overleveringen die dateren uit de vedische tijd.

Een van de belangrijkste yogageschriften die ooit werd opgetekend, was de *Bhagavad Gita*, die deel uitmaakt van een groter werk dat de *Mahabharata* heet en op basis van bepaalde kenmerkende elementen wordt beschouwd als een van de Oepanishaden. De *Bhagavad Gita* wordt over het algemeen gedateerd tussen de derde en de vijfde eeuw v.Chr., een periode waarin het theïsme – het concept van de verering van een bepaalde godheid, dat zich ontwikkelde tot een van de belangrijkste kenmerken van het hindoeïsme – aan populariteit won. Twee godheden die het meest vereerd werden, waren Vishnoe en Shiva. Hoewel er maar weinig geschriften van die omvang aan Shiva gewijd zijn, is de *Bhagavad Gita* een indrukwekkend heilig boek over Krishna, een incarnatie van de god Vishnoe. *Bhagavad Gita* betekent 'Het Lied van de Heer' en het is het oudste bewaard gebleven document van het vaishnavisme – de religie die is gewijd aan de verering van Vishnoe, met name als Krishna, en een van de belangrijkste religies van India. De leer van de *Bhagavad Gita* over de onsterfelijke liefde tussen Godheid en volgelingen, evenals de visioenen van Krishna over het bereiken van vrede en verlichting die erin worden beschreven, maken integraal deel uit van de huidige yogaboefening en zijn nog steeds een bron van inspiratie voor mensen uit allerlei spirituele en filosofische richtingen. De belangrijkste thema's uit de *Gita*, zoals hij vaak wordt genoemd, zijn het belang van de *dharma* (de religieuze plicht), het belang van niet-gehecht zijn en karma, dat de ziel onsterfelijk is, en dat de Heer wordt bereikt door *bhakti* (devotie) en zijn genade.

De grondleggers van yoga

PATANJALI, DE *YOGA SUTRA'S* EN DE ACHT GELEDINGEN

De *Yoga Sutra's* ('draden') van Patanjali is een tekst die een groot aantal aspecten van het leven beslaat, beginnend met een gedragscode en eindigend met een visioen van een mens van zijn ware zelf, als een illustratie van het pad en het doel van yoga voor de lezer. Net als het boeddhistische Achtvoudige Pad, biedt dit eveneens uit acht stappen bestaande yogapad een methode voor bewustwording: een manier waarop het hogere bewustzijn kan worden bereikt. De acht aspecten of *astanga* (geledingen) van yoga zijn de *yama's*, *niyama's*, *asana's*, *pranayama*, *pratyahara*, *dharana*, *dhyana* en *samadhi*. De yama's en niyama's zijn gedragslijnen voor moreel en sociaal handelen. De yama's gaan over het rekening houden met alle levende wezens, het vermogen tot gevoeligheid, geweldloosheid, gematigdheid in al ons handelen en niet hebzuchtig zijn. De niyama's gaan over reinheid, tevredenheid, geest en lichaam ontdoen van onzuiverheden, studie en eerbied voor een hogere intelligentie, of het accepteren van onze beperkingen in relatie tot God. Door middel van de asana's bereik je de tweeledige kwaliteiten van waakzaamheid en ontspanning zonder inspanning. Deze kwaliteiten worden bereikt door te letten op de reacties van het lichaam en de adem op de verschillende houdingen, en kunnen je helpen de externe invloeden op je lichaam, zoals weersgesteldheid, voeding en werk, beter te verdragen en zelfs te minimaliseren. Ze bieden ook een manier om fysiek *avidya* (onbegrip) te reduceren, aangezien het lichaam een uitdrukking is van de geest en zijn misvattingen. Tevens kan de beoefening van asana's ons inzicht geven in de adem en zijn werking.

Pranayama, het beheersen van de adem, helpt door middel van ademtechnieken de obstakels weg te nemen die een heldere waarneming in de weg zitten. Pratyahara is de ontspanning en het naar binnen gericht zijn van de zintuigen en vindt plaats wanneer de geest niet meer wordt afgeleid van zijn zelfgekozen richting. Dharana, of concentratie, is het vermogen de geest op één bepaald object te concentreren, ondanks de aanwezigheid van vele andere objecten. Dhyana, of meditatie, is het vermogen gericht contact te maken met wat we willen begrijpen, en samadhi is de ultieme staat van Zelfverwerkelijking, de eenwording met de bron.

Yama, niyama, asana en pranayama worden gezien als *bahira sadhana* (uiterlijke beoefeningen of studies), die je door iemand anders kunnen worden geleerd. Met name de eerste twee geledingen zorgen voor een gezonde en ethisch juiste manier van leven van de yogi. In de derde geleding, asana, wordt dit vertaald in lichaamsoefeningen. Pratyahara en dharana zijn *antaranga sadhana* (innerlijke beoefening) en ervaringsstaten die een ander je niet kan leren en die individueel moeten worden ervaren. Dhyana en samadhi zijn *antaratma sadhana's* (studies met betrekking tot de meest wezenlijke beoefening), waarbij de beoefenaar de extatische hoogste staat, de ultieme staat van zelfverwerkelijking bereikt. Hoewel al deze geledingen essentiële onderdelen zijn van het yogapad naar bevrijding, heb ik er in dit boek voor gekozen slechts drie diepgaand te behandelen – asana, pranayama en dhyana – aangezien dat voor de meesten van ons de geledingen zijn waarmee we het meest te maken zullen hebben en die nodig zijn om de andere staten te bereiken. De eerste twee, de yama's en de niyama's, kun je door regelmatige beoefening bereiken. Pratyahara, dharana en samadhi kunnen ook door langdurige of intensieve beoefening worden bereikt.

In de loop der jaren zijn er talrijke vertalingen van en commentaren op deze *Yoga Sutra's* geschreven. Over het leven van Patanjali is zeer weinig bekend, behalve dat hij ook wordt gezien als de auteur van bepaalde teksten over *Ayurveda*, de Indiase geneeskunst, en over grammatica. Er bestaan vele mythologische beelden van Patanjali. Vaak wordt hij afgebeeld in de beschermende aanwezigheid van een duizendkoppige slang met vier handen met daarin, net als Vishnoe, een schelp, een discus, een scepter en een zwaard; of als half man en half slang met een kap waarop hij het gewicht van het universum torst. Soms dient hij ook als het bed van Vishnoe. Deze twee verbeeldingen zijn bedoeld om het volmaakte evenwicht van de kwaliteiten van een yogi tot uitdrukking te brengen – alerte ontspanning en onwankelbare stabiliteit in een asana.

De *Yoga Sutra's* van Patanjali, die oorspronkelijk in het Sanskrit, de taal van yoga, waren geschreven, beschrijven de werking en de aard van de menselijke geest, technieken om de geest te beheersen en technieken om verheven en zelfs bovenmenselijke vermogens te bereiken en tevens een pad naar staten van verstilling, geluk en onbegrensd begrip. De Sutra's ontlenen hun naam aan een van de vele vormen van de Sanskritliteratuur, zoals *shloka's*, *gadya's*, *purana's* en *sutra's*. Shloka's worden uitgevoerd als metrische coupletten; gadya's worden geschreven in de vorm van proza. Purana's zijn epische vertellingen, zoals de *Mahabharata* en de *Bhagavad Gita* die zowel uit proza als poëzie bestaan, terwijl sutra's korte aforismen zijn met een precieze en complexe betekenis die uitnodigt tot contemplatie.

De *Yoga Sutra's* bestaan in totaal uit 195 van dergelijke aforismen, die van oudsher werden geleerd en herinnerd als een gezang. In een zeer beroemde sutra geeft Patanjali ons een van de eerste opgetekende definities van yoga:

Yogashchittavrttinirodhah:
Yoga (eenwording), *chitta* (geest), *vrtti* (handelen), *nirodhah* (volledige absorptie).

Yoga is het vermogen de geest op één bepaald object te richten en die gerichtheid te behouden zonder te worden afgeleid.
YOGA SUTRA'S VAN PATANJALI

Volgens de definitie van Patanjali, zoals opgenomen in *Health, Healing & Beyond* van T.K.V. Desikachar, '... kan "object" een ding zijn, maar ook "alles" waar de geest zich mee inlaat, met inbegrip van de hoogste vormen van kunst, wetenschap, de kosmos, of, in laatste instantie, God.'

De *Yoga Sutra's* zijn onderverdeeld in vier afdelingen of hoofdstukken en worden net als de vier evangeliën van het Nieuwe Testament beschouwd als de weergave van de leer van de heilige aan vier discipelen, elk in een ander stadium van de yogaontwikkeling. In het eerste hoofdstuk, *Samadhi-pada* genaamd, het hoofdstuk over samadhi, wordt het kader van yoga uiteengezet, de kenmerken, de problemen die de beoefenaar op het pad kan tegenkomen en hoe ermee om te gaan, evenals de hieruit voortvloeiende bewustzijnsstaat. Patanjali laat ons hier ook weten dat onbegrensde helderheid en oneindige intelligentie, die tot uiting komen in sereniteit en zuiverheid in ons handelen, de werkelijke geschenken van yoga zijn.

In dit cruciale eerste hoofdstuk definieert Patanjali de geest als de activiteiten waaruit hij bestaat en zet hij uiteen hoe al onze geestelijke waarnemingen zich beperken tot vijf activiteiten, wat zowel problematisch als voordelig kan zijn. Deze vijf activiteiten zijn bevatten, misvatten, verbeelden, in diepe slaap verkeren en herinneren. Vervolgens biedt hij enige aanwijzingen hoe we de staat van yoga kunnen bereiken, die volgens hem door beoefening en onthechting kan ontstaan. Beoefening is in wezen een proces van gerichte inspanning die langdurig, zonder enige onderbreking wordt volgehouden en waarin stapsgewijs vooruitgang wordt geboekt. Het is de ruggengraat van alle yoga. Om succes te hebben, is het ook belangrijk dat de beoefening met enthousiasme en optimisme wordt gedaan.

Het tweede hoofdstuk heeft *Sadhana-pada* (spiritueel pad), oftewel de manier waarop we het tot dan toe onbereikbare kunnen bereiken. Het leert ons dat yogabeoefening zowel de fysieke als de mentale onzuiverheden doet afnemen, ons vermogen tot zelfonderzoek vergroot en ons ook helpt begrijpen dat we, uiteindelijk, niet heer en meester zijn over alles wat we doen. Patanjali geeft ons in dit hoofdstuk ook een dieper inzicht in de 'misvattingen die ons handelen in de verkeerde richting sturen als bron van alle problemen' Dit wordt *avidya* genoemd, oftewel andere kennis dan de juiste kennis. Avidya is de valse staat van begrip, wanneer we iets doen waarvan we denken dat het het juiste is, maar dat onontkoombaar het verkeerde blijkt te zijn, of wanneer we tegen beter weten in onze intuïtie niet volgen en onszelf van het tegendeel proberen te overtuigen.

In het derde en het laatste, vierde, hoofdstuk, *Vibhuti-pada* en *Kaivalya-pada*, bespreekt Patanjali het vermogen van de geest om zich met behulp van de oefeningen en de begrippen uit de eerste twee hoofdstukken te bevrijden van alle afleiding en een diepe contemplatie te bereiken. Hij wijst erop dat alles relatief is en dat het bereiken van deze diepe concentratie bij de een gemakkelijker gaat dan bij de ander. We moeten onze vermogens ontwikkelen en door middel van de beoefening (discipline, houdingen, adem en de beheersing van de zintuigen) zullen we onze lichaam-geest gemakkelijker leren beheersen en de hoogste yogastaat bereiken. Met deze staat bereiken we ook een gewaarzijn van ons handelen, hoe dat wordt beïnvloed en waar het toe leidt, aangezien we tegelijkertijd naar binnen kijken naar onze mentale kwaliteiten en nieuwe vaardigheden leren. Patanjali onderzoekt de helderheid waartoe de geest in staat is indien wij besluiten die helderheid en het enorme potentieel ervan na te streven. Als we eenmaal de hoogste staat van helderheid hebben bereikt, zal zowel ons handelen als ons niet-handelen op een natuurlijke wijze worden vervuld met sereniteit.

Ten slotte leert yoga ons, volgens de Sutra's, dat we oneindig veel meer zijn dan onze waarnemingen. De uitdaging ligt in het ontwikkelen van het vermogen te onderscheiden tussen de waarnemer in onszelf en alles wat we om ons heen waarnemen. Nogmaals, dit vermogen kan worden ontwikkeld door de acht geledingen van yoga te oefenen en te beheersen.

KRISHNAMACHARYA

TIRUMALAI KRISHNAMACHARYA, die bekend staat als de eerste asana-goeroe die yoga naar het Westen heeft gebracht, werd in november 1888 geboren in Muchakundapuram, in de Indiase staat Karnataka. Afkomstig uit een geletterd gezin en *brahmaan*, lid van de priesterkaste, ging hij naar Mysore om te studeren aan de Parkala Math, een gezaghebbend instituut op het gebied van religie, dispuut, onderwijs en recht. Op dertienjarige leeftijd zette hij zijn studie voort aan de universiteit van Benares, ook wel Varanasi genoemd, door vele hindoes beschouwd als de heiligste stad van India. In Benares legde Krishnamacharya zich toe op pranayama en asana's, die hij van zijn vader had geleerd. Hij werd er voorgesteld aan Sri Babu Bhagavan Das, een vermaard yogi, die zijn leraar werd aan de nabijgelegen Patna Universiteit, totdat hij Vedanta ging studeren.

Benares werd reeds in 3000 v.Chr. gesticht en ligt aan de heilige rivier de Ganges. Hindoeïstische pelgrims baden zich vanaf de oevertrappen in de rivier om zich te reinigen van hun zonden. Er wordt ook gezegd dat je, als je daar sterft, direct naar de hemel gaat.

In 1915 vertrok Krishnamacharya op een pelgrimstocht door de Himalaya naar de heilige berg Kailash in Tibet, de eeuwige verblijfplaats van Shiva. Daar ontmoette hij zijn volgende leraar, Sri Ramamohan, bij wie hij de zeven daaropvolgende jaren studeerde. Zijn studie bestond uit de filosofie en geesteswetenschap van yoga, met inbegrip van de beoefening en vervolmaking van asana's en pranayama. Daarnaast leerde hij de *Yoga Sutra's* van Patanjali uit zijn hoofd, evenals de volmaakte wijze van reciteren. Hij cultiveerde ook een aantal *siddhi's* of speciale vermogens die door oefening kunnen worden ontwikkeld, zoals het vermogen zijn eigen adem en hartslag te stoppen. Van de vermoedelijk zevenduizend asana's die zijn leraar kende, heeft Krishnamacharya er zich naar men zegt ongeveer drieduizend meester gemaakt. Dat is een verbijsterende hoeveelheid, als je je bedenkt dat vandaag de dag de meest serieuze en gevorderde studenten er in hun beoefening niet meer dan vijftig of zestig leren en onderwijzen.

In 1931 ontving Krishnamacharya een uitnodiging om les te komen geven aan het Sanskrit College te Mysore, waar de koninklijke familie had gevochten voor het behoud van de oorspronkelijke kunstwerken, met inbegrip van de *Sritattvanidhi*, misschien wel de oudste geïllustreerde verzameling asana's die we kennen. In de daaropvolgende decennia hielp de Maharadja van Mysore Krishnamacharya de bekendheid met yoga door heel India te vergroten, door de demonstraties van asana's en tournees te bekostigen. Toen Krishnamacharya zijn betrekking aan het Sanskrit College verloor, was het de maharadja die hem in zijn paleis de ruimte bood voor een *yogashala*, een yogaschool. Dat is ook de plaats waar Krishnamacharya voor het eerst zijn yoga ontwikkelde en onderwees, die nu bekendstaat onder de naam Astanga Vinyasa Yoga.
Uiteindelijk verdeelde Krishnamacharya de houdingen in drie standaardroutines – begin, gemiddeld en gevorderd – waarmee hij zijn studenten indeelde naar hun kunnen en hij zijn eigen yogaschool vormgaf. In die periode onderwees hij enkele tegenwoordig zeer vermaarde leraren, zoals Sri K. Pattabhi Jois en B.K.S. Iyengar. Jois volgt nauwkeurig de voetstappen van zijn goeroe en onderwijst nog steeds Astanga Vinyasa Yoga. Iyengar, die ook de zwager is van Krishnamacharya, onderwijst tot op heden in het Indiase Puna een eigen vorm van asana's, die wordt beschouwd als een meer genezende en therapeutische variant.

In 1950, toen India haar onafhankelijkheid had teruggekregen, moest de yogashala sluiten. Degenen die waren gekozen om de plaats in te nemen van de koninklijke familie in Mysore, hadden weinig interesse in asana's, maar Krishnamacharya bleef lesgeven. Men zegt dat zijn onderricht in de latere jaren door zijn grotere compassie wat milder was geworden. Hij begon zijn onderricht meer af te stemmen op het vermogen van de individuele student, net als bij de hedendaagse techniek van Iyengar – hij varieerde de duur, de frequentie en de volgorde van de asana's om de student te helpen meer specifieke en kortetermijndoelen te bereiken.

Astanga Vinyasa Yoga, zoals onderwezen door Krishnamacharya, kent vijf basiselementen. Het eerste omvat asana, de fysieke houdingen van yoga. Het tweede is pranayama, de technieken voor adembeheersing. Het derde is chanten, dat een helende werking heeft op lichaam en geest en je in contact brengt met de eeuwenoude en heilige taal, het Sanskrit. Het vierde is dhyanameditatie, dat zowel naar binnen als naar buiten een gewaarzijn ontwikkelt dat onze gebruikelijke mentale vermogens overstijgt. Het vijfde is het ritueel, een instinctieve en universele menselijke handeling. Hoewel rituelen en chanten wezenlijke onderdelen zijn van de beoefening van yoga in het algemeen en in bepaalde spirituele beoefening over de hele wereld, zijn asana, pranayama en meditatie – drie van de acht geledingen van yoga – de bekende essentiële onderdelen die ik heb gekozen om in dit boek verder uit te diepen. Ik hoop dat het me lukt ze voor alle beoefenaren toegankelijk te maken, ongeacht waarnaar je op zoek bent. Onthoud dat je bent wat je zoekt.

Baddha Padmasana
(gebonden lotus)

In deze asana zijn de armen achter de rug gekruist, de benen voor het lichaam gekruist en worden de tenen met de handen vastgepakt. Deze houding opent de borst volledig en vergemakkelijkt de ademhaling. De schildklier wordt gemasseerd en de ruggengraat, het middel, de buik en het bekken worden gestrekt

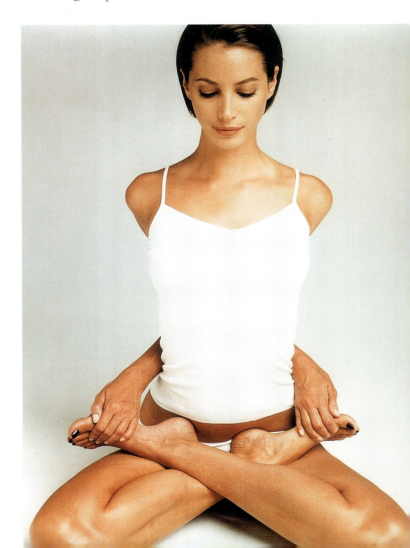

ASANA'S

(houdingen)

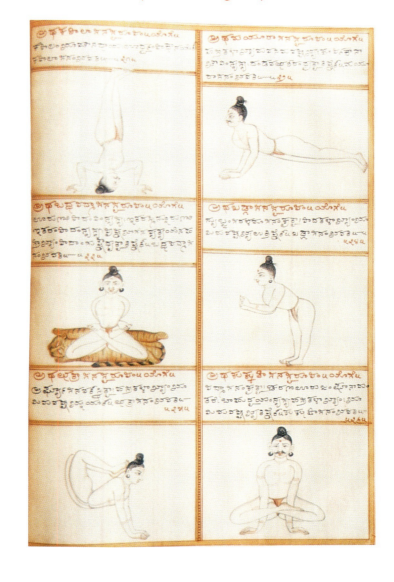

Veel mensen in het Westen denken dat yoga alleen maar te maken heeft met bepaalde fysieke houdingen, de asana's. In werkelijkheid zijn er, zoals ik al eerder zei, in totaal acht vormen of geledingen (astanga). Het pad van Astanga Yoga omvat al deze acht geledingen zoals ze oorspronkelijk waren bedoeld, om mensen te helpen de ultieme geleding te bereiken, samadhi; de staat van verlichting of gelukzaligheid. Het Sanskritwoord *asana* betekent 'zetel'. Een asana is letterlijk een houding of een zittende verbinding waarmee contact met de aarde wordt

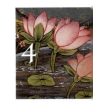

gemaakt. Het beoefenen van asana's krijgt alleen maar een spiritule dimensie als het wordt gecombineerd met andere vormen van yoga, zoals pranayama en dhyana.

Alle asana's maken in feite deel uit van een systeem dat Hatha Yoga wordt genoemd (*Ha* betekent 'zon' en *Tha* betekent 'maan') en verwijst naar een omvangrijk gebied van doctrines en oefeningen rond het versterken van de *prana* of levenskracht die door het menselijk lichaam stroomt. De betekenis van het woord zelf duidt op de onderliggende intentie om twee tegengestelde werelden bij elkaar te brengen. Het is een fysieke beoefening met een spiritueel doel. In wezen is het dé fysieke beoefening van yoga. Deze lichaamsgerichte benadering van transcendentie behelst reinigende oefeningen, die bestaan uit houdingen en adembeheersing. (Je vraagt je nu misschien af wat dan het verschil is tussen Hatha en Astanga? In feite is Astanga Yoga een onderdeel of een school binnen Hatha Yoga; we gaan hier later nog op in.)

Bij de beoefening van asana's gebruiken we het lichaam als een instrument om onszelf voor te bereiden op de eenwording met ons hogere of opperste bewustzijn, nog los van het feit dat onze gezondheid onnoemelijk veel baat heeft bij de asana's. Doordat het lichaam tijdens de oefeningen wordt gedraaid en de adem wordt geconcentreerd, worden de interne organen en de bloedbanen gereinigd en gezuiverd, wat een transformerend effect kan hebben op onze totale gezondheid en tegelijkertijd ons lichaam kan helpen zich voor te bereiden op meditatie. Door de fysieke bewegingen ontstaat er een energiestroom in ons lichaam waarmee we onze geest kunnen kalmeren of verstillen en we in contact kunnen komen met ons diepste zelf, dat van nature is verbonden met de schepping. In het Westen zijn de asana's vaak de ingang naar yoga, waardoor een toegewijde beoefenaar na verloop van tijd een groter gewaarzijn van zichzelf en zijn omgeving kan ontwikkelen. Het regelmatig beoefenen van asana's kan ook de deur openzetten naar al het andere dat de leer heeft te bieden.

Er zijn tegenwoordig verschillende asana-scholen, die allemaal afstammen van de Hatha Yogatraditie. Omdat vele van deze scholen een afgeleide zijn en omdat het er zo veel zijn, is het in het kader van dit boek niet mogelijk en ook niet zinvol om ze allemaal te behandelen. Wel zal ik de drie meest populaire yogascholen behandelen – Astanga Vinyasa Yoga, Iyengar Yoga en Kundalini Yoga; met alledrie heb ik persoonlijk ervaring – en aangeven waar je meer informatie kunt krijgen. Daarnaast zal ik een aantal andere scholen die zich hieruit hebben ontwikkeld kort aanstippen.

Astanga Vinyasa Yoga

Astanga Yoga, zoals onderwezen door Sri K. Pattabhi Jois, begon met de herontdekking aan het begin van de twintigste eeuw van de *Yoga Korunta*. De *Yoga Korunta* is een oud manuscript waarin een uniek systeem van Hatha Yoga wordt beschreven dat werd ontworpen en beoefend door de oude wijze Vamana Rishi. Pattabhi Jois is zelf een vermaard Sanskritgeleerde en yogi, die nu op bijna negentigjarige leeftijd nog steeds yogaleraar is in Mysore in India. Dit systeem werd onder leiding van zijn eigen goeroe, Krishnamacharya, ontwikkeld en Astanga Vinyasa Yoga genoemd, een naam die werd ontleend aan de acht geledingen, aangezien beiden van mening waren dat het de oorspronkelijke asanabeoefening was zoals bedoeld door Patanjali.

De *Yoga Korunta* legt de nadruk op vinyasa, oftewel op de ademsynchrone beweging, als een methode om een serie houdingen synchroon te laten verlopen met een bepaalde ademtechniek. Deze techniek wordt *ujjayi pranayama* ('de adem van de overwinning') genoemd, een proces dat leidt tot grote innerlijke hitte en dat overdadig zweten veroorzaakt, waardoor de spieren en de organen worden gezuiverd en ontgift, en de prana wordt verrijkt. Het resultaat is een betere doorbloeding, een licht en sterk lichaam en een kalme geest. De basis van Astanga Vinyasa Yoga bestaat uit een serie houdingen (er zijn in totaal zes series binnen deze traditie) die met de speciale vinyasa-adembeweging worden gedaan. Dit alles beweegt zich op zijn beurt weer van het ene naar het volgende niveau, vergelijkbaar met het pad van de acht geledingen in de *Yoga Sutra's*: beweging door middel van houdingen (asana's) zuivert het fysieke lichaam, terwijl de beheersing en de verfijning van de adem (pranayama) door middel van concentratie (dharana) de zintuigen tot rust brengt, waardoor de beoefenaar zich voorbereidt op meditatie (dhyana) en uiteindelijk de eenwording van de ziel met het goddelijke (samadhi). Een evenwichtige beoefening van de asana's is ook afhankelijk van ethisch gedrag (yama) en zelfdiscipline (niyama).

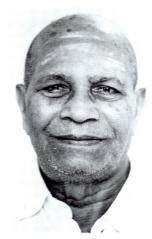

SRI K. PATTABHI JOIS

In Astanga Vinyasa Yoga is de eerste van de in totaal zes series houdingen bekend als de basisserie oftewel yoga *chikitsa* (therapie) en is bedoeld om de interne organen van het lichaam te reinigen en te zuiveren door te voorkomen dat afvalmateriaal zich gaat ophopen. Elke serie heeft, net als de asana's zelf, bepaalde voordelen. Voorwaartse buigingen, waarop in de basisserie het accent ligt, zijn bijvoorbeeld heilzaam bij constipatie. De middelste serie legt bijvoorbeeld de nadruk op achterwaartse buigingen. De andere vier series zijn zeer vergevorderd en worden zelden onderwezen, zeker niet hier in het Westen, hoewel er uitzonderingen bestaan en ik zowel mannen als vrouwen ken die zijn gevorderd tot de derde en de vierde serie.

Het systeem van Astanga Vinyasa Yoga legt evenveel nadruk op kracht als op flexibiliteit en uithoudingsvermogen, en is daarmee een van de moeilijkere asana-scholen. Om een aantal redenen is dit geen school voor de beginnende beoefenaar. Om te beginnen moet je de serie uit je hoofd leren door les te nemen bij iemand die zelf een gevorderd beoefenaar is en die je kan helpen je lichaam in houdingen te krijgen die je in je eentje niet voor elkaar krijgt. Het is ook van oudsher een beoefening die zes dagen per week wordt gedaan. De zaterdag is de enige rustdag, afgezien van de dagen waarop het nieuwe maan is. Als je wilt vorderen naar een volgende serie van Astanga Vinyasa, vergt dat zeer veel discipline, maar als je de discipline van het rigoureus blijven oefenen kunt opbrengen, kun je plotseling tot de ontdekking komen dat je dingen met je lichaam kunt die je nooit voor mogelijk had gehouden.

Tegenwoordig wordt in een groot aantal yogacentra in Amerika 'Astanga'-yogales aangeboden. Als de naam wordt gebruikt zonder dat er enige uitleg wordt gegeven van de beoefening of een indicatie wordt gegeven om welke serie het gaat, wees dan voorzichtig. Elke serie begint met Surya Namaskara, de zonnegroet, die de beweging van vinyasa en ujjayi voor de volledige beoefening in gang zet. Als je geïnteresseerd bent om deze beoefening te gaan volgen, is het zinvol om eerst te gaan praten met degene die lesgeeft, zodat je een indruk kunt krijgen van zijn kennis van de beoefening en zijn eigen niveau. Algemeen gesproken zou iemand alleen de basisserie moeten onderwijzen indien hij zelf in een volgende serie zit. Er is tegenwoordig een over de hele wereld verspreide Astanga-*sangha* (gemeenschap) die via internet kan worden bereikt op www.ayri.org. Dat is een goede informatiebron als je op zoek bent naar een gekwalificeerde leraar bij je in de buurt. De lessen worden doorgaans gegeven in de

De acht geledingen van yoga
(astanga)

1 YAMA
Houding ten aanzien van de omgeving – waaronder *ahimsa*, de hindoeïstische ethiek van geweldloosheid en zich onthouden van liegen, stelen en hebzucht.

2 NIYAMA
Houding ten aanzien van onszelf – waaronder reinheid, sereniteit, studie, devotie en ascese.

3 ASANA
De fysieke houdingen – het lichaam een bepaalde houding laten aannemen in combinatie met de adem, met als doel het bewustzijn te vergroten.

4 PRANAYAMA
Adembeheersing – energie en evenwicht brengen in lichaam en geest door het tot rust brengen en laten stromen van adem en prana.

5 PRATYAHARA
Terugtrekken van de zintuigen – ontspanning en naar binnen richten van de zintuigen om de geest te activeren.

6 DHARANA
Concentratie – het richten en vasthouden van de aandacht.

7 DHYANA
Meditatie – langdurige concentratie die het volledige bewustzijn vult.

8 SAMADHI
De ultieme staat van zelfverwerkelijking – geabsorbeerde concentratie leidt tot de 'extatische' staat, de 'ontwaakte' staat, of bevrijding.

Mysore-stijl, wat betekent dat je beoefening wordt gesuperviseerd door een ervaren leraar, die je vorderingen nauwlettend in de gaten houdt.

Hieronder staat de invocatie die aan het begin van elke sessie of les gezamenlijk hardop wordt gereciteerd.

De Astanga Vinyasa Invocatie

Vande Gurunam Charanaravinde
Sandrsaita Svatmasukhava Bodhe
Nishreyase Jangalikayamane
Samsara Halahala Mohasantyai

Abahu Purusakaram
Sankhacakrasi Dharinam
Sahasra Sirasam Svetam Pranamami Patanjalim
OM

Ik buig voor de lotusvoeten van de goeroe die het inzicht doet ontwaken in zuiver geluk van zuiver Zijn, het toevluchtsoord, de geneesheer in de wildernis die de dwaling wegneemt die wordt veroorzaakt door het giftige kruid van samsara *(het geconditioneerde bestaan).*

Ik kniel neer voor de wijze Patanjali, die duizenden stralende, witte hoofden heeft (in zijn verschijning als de goddelijke slang Ananta) en die met zijn armen de vorm heeft aangenomen van een man die een schelp (de goddelijke klank), een rad (de discus van licht, die de oneindige tijd vertegenwoordigt) en een zwaard (het onderscheidend vermogen) vasthoudt.

ANDERE VERMAARDE ASTANGA VINYASA-YOGALERAREN:

1 Eddie Stern, de grondlegger van de Patanjali Yoga Shala in Lower Manhattan, New York en uitgever van het boek *Yoga Mala* van Pattabhi Jois.

2 Chuck Muller is mededirecteur van Yoga Works in Santa Monica, Californië. Samen met zijn partner Mati geeft hij yogaworkshops en internationale seminars. Hij heeft meer dan twintig jaar bij Pattabhi Jois gestudeerd.

3 Richard Freeman staat aan het hoofd van de Yoga Workshop in Boulder, Colorado. Al sinds 1968 heeft hij onderricht genoten van Pattabhi Jois in Mysore in India en nog steeds geeft hij regelmatig les in zijn eigen centrum en workshops over de hele wereld.

De Iyengar-methode

Iyengar Yoga is ontwikkeld door en vernoemd naar een andere leerling van Krishnamacharya, namelijk B.K.S. Iyengar, die op zoek ging naar de betekenis van de sutra's door praktische studie en regelmatige beoefening. Iyengar onderwijst dat alle acht aspecten van Astanga ook zijn geïntegreerd in de beoefening van de asana's en pranayama en dat deze beoefening iemand kan leren zich op ieder willekeurig object te concentreren, en zodoende de geest traint. Iyengar laat ook zien hoe iemand haar onderscheidende vermogen kan ontwikkelen en beter in staat is het essentiële te onderscheiden van het incidentele – niet alleen om fysiek evenwicht te bereiken, maar ook geestelijke rust, intelligentie, helderheid en emotionele gelijkmoedigheid. Iyengar onderwijst dat het uitvoeren van een asana een discipline vereist die onder invloed staat van yama (ethisch gedrag) en niyama (zelfdiscipline) en dat het lichaam zelf moet worden geleid door de asana.

In Iyengar Yoga leiden pranayama, pratyahara en dharana tijdens de asana's ertoe dat de beoefenaar de hoogste niveaus van Astanga ervaart – de antaranga en antaratma sadhana's.

ANDERE SCHOLEN DIE ZIJN AFGELEID VAN DE IYENGAR-METHODE EN ENKELE LERAREN MET EEN GOEDE REPUTATIE DIE ZIJN VERBONDEN MET B.K.S. IYENGAR:

1 Patricia Walden is de directeur van het Iyengar Yoga Centrum van groot Boston en geeft over de hele wereld lessen en workshops. In 1976 begon ze haar studie bij B.K.S. Iyengar en ze vervult een actieve rol binnen de Iyengar Yoga-gemeenschap. Patricia heeft een aantal yogavideo's uitgebracht, waarvan een groot aantal regelmatig staat aangeprezen in het tijdschrift *Yoga Journal*.

2 John Friend is de grondlegger van Anusara Yoga, een systeem waarin bhakti of devotionele yoga wordt geïntegreerd met de universele principes van de precieze afstemming, en de auteur van het boek *Anusara Yoga teacher training Manual* (Anusara Press, 1999). John begon in 1973 op dertienjarige leeftijd met de beoefening van asana's en was bij een aantal leraren van verschillende tradities in de leer. In 1989 ging hij naar Puna in India om bij B.K.S. Iyengar te studeren. John is ook een Siddha Yoga-aanhanger.

3 Rodney Yee is mededirecteur van de Piedmont Yoga Studio in Oakland, Californië, waar hij regelmatig les geeft, naast zijn retraites en workshops over de hele wereld. Hij heeft meegewerkt aan meer dan zesentwintig yogavideo's en onlangs is het boek *Yoga, the Poetry of the Body* (Gaiam, 2002) waarvan hij coauteur is, verschenen.

Iyengar Yoga richt zich met name op de staande asana's en kan door iedereen worden beoefend. Bij alle houdingen wordt de nadruk gelegd op precisie en de juiste houding en de leerlingen worden aangemoedigd langdurig in een bepaalde houding te blijven staan, zodat die volledig kan worden ervaren. Bij de beoefening wordt gebruikgemaakt van hulpmiddelen, zoals riemen, touwen en blokken om je te helpen een nog grotere perfectie te bereiken in een bepaalde houding. Wanneer je eenmaal met gebruik van de hulpmiddelen een bepaald gemak hebt bereikt, leer je de houding met dezelfde precisie te doen zonder de hulpmiddelen. Door de hulpmiddelen ben je ook in staat de voordelen te ervaren van de klassieke houdingen die je op eigen kracht niet lukken. Iyengar Yoga onderwijst geen meditatie, aangezien dhyana wordt beschouwd als een staat die niet kan worden onderwezen.

Iyengar leert ons dat je door de beoefening van yoga bij alles wat je doet het beste uit jezelf kunt gaan halen. Het uitvoeren van houdingen zonder de volledige betrokkenheid van de geest en de intelligentie is echter niet meer dan gymnastiek en geen asana. Asana's zijn reflectie in actie. Het subtiele lichaam, de emoties en het fysieke lichaam kunnen niet worden gescheiden. Net als Astanga Vinyasa Yoga is Iyengar Yoga niet bedoeld voor de vluchtige beoefenaar (niet te verwarren met de 'beginner'). Het zijn beide ongelooflijk veeleisende systemen die bij de beoefening zowel fysiek als emotioneel een grote mate van toewijding vragen. Van studenten wordt verwacht dat ze naar hun maximale vermogen werken en de leraren leggen de lat steeds hoger, zodat er voortdurend ruimte is voor verbetering en vooruitgang.

In iedere houding moet rust zitten.
B.K.S. IYENGAR

Vanwege de nadruk op de precieze houding en het gebruik van hulpmiddelen is Iyengar Yoga met name geschikt voor beginners. In Iyengar Yoga wordt de zonnegroet gebruikt, maar niet noodzakelijkerwijs aan het begin van de les. Iedere les kan weer anders beginnen, wat voorkomt dat je geconditioneerd raakt. Wanneer je de houdingen eenmaal fysiek gezien begrijpt, van de botten naar buiten toe, kun je zonder

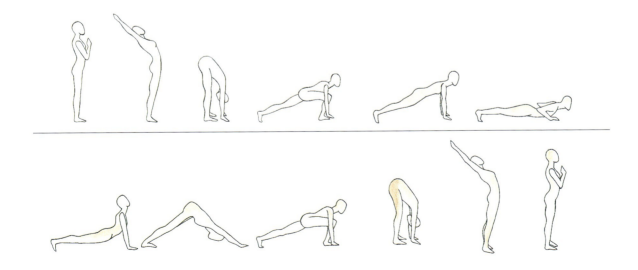

SURYANAMASKARA

EEN VAN DE MEEST EVENWICHTIGE SERIES asana's is misschien wel *Suryanamaskara* oftewel de 'zonnegroet', zoals hij over het algemeen bekend is. De zonnegroet is een eeuwenoud ritueel waarin de yogi de zon groet. De zon verwelkomt de dag, verwarmt het lichaam en is daarnaast een enorme bron van energie. De zonnegroet is een wezenlijk onderdeel van Hatha Yoga, met name Astanga, en is een combinatie van asana's en pranayama, waardoor een verbinding ontstaat tussen beweging en adem, en lichaam, geest en ziel. Hij kan een prachtig begin van je beoefening zijn, maar ook een volledige beoefening op zichzelf. Naast het belang van de juiste fysieke afstemming, is het belangrijkste aspect van de zonnegroet dat de beweging van de adem en de houdingen gedurende de hele serie regelmatig en synchroon verloopt. De gunstige effecten van de zonnegroet zijn zo breed als het scala van de houdingen die er onderdeel van uitmaken – hij reguleert het spijsverteringsstelsel en het zenuwstelsel, masseert de interne organen, strekt de maag en de ruggengraat, opent de longen en voorziet het bloed van zuurstof, en bevordert de uitscheiding van gifstoffen door de huid, de longen, de darmen en de nieren. Surynamaskara helpt de natuurlijke afweer van het lichaam te vergroten. Voor de beginner is de zonnegroet een fantastische manier om een beoefening te beginnen en uit te bouwen.

De volgorde van de houdingen is als volgt: *samasthiti, uttanasana, chaturanga dandasana, urdhva mukha svanasana, adho mukha svanasana, uttanasana* en *samasthiti*. Nogmaals, net als bij alle andere vormen van yoga is het raadzaam je beoefening te beginnen bij een goeroe, meester of een ervaren leraar, die je kan leren de houdingen op de juiste manier uit te voeren en hoe je daarbij je adem moet gebruiken.

veel risico het tempo opvoeren. Het vasthouden van een houding, zelfs van een basishouding, kan echter vaak veel moeilijker zijn dan vinyasa. Over de hele wereld zijn er allerlei Iyengar Instituten, die je via internet kunt vinden.

Kundalini Yoga

Kundalini Yoga, of 'de yoga van gewaarzijn' wordt onderwezen door Yogi Bhajan, Ph.D., een *Mahan* oftewel meester van de witte Tantra Yoga. Tot 1969 was Kundalini Yoga geheimgehouden en alleen mondeling door een meester aan een selecte groep uitverkoren discipelen doorgeven. Toen Bhajan tot de erkenning was gekomen dat deze vorm van yoga bijzonder behulpzaam zou kunnen zijn bij de genezing van verslaafden, zorgde hij voor een bredere toegankelijkheid. Hij was van mening dat dit de snelste weg zou zijn naar de genezing van hun lichaam en geest en dat het hun de spirituele verlichting zou bieden waarnaar ze op zoek waren. Kundalini Yoga is een versterkend systeem waarbij het zenuwstelsel en het immuunsysteem kunnen worden gestimuleerd, dat tevens kracht en flexibiliteit geeft terwijl het je helpt je geest te focussen en je ziel te openen.

Het woord *kundalini* betekent letterlijk 'de krul van de haarlok van de geliefde'. Het is een metafoor om de stroom van energie en bewustzijn te beschrijven die in ieder van ons aanwezig is. Kundalini verwijst ook naar de slangenkracht in de ruggengraat, die ons, als hij eenmaal ontwaakt, in een staat van euforie kan brengen. Kundalini kan worden toegepast op lichaam en geest, maar is uiteindelijk gericht op de ziel, die geen grenzen kent en geen onderscheid maakt.

Kundalini Yoga is de beoefening voor wat de hindoes en boeddhisten de 'gezinshoofden' noemen – degenen die te maken hebben met de dagelijkse beslommeringen en druk van het hebben van een baan en een gezin. Net als alle andere vormen van yoga is Kundalini Yoga ontworpen om je een directe ervaring te geven van je hoogste bewustzijn. Er worden praktische methoden onderwezen waarmee je een meer heilig doel in je leven kunt ontdekken en bereiken.

Kundalini Yoga werkt met name, meer dan de andere vormen, met prana (levensenergie). Kundalini Yoga is het ontdekken van de bron van prana in ons en het onderricht in hoe die energie te gebruiken. Deze yoga probeert 'de mentale, fysieke en nerveuze energieën in het lichaam in het gareel te brengen en onder de heerschappij van de wil te brengen, die een instrument van de ziel is'. Op fysiek niveau zou Kundalini Yoga 'de klieren in evenwicht brengen, het zenuwstelsel versterken en de beoefenaar in staat stellen de energie van de geest en de emoties in het gareel te brengen', zodat we het zelf voor het zeggen hebben in plaats van zo vaak te worden overheerst en afgeleid door onze gedachten en gevoelens.

Kundalini Yoga bestaat uit eenvoudige yogatechnieken die door iedereen, zowel beginners als gevorderden, kunnen worden toegepast. Kundalini wordt beschouwd als een complete wetenschap met als onderdelen pranayama (adem), asana's (houdingen), en klank door middel van het chanten van mantra's en meditatie. Deze yoga is speciaal ontworpen om je te helpen het hoogste bewustzijn te ervaren door middel van het doen ontwaken van je kundalini- of shakti-energie.

Een doorsnee Kundalini-yogales begint met een aantal Hatha Yoga-asana's en pranayama-oefeningen, zoals *kapalabhati*, oftewel de 'vuuradem', totdat er voldoende hitte in het lichaam is ontwikkeld en de longen zich hebben uitgezet. Vervolgens begeleidt de docent haar studenten langzaam door een proces dat zijn hoogtepunt vindt in de meditatie. De meditatie vindt plaats in *savasana*, oftewel de lijkhouding, die je helpt om tijdens het rusten dieper te zakken in je onderbewuste, en gaat vaak gepaard met het geluid van een gong. Meer informatie over Kundalini Yoga kun je vinden via de website van de 3HO *(Healthy, Happy, Holy Organisation)* Foundation van Yogi Bhajan, www.yogainfo@ 3HO.org.

EEN ANDERE BEKENDE KUNDALINI-YOGALERAAR is Gurmukh Kaur Khalsa, de medeoprichter en directeur van het Golden Bridge Nite Moon-yogacentrum in Los Angeles, Californië. Zij is al bijna dertig jaar een sikh en geeft les in Kundalini Yoga, meditatie en pre- en postnatale begeleiding. Gurmukh maakte ook de populaire videoserie *'The Method: Pre- and Post-Natal Yoga'* en is auteur van *The Eight Human Talents* (HarperCollins, 1997).

Bikram Yoga

Een andere tegenwoordig populaire vorm van yoga is Bikram Yoga. Deze yoga ontleent zijn naam en wordt onderwezen door Bikram Choudhury aan het Bikram College of India in Los Angeles, dat in 1974 door hem werd opgericht. Bikram studeerde bij zijn goeroe Bishnu Charan Ghosh, een broer van de beroemde Paramahansa Yogananda (die het Self-Realisation Fellowship oprichtte en *Autobiografie van een Yogi* schreef). Bikram Yoga is uniek in de zin dat de ruimte waarin de asana's worden uitgevoerd worden verhit tot boven de 38 graden Celsius met een luchtvochtigheid van 70%. Men zegt dat de hitte noodzakelijk is voor zijn serie van zesentwintig houdingen, die wetenschappelijk is ontworpen om lichaam en geest te versterken door middel van het opwarmen en strekken van spieren, ligamenten en pezen. 'Deze zesentwintig houdingen zijn bedoeld om alle organen en vezels van het lichaam op een systematische manier te voorzien van vers zuurstofrijk bloed en alle systemen weer gezond te laten functioneren,' zegt Bikram in zijn boek *Beginning Yoga Class*. Hij gelooft dat er in yoga 'geen andere maatstaf is dan jijzelf. Volmaakt is het beste wat jij die dag kunt doen.' Van de zesentwintig houdingen zijn er twee pranayama-oefeningen; de ene aan het begin van de les en de andere helemaal aan het eind.

Bikram Yoga wint langzaam maar zeker aan populariteit, voornamelijk vanwege het ontbreken van spirituele invloeden in de lessen. Deze yoga wordt ook voor een spiegel beoefend, zodat de nadruk onvermijdelijk op het fysieke komt te liggen. Hoewel voor sommige mensen de enorme hitte ondraaglijk is, genieten anderen juist van het hevige zweten, waardoor je je achteraf diep gereinigd kunt voelen. Er zijn tegenwoordig in Amerika meer dan honderd Bikram Yoga-centra en zeshonderd gecertificeerde leraren. De zesentwintig houdingen zijn gekozen met beginnende beoefenaren in gedachten, maar studenten moeten wel enige voorzichtigheid in acht nemen bij de beoefening, aangezien je door de hitte op dat moment misschien soepeler bent dan ooit, maar achteraf pijn en kramp in je lichaam kunt krijgen. Mensen met een lage bloeddruk of multiple sclerose moeten eerst hun huisarts raadplegen.

YOGA-INSTITUTEN

Naast de yogascholen die ik al heb genoemd van waaruit les wordt gegeven door mensen die hun opleiding en bevoegdheid direct hebben ontvangen van iemand uit de betreffende traditie, zijn er over de hele wereld ook verschillende bekende yoga-instituten die de yogi voorzien van kennis, onderricht en middelen.

Siddha Yoga

Een *Siddha* is een volmaakte yogi, iemand die de staat van eenheidsbewustzijn of verlichting heeft bereikt. De Siddha-opvolging is een ononderbroken lijn van hoogste meesters, waarvan de oorsprong bij Shiva ligt. In onze tijd ging de opvolging van Bhagawan Muktananda over op Swami Chidvilasananda (ook wel Gurumayi genoemd). Muktananda ontving in 1961 de macht van de Siddha-opvolging van zijn goeroe, Bhagawan Nityananda. De eerste ashram die was gewijd aan de leer van Siddha Yoga werd opgericht in India in Ganeshpuri, maar nadat Muktananda in 1970 door Amerika had gereisd, werden er al spoedig andere ashrams opgericht in Oakland in Californië en South Fallsburg in New York, waar Baba Muktananda het hoofdkantoor van de *SYDA Foundation* vestigde. In 1982 nam Baba *mahasamadhi*, de naam die in de geschriften wordt gegeven aan het sterven van een heilige, en liet zijn kennis en macht van de volledige opvolging na aan Gurumayi, de eerste vrouw die deze functie van hoog aanzien ooit heeft bekleed.

Tegenwoordig reist Gurumayi de hele wereld over en worden de 'Global Intensives' via de satelliet overal uitgezonden. Dit zijn bijeenkomsten waarop volgelingen geïnitieerd kunnen worden door *shaktipat* – 'het neerdalen van genade' – of door de transmissie van de spirituele kracht of shakti van de goeroe op de discipel, of door een spiritueel ontwaken als genade. Het hele jaar door zijn er workshops en lessen, die door gekwalificeerde Siddha Yoga-swami's (monniken) in een soort campussetting worden gegeven. Als je meer wilt weten over Siddha Yoga kun je hun website bezoeken op www.siddhayoga.org.

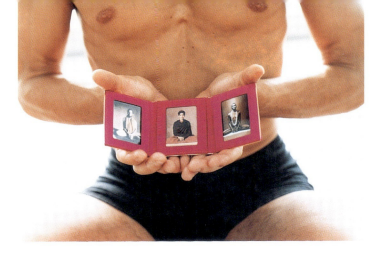

SIDDHA YOGA-OPVOLGING—MUKTANANDA, GURUMAYI, EN NITYANANDA

Kripalu Yoga

Kripalu Yoga duidt zichzelf aan als de 'yoga van het bewustzijn' of 'weloverwogen beoefening'. Deze yogaschool werd in 1966 ontwikkeld door de oprichter van Amrit Desai, het Kripalu-gezondheidscentrum in Lenox in Massachusetts. Kripalu Yoga is ook gebaseerd op de houdingen van Hatha Yoga, met het accent op het luisteren naar je eigen lichaam als feedback tijdens de houdingen. Het doel van deze yogaschool is zowel psychologisch als fysiek. Net als een aantal andere scholen die al de revue zijn gepasseerd, verlangt Kripalu Yoga dat de onderliggende principes op een doelmatige manier in het dagelijks leven kunnen worden toegepast.

De filosofie van het Kripalu-onderricht heeft zich ontwikkeld van een goeroe-discipel-traditie tot een paradigma van de student als zijn eigen bron van kracht. Dit paradigma is ontworpen om mensen te helpen hun innerlijke wijsheid te ontdekken en ondersteuning te bieden bij het doorgaande proces van groei en spirituele ontwikkeling. Het Kripalu-centrum voor yoga en gezondheid werd vernoemd naar de goeroe van Desai, Swami Kripalvananda, die een beroemde meester in de Kundalini Yoga was. Naast yoga biedt Kripalu in het *Healing Arts*-programma nog andere lessen, variërend van shiatsu tot qigong en taiji. Yogi Desai gaf in 1994 zijn spiritueel leiderschap op. Voor meer informatie kun je de website bezoeken: www.kripalu.org.

Integrale yoga

Integrale yoga is een systeem dat zich richt op de evenwichtige ontwikkeling van elk aspect van het individu. Zoals onderwezen door Sri Swami Satchidananda is Integrale Yoga een synthese van verschillende methoden waarmee alle delen van de spirituele aspirant ontwikkeld kunnen worden. De geledingen die samen Integrale Yoga vormen zijn de volgende zes beoefeningen: Raja Yoga; Japa Yoga, het reciteren van mantra's; Hatha Yoga, *kriya's* oftewel reinigingsoefeningen om lichaam en geest te zuiveren en te versterken; Karma Yoga; Bhakti Yoga; en Jnana Yoga. Voor meer informatie kun je de website bezoeken op www.integralyogaofnewyork.org.

Ardha baddha padmottanasana

Ardha betekent 'half', *baddha* betekent 'gebonden', *padma* betekent 'lotus' en *uttana* is 'strekking'. Deze houding is een tussenstap van de ardha baddha padmottanasana en combineert de voordelen van het vinden van evenwicht en het stevig staan van de tadasana (de berg) met het strekken van de beenspieren.

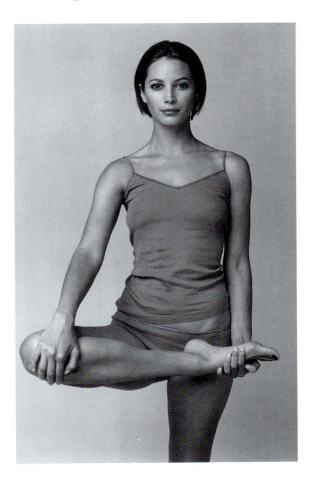

Prasarita Padottanasana I, II

Prasarita betekent 'wijd' of 'uiteen', *pada* betekent 'voet' of 'been'. In deze houding worden de benen wijd uit elkaar geplaatst. In de gevorderde stadia van deze asana kunnen de handen op het middel in plaats van op de vloer worden geplaatst, op de rug worden gevouwen als in een gebed, of voor zich uit worden gestrekt met de vingers ineengestrengeld (deze handgebaren helpen ook andere delen van de romp te openen). In deze houding, met de voeten wijd uiteen en de tenen enigszins naar binnen wijzend, en de romp voorovergebogen, neemt de bloedtoevoer naar de hersenen toe en wordt de ruggengraat langer gemaakt. Tevens worden de hamstrings en de adductoren gestrekt en de flexibiliteit vergroot. Door de grote tenen beet te pakken en de ellebogen opzij te bewegen, wordt ook het gebied rond het sleutelbeen geopend.

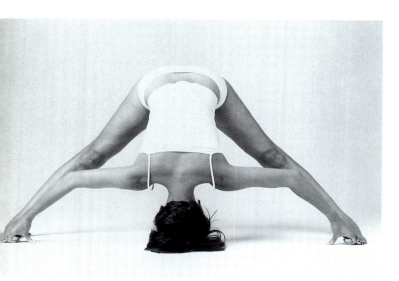
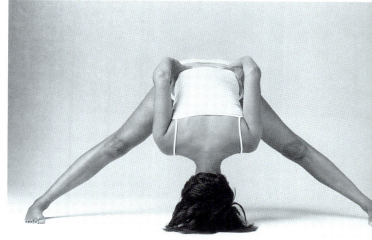

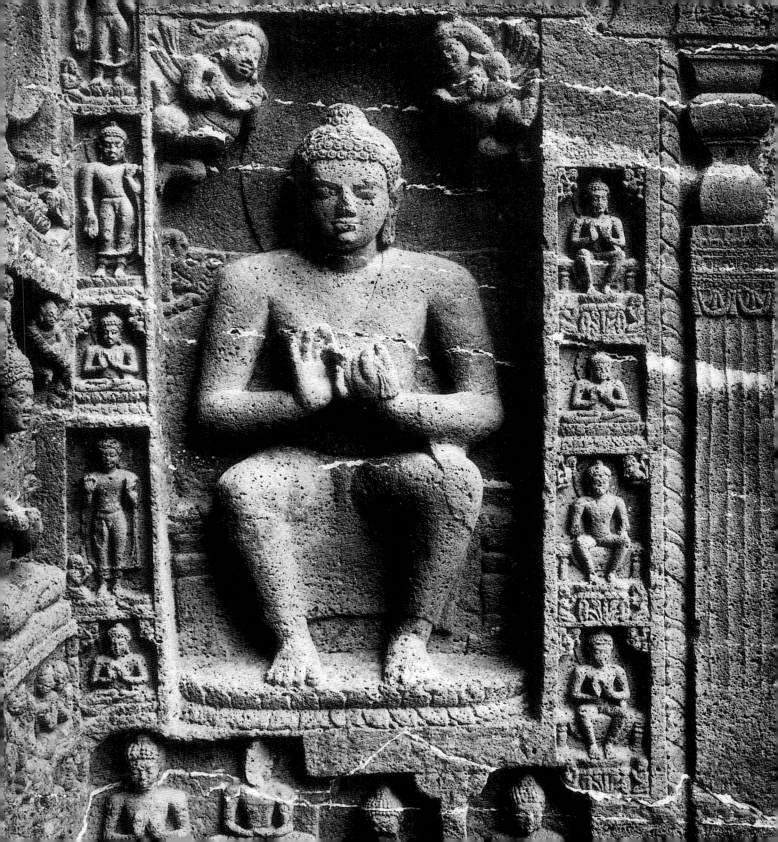

HET PAD

*Een goed reiziger heeft geen vast doel
en is er niet op uit het te bereiken.*
LAOTZE

Het pad naar verlichting – en meer praktisch het pad naar mentale, fysieke en spirituele vrede – begint, zoals de meeste reizen, met een sprong in het diepe. Door filosofische verkenningen of een eerste overgave van hetgeen we 'ego' noemen, kunnen we de eerste stappen op deze leerweg zetten. Het zich bevrijden van het ego is in de meeste westerse religies het belangrijkste spirituele doel. In het hindoeïsme leidt iedere handeling in de wereld hetzij tot een sterkere gebondenheid van de ziel (atman) aan de wereld van de illusie, hetzij tot meer

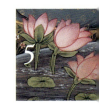

onthechting van die wereld. Het ultieme spirituele doel van de hindoes is het bereiken van moksha (bevrijding), de staat van spirituele volmaaktheid waardoor de ziel zich kan bevrijden van alle aardse bindingen. Ook in het boeddhisme is de loochening van het ego de voorwaarde voor verlichting. In deze beide religies, en met name ook in religies als het jodendom, de islam en het christendom, is geloof een vereiste om de inherente waarheid in jezelf en in de leer te kunnen ontdekken.

Hoewel een dergelijk geloof een fantastische universele springplank is, moeten we ons ook realiseren dat het spirituele pad ingewikkeld en vol uitdagingen is. Naast het gebruik van geschreven teksten gaan we vaak op zoek naar een metgezel of de begeleiding van een ervaren leraar die ons kan stimuleren en aanmoedigen. Voor christenen is die leraar Jezus Christus. Voor moslims is het Mohammed. In het hindoeïsme, en in yoga, worden het pad van kennis (*jnana-marga*) en het pad van devotie (*bhakti-marga*) betreden onder leiding van een goeroe, een persoonlijke spirituele gids. Sommige bhakti of devotionele tradities benaderen de overgave van het ego vanuit de overtuiging dat de wijsheid van de leraar een wezenlijk deel uitmaakt van de vervulling van de student. De fysieke nabijheid van de gids – een verlicht wezen – werpt zijn licht op je af, wat jouw eigen realisatie in gang kan zetten en je kan helpen op je pad.

Voor boeddhisten, en zelfs voor een groot aantal andere gelovigen, is de Boeddha hét voorbeeld van een goeroe. In het boeddhisme trachten alle grote leraren, en de verpersoonlijkte idealen die een student nastreeft, de Boeddha en zijn persoonlijke leven te evenaren. Hij werd geboren als prins Siddhartha en ontvluchtte het luxueuze paleisleven om de wereld in te trekken. Daar werd hij geconfronteerd met de aftakeling van ouderdom, de pijn van ziekte en de onherroepelijkheid van de dood. Hij realiseerde zich dat zijn eigen leven gebaseerd was geweest op illusie en ging op zoek naar de diepere betekenis van het menselijk bestaan. Hij bracht vele jaren door met het 'onderwerpen van zijn lichaam zodat zijn ziel de fysieke wereld kon transcenderen. Het pad van zelfkastijding leidde echter niet tot de ware wijsheid waarnaar hij verlangde.' (Jane Hope, *The Secret Language of the Soul*, p. 28) Uiteindelijk legde hij zich te ruste onder een Bodhiboom, vastbesloten daar te blijven en te mediteren, totdat hij het ware inzicht had bereikt.

Door te mediteren op het wiel van het leven, oftewel 'Samsara' – de notie van de cyclische

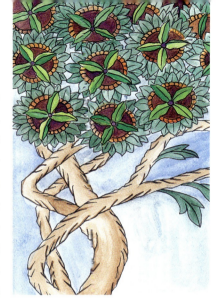

beweging van tijd en wedergeboorte – ging Siddhartha zich realiseren dat ervaringen in het nu werden veroorzaakt door handelingen in het verleden, in een proces dat karma wordt genoemd. Tijdens het verstrijken van de nacht zag hij in dat het valselijk vasthouden aan het ego resulteerde in een illusoir gevoel van zelf, waardoor de mens niet meer in staat was zijn of haar ware natuur waar te nemen. Vanuit dit besef raakte Siddhartha de aarde aan in een symbolisch gebaar van het spiritueel loslaten van die illusie en de oneindige cyclus van wedergeboorte. Op dat moment werd hij de Boeddha, 'de Ontwaakte', en de inzichten die hij die nacht onder de boom had gekregen, werden de essentie van zijn leer van de Vier Nobele Waarheden, oftewel *aryasatya*, die de kern vormen van de boeddhistische dharma, oftewel leer. In de Waarheden wordt de alomtegenwoordigheid uiteengezet van *dukkha*, die inherent is aan het menselijk bestaan, een woord dat duidt op vergankelijkheid, tijdelijkheid, onvolmaaktheid en lijden.

Volgens de Vier Nobele Waarheden kun je ontsnappen aan dukkha door het Achtvoudige Pad, waarlangs je het egocentrisme transcendeert en verlichting bereikt. Het Achtvoudige Pad is een pad van ethisch gedrag, meditatie en juist handelen, en is verdeeld in drie onderling verbonden 'instructies': inzake wijsheid, gedrag en concentratie. Dit pad, dat in wezen de Vier Nobele Waarheden is, is een weerspiegeling van de specifieke aanwijzingen van de Boeddha hoe je lichaam en geest kunt reinigen door een verlicht leven te leiden. Het gaat over leven op een spirituele manier, van dag tot dag, in alles wat we doen. Door middel van dit pad, ook wel de 'Weg van het midden' genoemd, kunnen we de bevrijding en het inzicht gaan ervaren waarvan de Boeddha het voorbeeld is.

Het boeddhisme onderwijst de Weg van het midden als de weg tussen de twee uitersten van extreme ascese en extreem hedonisme. Het boeddhisme is een praktische religie, met de Boeddha als het voorbeeld van iemand die het doel van nirvana bereikte, een staat van gelukzaligheid hier op aarde. Het symbool van zijn pad zijn de voetafdrukken, die staan voor een krachtige basis die is gegrond in nederigheid maar ook vergankelijkheid. De voetafdrukken zijn het bewijs dat de Boeddha hier was en nu zijn fysieke lichaam er niet meer is, is zijn leer nog steeds het richtsnoer dat anderen kunnen volgen. De Boeddha liep over deze zelfde aarde en bereikte nirvana en dus kunnen wij dat ook, als we besluiten zijn pad te volgen. Als iemand wordt beschouwd als een wijze of een persoon die kennis van de waarheid bezit, dan worden zijn of haar voeten vereerd en buigen de mensen om ze aan te raken. De voeten vertegenwoordigen het pad naar de waarheid of kennis.

Zoals in vele oosterse religies is het accentueren van een verlicht wezen niet zozeer gebaseerd op historische juistheid, als wel op symbolische of mythologische betekenis. Voordat het boeddhisme zich verspreidde, waren er twee mogelijke bestemmingen: je kon afstand doen van de wereld, of gezinshoofd worden. Iemand die afstand deed, een *sadhu*, gaf zijn wereldlijke verantwoordelijkheden op om in eenzaamheid een spiritueel pad te volgen en te leven van de goedgunstigheid van vreemden. Een gezinshoofd voldeed aan zijn verplichtingen naar zijn gezin en zijn werk, en streefde tegelijkertijd een spiritueel leven na. Vaak deed een gezinshoofd in het Oosten aan het einde van zijn leven afstand van zijn wereldlijke verplichtingen.

Als ik door India reis, kijk ik altijd naar de gezichten van deze sadhu's, die vaak blootsvoets en gekleed in gescheurde oranje gewaden langs de kant van de weg lopen met hun metalen bakjes om uit te eten en te drinken aan hun zij. Ik probeer me dan voor te stellen wat ze hebben achtergelaten; hoe vaak ze aan hun vroegere leven en gezin zouden denken. De katholieke heilige Franciscus van Assisi, aan wie de Franciscaner orde van de katholieke kerk zijn naam heeft ontleend, deed op zijn persoonlijke pad van verlichting ook afstand van zijn zekere positie binnen een welvarend gezin. Maar voor een spirituele queeste is het natuurlijk niet noodzakelijk om afstand te doen van de wereld. Zoals je zult ontdekken, is het ook niet noodzakelijk om een boeddhist te worden.

Ter verduidelijking: de acht geledingen van yoga zijn de voorgangers van de boeddhistische Vier Nobele Waarheden en het Achtvoudige Pad, die een vergelijkbaar pad naar verlichting beschrijven (hindoes beschouwen de Boeddha als een incarnatie van de hindoeïstische god Vishnu, die zo het moment schiep waaruit het boeddhisme ontstond). Dit pad, de beoefening van yoga, schijnt voor het eerst te zijn genoemd in het beroemde epos de *Mahabharata*, en met name in de *Bhagavad Gita*. Er zijn vele manieren waarop yoga helderheid kan brengen. De vier belangrijkste paden van yoga zijn Karma Yoga, Bhakti Yoga, Jnana Yoga en Raja Yoga, die we

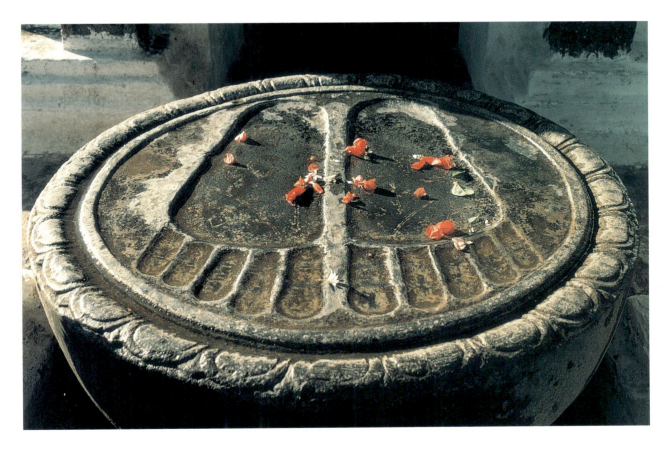

eerder kort hebben aangestipt. Om iedereen te kunnen aanspreken, sluiten ze elk aan bij een bepaald karakter of een bepaalde levenshouding. Net als de Vier Nobele Waarheden leiden ze echter allemaal naar hetzelfde doel: eenwording met atman (het individuele zelf), Brahman (universeel of hoogste zelf), of God.

Karma Yoga is de yoga van actie. Dit pad wordt over het algemeen gekozen door mensen met een extraverte aard. Het zuivert het hart doordat het je leert onbaatzuchtig te handelen, zonder te denken aan gewin of beloning. Door je los te maken van de vruchten van je daden en ze aan God te offeren, leer je het ego te sublimeren. Met Karma Yoga verbinden we ons met het leven door ons handelen, maar we verwachten niets en worden dus ook niet beïnvloed door het effect van ons handelen. Net als in Astanga zijn yama, niyama, asana en pranayama

HET ACHTVOUDIGE PAD

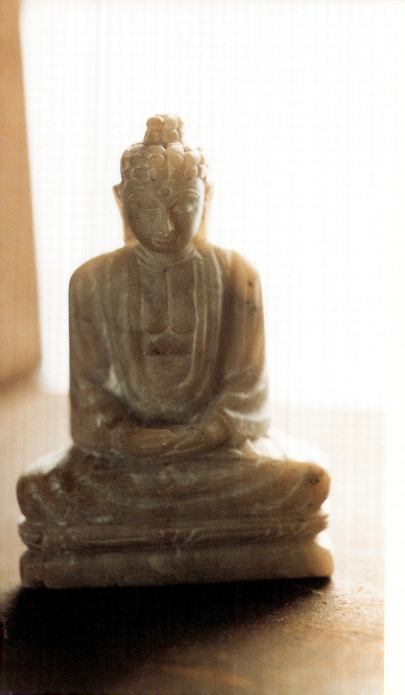

HET ONTWIKKELEN VAN WIJSHEID OF ONDERSCHEIDINGS-VERMOGEN

Helder begrip van de Vier Nobele Waarheden en de intentie dienovereenkomstig te handelen

STAP 1
DE JUISTE ZIENSWIJZE

De realisatie dat de ware natuur van de wereld zowel goed als kwaad omvat, en het inzicht dat er geen zelf is.

STAP 2
DE JUISTE INTENTIE

De realisatie dat de kwaliteit van het handelen wordt bepaald door de intentie; vandaar het verzaken van ongezonde en wereldse verlangens, slechte bedoelingen en al het kwaad tegen zichzelf en anderen.

HET ONTWIKKELEN VAN ETHISCH GEDRAG OF DEUGD:

Het disciplineren van de intenties en het gedrag

STAP 3
HET JUISTE SPREKEN

Zich onthouden van liegen, grof taalgebruik en loze praat.

STAP 4
HET JUISTE HANDELEN

Zich onthouden van doden, stelen en onwettige seksuele gemeenschap.

STAP 5
DE JUISTE LEEFWIJZE

Zich onthouden van praktijken waardoor andere levende wezens worden geschaad, zoals misleiding, bedrog, woeker, als soldaat dienen, jagen en het verkopen van wapens, drank, slaven of levende have.

HET ONTWIKKELEN VAN MEDITATIE OF CONCENTRATIE:

Het niets ontziend cultiveren van opmerkzaamheid leidt tot de juiste concentratie, die bestaat uit de dhyana's.

STAP 6
DE JUISTE INSPANNING

Het overwinnen van schadelijke en boosaardige gedachten en het behouden, cultiveren en voeden van een gezonde mentale toestand.

STAP 7
DE JUISTE AANDACHTIGHEID

Het richten van de aandacht op het lichaam, de gevoelens, bewustzijnsstaten en gedachten als onderdeel van het proces van het ontwikkelen van het gewaarzijn; het aandachtig observeren van de onbewuste activiteiten zoals de ademhaling en de beweging door middel van verschillende beoefeningen zoals Theravada.

STAP 8
DE JUISTE CONCENTRATIE

De beoefening van verschillende technieken, met name de vier dhyana's, om het bewustzijn te transcenderen.

essentiële onderdelen van Karma Yoga, zodat we met een gezond lichaam en een gezonde geest de devote handelingen kunnen verrichten.

Bhakti Yoga is het pad van devotie of goddelijke liefde. Dit pad spreekt met name mensen met een emotionele aard aan. De Bhakti-yogi wordt vooral gemotiveerd door de kracht van de liefde en beschouwt God als de belichaming van liefde. Door middel van gebed, aanbidding en ritueel geeft de beoefenaar zichzelf en al het handelen over aan God, waarmee de emoties worden gekanaliseerd of overgaan in onvoorwaardelijke liefde. Chanten oftewel het zingen van de lof of de namen van God is een wezenlijk onderdeel. In Bhakti Yoga is alles wat je doet en ziet goddelijke toewijding.

Jnana Yoga is het pad van kennis of wijsheid. Dit is het moeilijkste pad en het vereist enorme wilskracht en intelligentie. Vanuit de filosofie van de Vedanta gebruikt de Jnana-yogi haar geest om de eigen natuur ervan te onderzoeken. Jnana Yoga leidt de volgeling naar de ervaring van eenheid met God door op een directe manier de obstakels te verwijderen en de sluiers van onwetendheid weg te nemen. Jnana Yoga gaat ervan uit dat alle kennis zich in ons bevindt en dat we haar op deze wijze kunnen ontdekken. Dhyana toont de weg hiernaartoe en zowel dhyana als samadhi helpen lichaam, geest en intellect versmelten met de oceaan van het Zelf.

Raja Yoga is de wetenschap van fysieke en mentale beheersing. Raja betekent 'koning'. Dit pad wordt vaak de koninklijke weg genoemd, aangezien het alle acht geledingen (astanga) van yoga omvat en een allesomvattende methode biedt om de gedachtegolven te beheersen door onze mentale en fysieke energie in spirituele energie om te zetten. De acht geledingen leiden ook tot een absolute beheersing van de geest. De belangrijkste beoefening van Raja Yoga is meditatie, maar er worden ook andere methoden gebruikt om het lichaam, de energie en de zintuigen te leren beheersen, de geest de baas te worden en in contact te komen met de innerlijke koning.

Er zijn nog talrijke andere yogapaden, waaronder de twee meer bekende paden Mantra Yoga en Hatha Yoga, die we in een eerder hoofdstuk uitvoerig hebben besproken. Zoals je misschien al had geraden, is Hatha Yoga waarschijnlijk het meest wijdverspreide pad in het Westen, aangezien dit de yoga is met de fysieke houdingen (asana's). De Hatha-yogi gebruikt ook pranayama (adembeheersing), waar we later nog op in zullen gaan, evenals *yama's, niyama's, mudra's* en *bandha's* om beheersing te krijgen over het fysieke lichaam en de subtiele levensenergie (prana). Hatha Yoga gaat ervan uit dat wanneer lichaam en prana onder controle zijn, de meditatie soepel verloopt en het ontwaken hieruit voortvloeit. Omdat Hatha Yoga de fysieke beoefening is waarmee de meesten van ons bekend zijn (als we het over yoga'houdingen' hebben, hebben we het over Hatha Yoga) en aangezien dit het pad is dat we wellicht het eerst zullen verkennen in het yogacentrum in de buurt, is een groot deel van de informatie in dit boek afgestemd op de verschillende beoefeningen en toepassingen van dit meest toegankelijke yogapad.

Welk pad je ook kiest, onthoud dat yoga vooral gaat over jou en het feit dat je leeft. Het is een reis waarbij je op zoek gaat naar wie je bent en leert luisteren naar je lichaam.

Parivrtta Parsvakonasana
(geroteerde zijwaartse hoek)

Net als utthita parsvakonasana is deze houding een laterale hoekpositie. Het verschil tussen de twee houdingen is dat parivrtta parsvakonasana een geroteerde houding is

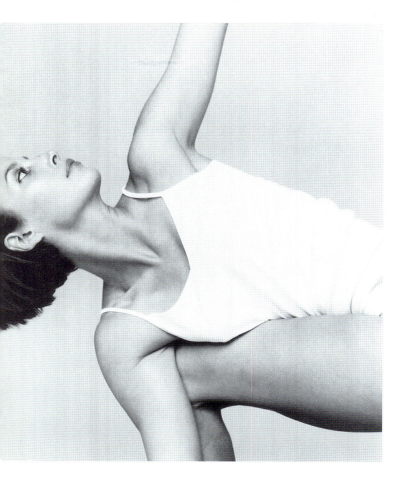

(*parivrtta* betekent 'geroteerd' of 'omgekeerd'). Deze houding is een meer intensieve vorm van de uitgestrekte laterale houding en heeft dus een groter effect. De hamstrings worden niet zo sterk gestrekt als in de geroteerde driehoek, maar de buikorganen worden meer samengetrokken en het effect op de spijsvertering is groter. Deze houding intensiveert de bloedcirculatie in deze organen en de ruggengraat en geeft dit gebied weer meer vitaliteit.

KARMA YOGA

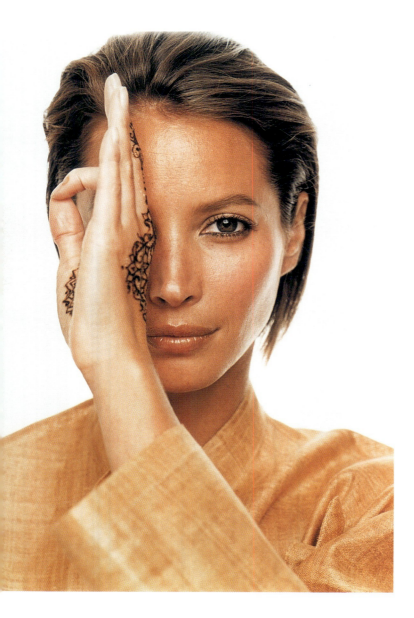

Elke relatie is energie. Het concept van sangha, bijvoorbeeld, betekent een groep mensen die samenwerken als broers en zussen, die samenwerken als spirituele vrienden... Om spirituele vrienden te kunnen zijn, moet je open zijn naar elkaar. Open zijn is niet afhankelijk zijn van anderen, wat hun openheid zou blokkeren. Met andere woorden, de sangha creëert geen claustrofobische situatie voor de betrokken personen. Als iemand valt, sta je zelf nog steeds op eigen benen; omdat je niet op de ander leunt, val je ook niet. Als de een valt, veroorzaakt dat geen kettingreactie waardoor ook de anderen vallen. Onafhankelijkheid is dus net zo belangrijk als samen zijn en een inspiratiebron voor elkaar zijn.
CHOGYAM TRUNGPA RINPOCHE

Het hele leven bestaat uit relatie, en wie we zijn, wordt bepaald door de manier waarop we ons verhouden tot mensen, dingen, ideeën en ons verleden.
JOHN MCAFEE

Het ontdekken van het delicate evenwicht tussen het creëren van betekenisvolle en duurzame relaties enerzijds en het behouden van onze onafhankelijkheid anderzijds, kan een van de grootste uitdagingen van het leven zijn. Het is enigszins vergelijkbaar met het streven naar evenwicht tussen vrede in ons en om ons heen. In feite is het misschien wel dezelfde uitdaging, of op z'n minst een uitdrukking van hetzelfde principe, die soms een onmogelijke opgave lijkt. Een van de doelen van yoga is de wereld te leren beschouwen vanuit gelijkmoedigheid.

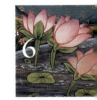

Doordat we het zelf beter begrijpen, zouden we ook 'de ander' beter kunnen begrijpen, net zoals een reis naar het buitenland ons een beter inzicht geeft in onze eigen leefwereld en ons ook leert waardering te hebben voor alles wat we zijn, ongeacht onze bestemming.

Door een bepaald aspect van het leven te veel aandacht te geven, lijken de andere aspecten vaak een stuk moeilijker te worden. John McAfee zegt in zijn boek *Into the Heart of Truth: The Spirit of Relational Yoga* dat 'al onze relaties, van de meest oppervlakkige tot de meest duurzame, zijn gebaseerd op genot of op angst... onze relaties leiden tot exploitatie, omdat ze een middel tot bevrediging zijn. Deze egocentrische basis voor een relatie is de oorzaak van onze eenzaamheid en ons isolement. Ware relatie is echter gebaseerd op verbondenheid en als er sprake is van exploitatie kan er geen verbondenheid zijn... onze relaties brengen scheiding in plaats van verbinding.'

De angst voor het onbekende, zowel in ons als om ons heen, kan ons ervan weerhouden de volheid te ervaren van wie we werkelijk zijn, evenals onze aangeboren verwantschap met de mensen om ons heen, waardoor het gevoel gescheiden te zijn van het Zelf wordt bestendigd. Deze gevoelens kunnen dan nog meer angst oproepen, wat alleen maar tot meer isolement, en meer angst, leidt dan we daarvoor al ervoeren. Het gevoel van afgescheidenheid kan alleen maar verdwijnen door spirituele eenwording, hetzij met God, hetzij met een ander. Onze relaties met anderen kunnen ons veel over onszelf leren. Ralph Waldo Emerson heeft ooit geschreven dat iedere ziel voor elke andere ziel een hemelse Venus is.

Ik heb altijd veel gehouden van de bijbeltekst 'Wat gij wilt dat u geschiedt, doe dat ook een ander'. Wat een geweldig instrument zouden we kunnen zijn voor ons eigen begrip van het Zelf, als we zouden leren een ander zo te behandelen als we zelf behandeld willen worden. Het is zo eenvoudig, en toch blijkbaar zo moeilijk in praktijk te brengen. Wat relaties betreft vraag ik me vaak af of we soms bewust ervoor kiezen de ander zo te behandelen als we zelf *niet* behandeld willen worden, om onszelf een bepaald gevoel van controle en bescherming te geven voor het geval de relatie niet zo loopt als we hadden gewild. Op die momenten projecteren we onze onzekerheid op de ander. De wereld is een spiegel die de werkelijkheid die we vaak in ons eigen hoofd creëren nabootst. Wat we om ons heen zien, is de objectivering van onze eigen subjectieve gedachten en aannamen. De meesten van ons hebben nog niet geleerd dat het onze eigen keuze is hoe we de dingen zien. De spiegel van de wereld kent geen eigen, objectieve werkelijkheid. In plaats daarvan weerspiegelt hij onze eigen onderbewuste werkelijkheid.

De wereld is zoals jij hem ziet

Tegenwoordig wordt er nogal gemakkelijk gebruikgemaakt van het woord *karma*. Karma is de wet van oorzaak en gevolg. Oorspronkelijk, in de vedische tijd, verwees karma naar het offerritueel. In eerste instantie offerden mensen iets van uitzonderlijke waarde aan de natuur, en later tot hun godheid, om hun dank te betuigen aan de hemel en in de hoop er enige goedheid en voorspoed voor terug te krijgen. Voor hen kon goedheid alles betekenen van een goede oogst tot overvloedige regen, of zelfs te worden gespaard van plagen. Goedheid kwam uiteindelijk te staan voor God-heid, maar dat gebeurde pas veel later. De oude gemeenschappen van die tijd en de vedische beschaving kwamen al snel tot de ontdekking dat hun handelingen van invloed waren en beseften dat hun kansen meestal beter werden als ze een offer hadden gebracht.

Mettertijd gingen de rituelen deze opvatting steeds meer ondersteunen, wat werd versterkt door de vele positieve resultaten, waarvan men indertijd geloofde dat men er zelf zeggenschap over had. Deze ontdekking leidde begrijpelijkerwijs tot een krachtig zelfvertrouwen en heeft zich sindsdien ontwikkeld tot de huidige organisatie van de wereldreligies. Tegenwoordig worden er nog steeds door mensen van verschillende culturele of etnische oorsprong allerlei rituelen uitgevoerd, die van generatie op generatie zijn overgeleverd, vaak zonder de juiste betekenis ervan te kennen, om zich ervan te verzekeren dat de toekomst hun goedheid zal brengen. Vele van deze religies zijn met name geïnteresseerd in het hiernamaals, terwijl andere meer de nadruk leggen op geluk in het hier en nu. Er zijn er echter maar weinig die deze twee vanuit gelijkmoedigheid beschouwen.

De meesten van ons hunkeren ernaar 'ergens bij te horen'. Vaak zoeken we het gezelschap van iemand op, alleen maar omdat we die verbinding willen voelen. In werkelijkheid zijn we in dit levensweb al met elkaar verbonden. Hoe komt het dan dat we zo vaak een ander nodig lijken te hebben om ons compleet te voelen? En als we eenmaal iemand hebben gevonden om ons leven mee te delen, dan kwetsen we elkaar, gewoon door aan ons eigen leven vast te houden. In het ideale geval zouden we de ander als een aanvulling op onszelf moeten zien – iemand die het beste in ons naar boven brengt en iemand die we een vergelijkbare wederdienst kunnen bewijzen. Het ene potentieel steekt het andere aan.

Ware spirituele liefde vereist openheid en vertrouwen in ieder stadium. Vanuit een dergelijk niveau van openheid beschikt iedereen over de benodigde vrijheid om zich onafhankelijk te ontwikkelen, zodat je uiteindelijk – samen – vanuit twee één kunt worden. Relaties die zijn gebaseerd op waarheid en liefde zullen prevaleren. Wanneer ergens een systeem ontstaat dat in gang wordt gezet, zal er altijd sprake zijn van een kringloop, hetzij negatief, hetzij positief. Als we ervoor kiezen om ons leven door eenwording met de ander te bestendigen, zijn we verplicht onze verbintenis met grote toewijding op ons te nemen.

Ik heb geleerd dat je eigen onafhankelijkheid alleen een verdienste is wanneer het je de tijd en de ruimte biedt om meer te geven en te ervaren. Anders is het een leeg bestaan. Aan de andere kant kan afhankelijkheid een hele prestatie zijn als ze gepaard gaat met volkomen gelijkmoedigheid, waarbij een gelijkwaardige spirituele uitwisseling kan plaatsvinden. Anders is het uiteindelijk voor alle partijen ondermijnend. Door je dit te realiseren, kun je alle problemen die je in een relatie tegenkomt vanuit een ander perspectief zien. Onszelf wijden aan de beoefening van het dienen van de ander, kan worden gezien als een offer in ruil voor de goedheid, of een investering met een oneindig rendement. Een dergelijk offer, in de vorm van een relatie, kan onze allerbelangrijkste bijdrage aan het universum zijn.

Vertrouw uzelf: elk hart trilt bij die ijzeren snaar.
RALPH WALDO EMERSON IN ZIJN BOEK OVER ONAFHANKELIJKHEID

Utthita Parsvakonasana

Parsva betekent 'zij' of 'flank' en *kona* is 'hoek'. Utthita parsvakonasana is een goede verlengende oefening en is niet alleen bevorderlijk voor de spierspanning (langs de

zijkant van de buik en het middel, door de benen naar beneden tot aan de enkels, en langs de arm omhoog), maar ook voor het ontwikkelen van uithoudingsvermogen, kracht, soepelheid, lichtheid en evenwicht. Deze oefening verlicht ook de pijn veroorzaakt door ischias en artrose en bevordert de spijsvertering.

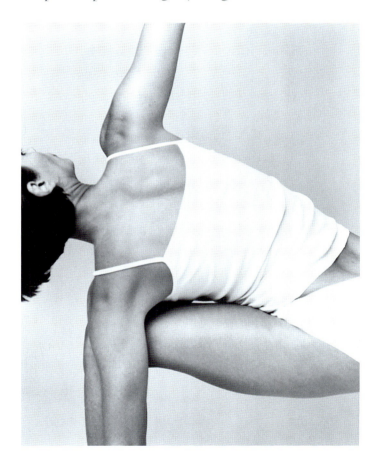

PRANAYAMA

(adembeheersing)

Pranayama is de verbindende schakel tussen het lichaam en de geest van de mens en de naaf in het wiel van yoga.
B.K.S. Iyengar

De adem is voor yoga net zo belangrijk als voor het leven zelf. In feite is pranayama een integraal onderdeel van elk yogapad, aangezien het ook een belangrijk aspect van de beheersing van de geest is. *Prana* betekent 'adem', 'ademhaling', 'levenskracht', 'vitaliteit', 'energie' of 'kracht', en *ayama* betekent 'strekking', 'uitbreiding', 'expansie', 'regulering', 'verlenging', 'beheersing' of 'controle'. In combinatie verwijzen ze naar de verlenging van de adem en de beheersing ervan. *Prana* verwijst meer specifiek naar de lucht en het leven zelf.

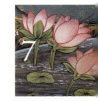

In vrijwel elke yogales die ik tot dusver heb gevolgd, herinnert de leraar haar studenten er voortdurend aan dat ze tijdens de beoefening moeten ademen. Het lijkt misschien raar, en zelfs onmogelijk dat je dat zou kunnen vergeten, maar de meeste mensen hebben in hun dagelijkse leven inderdaad vaak de neiging hun adem in te houden, zelfs zonder het te merken. Maar als onze adem statisch wordt, worden wij dat ook. En het is vaak uit bittere noodzaak dat we moeten zuchten of hijgen om het gewone ritme van onze adem weer te kunnen oppakken.

Een van de doelen van yoga is de vloeiende beweging van geest, lichaam en ziel. De adem is van nature vloeiend. We zijn allemaal bekend met wat de 'willekeurige ademhaling' wordt genoemd. Dit is wat we het grootste deel van de dag doen zonder er echt bij stil te staan. Juist of aandachtig ademen kan op het eerste gezicht gemakkelijk lijken, maar als je je aandacht op je adem gaat richten, realiseer je je al snel dat het lastiger is dan je dacht. Pranayama is een ingewikkeld geheel van ademtechnieken en oefeningen die het vermogen bezitten niet alleen de fysieke, fysiologische en neurale energie te beïnvloeden, maar ook ons psychologisch functioneren en onze hersenactiviteiten, zoals het geheugen en de creativiteit. De beoefening van pranayama leidt tot een standvastige geest en versterkt eveneens de wilskracht.

Om volledig te kunnen profiteren van de voordelen van de pranayamaoefeningen, is, net als bij sommige andere aspecten van yoga, de begeleiding van een ervaren leraar en een regelmatige en serieuze beoefening vaak een vereiste. Iyengar zou hieraan toevoegen dat het niet zomaar een leraar moet zijn, maar een meester in de beoefening van het bewust verlengen van de inademing, oftewel *puraka*, het vasthouden van de adem, oftewel *kumbhaka*, en de uitademing, oftewel *rechaka*. In *Light on Pranayama*, zijn uitvoerige verhandeling over dit onderwerp, zegt Iyengar dat 'inademen de handeling is waarmee de oerenergie in de vorm van adem wordt ontvangen, en het vasthouden ervoor zorgt dat die energie kan worden opgenomen.' En: 'In het uitademen worden alle gedachten met de adem losgelaten. Dan, wanneer de longen leeg zijn, wordt de individuele energie, "ik", overgeleverd aan de oerenergie, Atman.'

Er zijn een paar pranayama-oefeningen die samenhangen en ook vaak samen worden gebruikt met asana's, evenals verschillende

> *Deze discipline richt zich niet alleen op een goede gezondheid, een evenwicht in de fysieke en vitale energie, maar eveneens op het zuiveren van het totale zenuwstelsel, zodat het beter in staat is te reageren op de wil van de yogi om de zintuiglijke impulsen te beheersen, en de geestkracht subtieler en gevoeliger te maken voor de roep van de evolutionaire impuls, de hogere goddelijke natuur van de mens.*
> B.K.S. IYENGAR, LIGHT ON PRANAYAMA

soorten meditatie, die ik kort zal toelichten. Het zijn *ujjayi*, oftewel de 'adem van de overwinning', *kapalabhati*, oftewel de 'vuuradem', en *nadi shodhana*, oftewel de ademhaling afwisselend door een van de twee neusgaten. Hoewel Iyengar van mening is dat pranayama met zorg en los van asana's onderwezen moet worden, zijn de twee in Astanga Vinyasa Yoga van Pattabhi Jois onlosmakelijk met elkaar verbonden. Iyengar zegt dat voor de beoefening van pranayama eerst de asana's volmaakt moeten zijn en dat studenten die dat stadium nog niet hebben bereikt nog helemaal geen pranayama moeten beoefenen. Hij zegt ook dat als de asana's eenmaal goed worden uitgevoerd, pranayama vanzelf ontstaat. In Astanga krijgt ujjayi-ademhaling bij de beoefening zozeer de nadruk, dat je als nieuwkomer in een Astanga-yogales kunt worden afgeschrikt of overweldigd door de geluiden van de zwaar ademende mensen om je heen. Al deze geluiden helpen je echter wel bij je eigen ujjayi-ademhaling, die een ondersteuning is voor de beweging van vinyasa (de serie houdingen). Als je in je eentje oefent, is het een soort innerlijke metronoom, die het lichaam de lengte of de duur van een houding aangeeft.

In Astanga Yoga wordt ujjayi-ademhaling ook gebruikt om prana te verrijken. Door je bij de asana's te concentreren op ujjayi-ademhaling, wordt de energie door het lichaam geleid als ondersteuning bij de moeilijke houdingen. Als je adem je kan ondersteunen en overeind houden in een hoofdstand of evenwichtshouding, dan kun je je voorstellen hoe ondersteunend hij kan zijn in moeilijke emotionele situaties. In vinyasa wordt elke houding een aantal ademhalingen aangehouden en corresponderen de inademingen en uitademingen met de bewegingen van een houding, ook het omhoogkomen in een andere houding. De adem en de blik, oftewel *drishti*, hebben ook een bepaald doel in de asana's. In elke oneven vinyasa moet de blik bijvoorbeeld worden gefocust tussen de wenkbrauwen en moet *puraka* (de inademing) worden gedaan. In elke even vinyasa is de blik op het puntje van de neus gericht en moet *rechaka* (de uitademing) worden gedaan.

Het woord en de beoefening van ujjayi verwijzen naar de opgaande beweging van prana. De drie kenmerken van ujjayi zijn het zeer aparte geluid, de gelijkmatige ademstroom en de golfbeweging die in het diafragma ontstaat. Het leren maken van het geluid van ujjayi is het lastigste en belangrijkste kenmerk van de juiste techniek van deze pranayama. Als je ermee wilt oefenen, zorg dan dat je gemakkelijk zit en adem door beide neusgaten in, terwijl je de achterkant van je keel of stemspleet gedeeltelijk gesloten houdt. Hierdoor ontstaat een zacht snurkend geluid. Het geluid moet gelijkmatig zijn en de hele uitademing aanhouden. Het is belangrijk om te onthouden dat er altijd door beide neusgaten en met de mond dicht wordt geademd. Het geluid moet zowel bij de in- als de uitademing hoorbaar zijn. Ik heb het wel eens horen beschrijven alsof je niet door je neusgaten, maar door je keel ademt. Tijdens het ademen moet de hoeveelheid lucht steeds gelijk blijven, zowel bij de in- als de uitademing.

Als je zover bent dat je met je ujjayi gelijkmatig kunt ademen, kun je gaan oefenen met de golfbeweging erbij. Denk aan een schommelbeweging en laat eerst je borstkas zich met lucht vullen, terwijl je je navel naar binnen trekt. Vervolgens laat je de inademing langzaam naar beneden gaan, totdat als laatste ook je onderbuik zich heeft gevuld. Bij je uitademing probeer je eerst je onderbuik samen te drukken door je navel omhoog en naar achter, in de richting van je ruggengraat, naar binnen te trekken. Laat de uitademing langzaam omhooggaan totdat ook het bovenste deel van je borst is bereikt.

Een andere pranayama-oefening die veel wordt gebruikt bij asana's is kapalabhati. Ik heb er veel aan gehad in houdingen als *matsyasana*, de vis, of *purvottanasana*, de intensieve ooststrekking. In Kundalini wordt kapalabhati of de 'vuuradem' bij veel houdingen gebruikt. Men zegt dat deze krachtige ademhalingstechniek de kundalini shakti-energie doet ontwaken die aan de basis van de ruggengraat ligt te sluimeren, waarna ze langs de ruggengraat omhooggaat naar de kroon van het hoofd, het *sahasrara chakra*, wat letterlijk vertaald 'schedel verlichtend' betekent.

Een andere functie van de adem is, dat hij als een middel dient om de geest bij de meditatie te focussen. Zoals we zullen zien in het volgende hoofdstuk, is het een goede oefening om je te concentreren op je adem, met name wanneer je probeert een vloeiende, doorgaande adembeweging te creëren tussen in- en uitademing, zoals in de eerder genoemde Astanga Vinyasa Yoga-asanabeoefening. Het concentreren op je adem is niet alleen zeer rustgevend, maar heeft ook een ongelooflijk verjongend effect op de ziel.

Vaak begint een yoga- of meditatieles met de nadi shodhana-pranayamaoefening. Hierbij houd je je rechterhand in een bepaalde *mudra* (handgebaar), sluit je afwisselend je neusgaten af en laat je ze weer los zodra je longen zich helemaal met lucht hebben gevuld. Je zit hierbij in een gemakkelijke houding, zoals de lotushouding. Door de toegenomen circulatie maakt deze beoefening de geest helder en het lichaam wakker, als voorbereiding op de asana's. Er zijn allerlei boeken over dit onderwerp, het meeste aanzien geniet *Light on Pranayama* van Iyengar.

Bharadvajasana

Deze houding is een asymmetrische draaiing in zithouding die het hele systeem van nieuwe energie voorziet. Bharadvajasana strekt en versterkt de ruggengraat en de

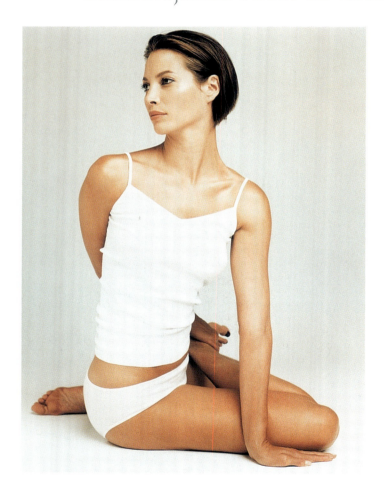

schouders, evenals de heupen. Deze houding geeft de beoefenaar niet alleen een onmiddellijk gevoel van ontspanning, maar stimuleert ook de ingewanden, helpt stress verminderen en verlicht de stijfheid die gepaard gaat met ischias, artritis en rugpijn. Bharadvajasana heeft ook een gunstig effect op het zenuwstelsel.

Gomukhasana
(de koeienkop)

In het Sanskrit betekent *Go* 'koe' en *mukha* 'gelaat'. Met een grote dosis verbeeldingskracht zou deze houding lijken op een koeienkop. Als een heilig dier in India en als

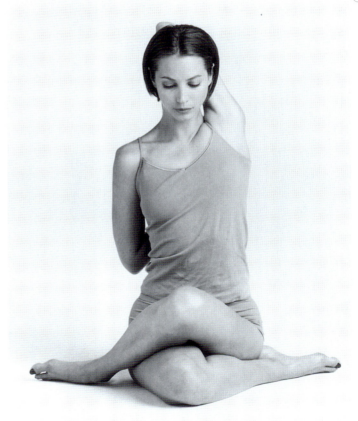

dier dat ons, met name in het Westen, van een grote hoeveelheid voedsel voorziet, vertegenwoordigt de koe een voedende bron van Goddelijke wijsheid en is ze tegelijkertijd een symbool van het moederschap. De beoefenaar van gomukhasana is de ontvanger van die voeding. Deze houding brengt de rechter- en de linkerhersenhelft in evenwicht. En zoals we bij het mediteren kunnen ervaren, kunnen een diepe ademhaling en het openen van het hart ons springlevend doen voelen. Gomukhasana opent de schouders en de borstkas en verdiept zodoende de adem. In emotioneel opzicht verdwijnt zwaarmoedigheid, activeert de bloedtoevoer naar het hart het hartchakra en komt er op subtiele wijze energie vrij.

DE ADEM

Zolang de adem zich in het lichaam bevindt, is er leven.
Wanneer de adem verdwijnt, verdwijnt ook het leven.
Reguleer dus je adem.
Hatha Yoga Pradipika

Bij ieder van ons begint het leven met onze eerste ademteug en eindigt het met onze laatste. Deze activiteit, die veel mensen onbewust verrichten, is verantwoordelijk voor het instandhouden van onze vitale energie, en dus van ons leven. Sinds ik in 1997 mijn vader heb verloren aan longkanker ben ik veel aandacht aan mijn adem gaan besteden. Hij was meer dan vijftig jaar een zware roker geweest. Toen er kanker bij hem werd geconstateerd, verraste dat me niet, maar net zo min als hij wist ik op het moment dat het onvermijdelijke zich aandiende waartoe dit alles zou leiden.

Als kind kreeg ik longontsteking, wat waarschijnlijk het moment is geweest waarop ik het contact verloor met de essentiële adem, de ongeconditioneerde of willekeurige ademhaling die we als kind hebben. Ook een van mijn grootouders stierf aan longkanker toen ik vier was, wat een diepe indruk op me maakte. Ik herinner me nog zijn broze gestalte in het bed, omgeven door beademingsapparatuur in de kleine, lichte ziekenhuiskamer in het zuiden van Californië, waar de Salvadoraanse familie van mijn moeder aan het einde van de jaren veertig van de vorige eeuw naartoe was geëmigreerd.

Net als mijn vader begon ik al op jonge leeftijd te roken. Met dertien jaar, om precies te zijn; lang voordat mijn longen volledig ontwikkeld waren. Een aantal jaren later kreeg mijn vader een hartaanval toen hij aan het joggen was in het park. Hij had zelf vanuit een telefooncel de ambulance gebeld. Toen mijn moeder onverwacht midden op de dag op school verscheen, wist ik dat er iets vreselijks was gebeurd. Ik zie nog voor me hoe mijn vader, die 1,90 meter was, in het ziekenhuisbed lag en er voor het eerst in zijn leven breekbaar uitzag. Het is vreemd hoe ziekenhuizen hun patiënten altijd kleiner doen lijken. Net als Alice in Wonderland voel je je veel te groot wanneer je je over een ziekbed buigt of tegen een muur staat aangeleund, in een poging niemand voor de voeten te lopen.

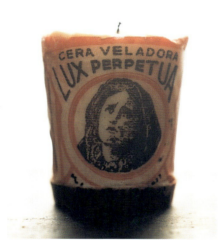

Bijna vijftien jaar later bevonden mijn familie en ik ons in een vergelijkbare situatie. Na de hartaanval waren we van Miami, waar we eerst woonden, weer teruggegaan naar het noorden van Californië. Vanwege zijn gezondheid, die nauwlettend in de gaten werd gehouden door de *Federal Aviation Administration*, had mijn vader niet direct weer aan het werk gekund als vlieginstructeur bij Pan American, en zodoende wilde hij dichter bij zijn familie zijn. Hij was een tijdje gestopt met roken, maar gaf uiteindelijk toch weer toe aan zijn levenslange verslaving, omdat dat voor hem natuurlijker aanvoelde dan stoppen. Hij droeg altijd een flesje harttabletten bij zich en rookte stiekem als hij alleen was.

De kanker was niet zo plotseling gekomen als

die eerste waarschuwing. De symptomen slopen er langzaam in. Zijn hoest was al bij hem gaan horen, maar op een gegeven moment ging hij bloed hoesten. Hij voelde zich helemaal niet meer goed en kreeg vreselijke pijn in zijn rug. In één keer werd het patriarchaat waarin mijn vader de beslissingen nam een collectief gebeuren en werden alle beslissingen op basis van meerderheid genomen. Eindelijk bevond ik me in de positie dat ik mijn vader, en mezelf, kon laten zien wat ik voor hem voelde.

Mijn eigen verslaving had ik al bijna drie jaar eerder overwonnen en ik kon weinig begrip opbrengen voor zijn bewuste besluit zijn lever te blijven ondermijnen door het roken. Natuurlijk, ik had er ook mee geworsteld, maar uiteindelijk was ik ermee gestopt, dankzij *zijn* aanmoediging. Al met al was het toch een kwestie van wilskracht. Had ik geluk gehad of was ik gewoon verstandig? Ik weet het niet. Ik weet alleen dat ik mijn zinnen op iets had gezet en dat ik mijn doel uiteindelijk bereikte. Maar zijn stoppen was ook onderdeel van dat doel. Ik wilde niet alleen mezelf redden. Toen ik werd geconfronteerd met zijn lijden, kon ik zoveel voor hem doen, maar ik wilde meer. Vooral omdat het mijn vader was.

Toen ik in mijn tweede jaar van de universiteit zat en net in mijn nieuwe huis was getrokken, ging mijn vader opeens hard achteruit. Dat jaar werd ik achtentwintig en toen ik met Thanksgiving naar huis ging, was zijn situatie veel slechter dan de vorige Thanksgiving die we met het gezin in New York hadden gevierd. Hij besloot al snel tot een kijkoperatie en dus gingen we half januari met ons allen naar Minnesota om hem bij te staan – twee gezinnen waarvan hij de spil was. Zijn vijf kinderen, twee uit zijn eerste huwelijk en wij drieën en onze moeder, stonden rond zijn bed terwijl hij langzaam bijkwam van de behandeling. Ik was alleen van de oostkust naar de rest van de familie gereisd en toen ik aankwam zakte hij alweer weg. 'Christy! Je bent er', zei hij, terwijl zijn ogen wegdraaiden en de verpleegsters hem weer de operatiekamer inreden.

Kort na de operatie hoorden we dat ze inderdaad hadden ontdekt wat ze al vermoedden. De kanker zat zowel in de lymfeknopen als in beide longen. Transfusies of transplantaties zijn geen optie voor iemand die heeft besloten zijn hele leven te blijven roken, nog afgezien van zijn leeftijd (net drieënzestig). Toen hij later op die dag eindelijk ontwaakte, ging hij er – in zijn onwetendheid of hoopvolle verwachting – vanuit dat hetgeen ze hadden aangetroffen met succes was verwijderd. Daar stonden we, vertwijfeld, en vertelden hem om de beurt dat zijn long niet was weggenomen en inderdaad, dat hij nog steeds kanker had. De mogelijkheden die hij had waren duidelijk, maar minimaal. Als hij in de Mayo-kliniek zou blijven, zou hij een gecombineerde behandeling met zowel chemotherapie als bestraling krijgen. We vonden echter allemaal dat hij zijn behandeling thuis in San Francisco moest krijgen, en hoopten er maar het beste van.

Ik kon mijn rooster zodanig wijzigen dat ik wekelijks naar San Francisco kon reizen om hem te verrassen en zijn hand kon vasthouden tijdens zijn eerste behandelingen met chemotherapie. Volgens de boeken was de prognose dat hij maximaal nog vijf jaar te leven had en we gingen er allemaal stilletjes, en optimistisch, vanuit dat we hiermee rekening moesten houden. Dit was een beslissende periode, die ieder van ons op zijn eigen manier verwerkte. Ik herinner me een gesprek met een van mijn zussen, die toen zwanger was, waarin ik haar zei dat ze positiever moest denken, omdat ik er heilig in geloofde dat onze gemoedstoestand die van hem kon opkrikken of naar beneden halen, en dus van invloed was op het verloop van zijn ziekte. De behandeling van zijn ziekte veroorzaakte uiteindelijk weer andere gebreken in zijn systeem en weldra moest hij naar de afdeling voor kankerpatiënten van een katholiek ziekenhuis in San Francisco waar hij zijn laatste dagen zou doorbrengen.

In die tijd was een hospice een te angstig idee voor ons en zijn pijn te groot om het er openlijk met elkaar over te hebben. Ik had hem gelukkig die laatste week nog bezocht en was goed genoeg op de hoogte van zijn situatie om te weten dat het weer veel slechter ging. Hij kon niet meer staan of nog veel dingen zelf doen, zodat mijn moeder en ik zijn eten maakten en hem naar de talrijke, laatste afspraken brachten. Aan de gezichten van de verschillende verzorgenden kun je altijd aflezen wanneer de laatste hoop is vervlogen. Een vriendelijke verpleegster leerde me een laatste trucje om een verzwakte reus zonodig te kunnen dragen: 'Snijd een vuilniszak open en laat de zieke erop plaatsnemen, zo kun je hem eventueel door de gang of de kamer slepen.' Die dag was de enige dag dat ik er gebruik van maakte, maar ik ben die vriendelijke vrouw voor eeuwig dankbaar dat ze begreep hoe mijn vader eraan toe was. Ik ging weer terug naar New York en beloofde binnen een paar dagen terug te zijn.

Toen ik terugkwam, hadden ze hem verhuisd van de geïmproviseerde kamer thuis naar de afdeling voor kankerpatiënten van het ziekenhuis in San Francisco. Ik had meteen gewaarschuwd moeten zijn door de grootte van de kamer. Hij had een grote hoekkamer gekregen met een schitterend uitzicht op de stad. Ik kwam van het vliegveld en vlak voordat hij naar zijn laatste bestraling ging, zag hij dat ik er was. Hij zei: 'Christy, je bent er', en doezelde weer weg. De medicatie die hij had om de pijn te bestrijden was zo zwaar, dat hij vlak nadat hij mij zag in een diep coma zakte, waar hij niet meer uit is gekomen.

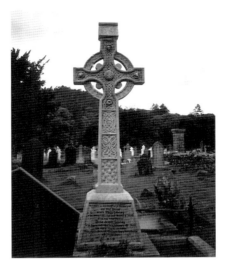

Mijn moeder en ik waren met ons tweeën toen we de beslissing moesten nemen om hem al dan niet te reanimeren. Beslissingen nemen over je eigen leven is al moeilijk genoeg; over dat van een ander, iemand met vijf kinderen en een echtgenote, is een onmogelijke opgave. Vlak voor vaderdag werden we allemaal bij elkaar geroepen. De ruime kamer zat helemaal vol; de patriarch in het midden en zijn kinderen in een wake om hem heen geschaard. Onze vader was nooit erg religieus geweest, maar toch lag hij hier, in een katholiek ziekenhuis, waar we voor onze eigen gemoedsrust vroegen de laatste sacramenten toe te dienen, en stonden te bidden boven zijn grote, bleke lichaam, dat er meer uitzag als een zuigeling dan een stervende. Hij ademde nog maar met moeite. De verpleegsters brachten van tijd tot tijd een zuurstofmasker aan en verhoogden ook regelmatig de hoeveelheid morfine om het ademen te vergemakkelijken. Terwijl ik getuige was van zijn onbewuste strijd, besefte ik opeens heel duidelijk hoe waardevol onze ademhaling is.

De verslaving waar we beiden ons heil in hadden gezocht, won het uiteindelijk en benam hem zijn laatste adem. Op de ochtend van 7 juni 1997 werd ik voor de laatste keer in de kamer geroepen om getuige te zijn van de laatste adem van mijn vader. Ik had dagen achtereen staan kijken naar het ritme van zijn ademhaling, totdat hij uiteindelijk zijn laatste adem uitblies.

Iets meer dan een maand daarna was ik op bezoek bij mijn zwangere zus, toen de bevalling van haar tweede kind, Cameron, begon. Ik reed haar naar het ziekenhuis en bleef bij haar totdat haar echtgenoot kwam. Ze hadden me gevraagd bij de geboorte aanwezig te zijn, aangezien dat niet was gelukt bij de geboorte van haar zoon, waarbij de weeën moesten worden opgewekt. Toen we bij het ziekenhuis aankwamen had ze al een ontsluiting van acht centimeter. Ze had gevraagd om een epidurale verdoving en was daarin onvermurwbaar. In een poging haar zich te laten ontspannen en haar af te leiden, las ik voor uit het boek *What to expect when you're expecting* en moedigde ik haar aan om diep in pijn van de weeën te blijven ademen. Nog geen uur later verscheen er een klein hoofdje tussen de benen van mijn zus. Het zag er zo nietig uit in de handen van de arts. Toen de schoudertjes er ook uit waren, openden ze zich onmiddellijk als twee vleugeltjes en toen was ze er opeens helemaal uit en los van het lichaam van mijn zus. Haar stemgeluid was ook nietig, het klonk meer als het knorren van een welpje dan een kind. Er zat wat vocht in haar longen dat eruit gezogen moest worden. De artsen namen haar mee en terwijl Cameron, haar vader en mijn moeder de kamer uit waren, zat ik bij mijn huilende zus. Samen hadden we de laatste adem van onze vader meegemaakt; en samen waren we getuige geweest van de eerste adem van haar dochter. Het wonder van het leven ging niet ongemerkt aan ons voorbij, en het wonder van de adem evenmin.

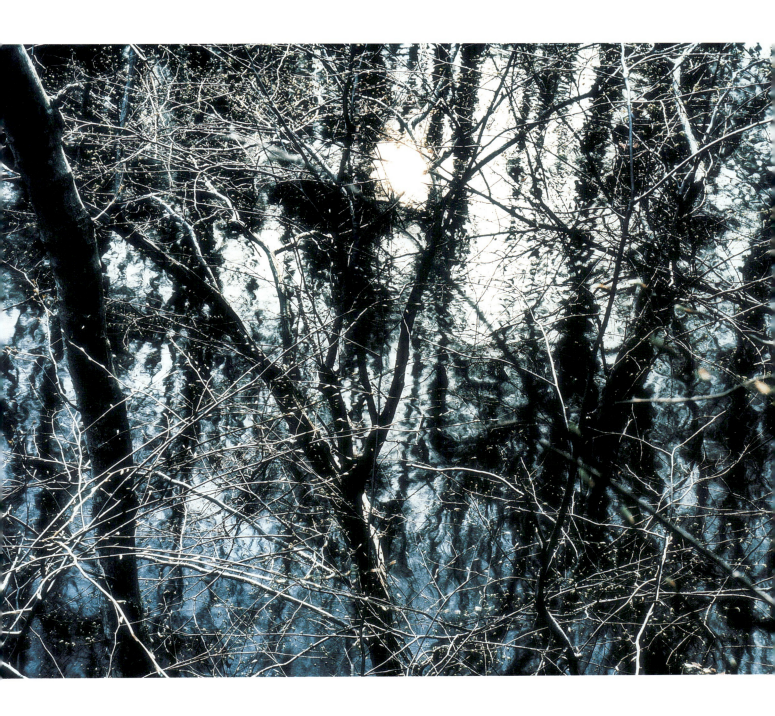

DHYANA

(meditatie)

*Meditatie is een manier om de mentale warboel
die zich rond het onderbewuste bevindt op te ruimen.
En wanneer onze geest schoon is, kunnen we de vreugde
van onze eigen ziel zien en beleven.*
GURMUKH

De soefi's (islamitische mystici) zeggen: 'Kennis zonder spirituele beoefening is als een boom die geen vruchten draagt.' Een meditatiebeoefening biedt de yogabeoefenaar de mogelijkheid meer volledig in het nu te leven, met bewustzijn en in vrede. Er zijn net zoveel verschillende vormen van meditatiebeoefening als er religieuze tradities zijn waarin ze worden onderwezen. Veel mensen denken nog steeds dat meditatie alleen een mentaal gebeuren is. Of misschien moet je onmiddellijk denken aan chanten en mantra's reciteren, en zie je monniken in gewaden op een

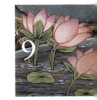

berg voor je. In feite is meditatie een verzamelnaam voor diverse technieken en activiteiten waarbij we onze geest en ons bewustzijn voor iets inzetten.

Zoals we zien, leiden er vele wegen naar Rome. Daarom worden de onderliggende principes van de houding van meditatie universeel toegepast – of je nu de aandachtigheid van Theravada beoefent, de contemplatie van het christendom, of de mystiek van het hindoeïsme, meditatie en de houdingen zijn er voor alle zoekers op het pad.

Meditatie kan zelfs al deze richtingen omvatten, en doet dat ook. En de aanzet tot meditatie kan zelfs worden gegeven door eenvoudig een comfortabele zithouding aan te nemen. Dit gebaar, of deze houding, vormt letterlijk de basis waarop het gefocuste zelfonderzoek van meditatie uiteindelijk rust en drijft. Meditatie, of *dhyana*, is de twee na laatste geleding van Raja Yoga. De essentie van meditatie is hier het beste uit te leggen aan de hand van de *Yoga Sutra's* van Patanjali: 'Yoga bestaat uit het doelbewust stilleggen van de wervelingen van de geest.' Of:

> *We kunnen de geest vergelijken met het oppervlak van een meer dat door de wind wordt gerimpeld. Het doel van yoga is dan het doen luwen van de wind, waardoor het water weer tot rust kan komen. Wanneer de wind waait, verstoren de golven de weerspiegeling op het water en is er alleen nog maar een onsamenhangend beeld te zien. Wanneer het water kalm is, worden de wolken en de hemel in hun geheel duidelijk weerspiegeld en is het water tot op grote diepte doorzichtig en helder.*
>
> JANE HOPE, *THE SECRET LANGUAGE OF THE SOUL*

Franciscus van Assisi onderwees als het doel van meditatie (in de vormloze meditatietraditie van het christelijke mysticisme) 'de liefdevolle, eenvoudige en blijvende opmerkzaamheid van de geest voor het goddelijke'. Sommige christelijke mystici, zoals Johannes van het Kruis, gebruikten meditatie ook als het pad naar de eenwording met de aanwezigheid van God. Om de ziel te kunnen bevrijden, was het nodig dat de mysticus 'zichzelf bevrijdde van de belemmering en de last van denkbeelden en gedachten'.

Met zijn wortels in de modder verheft de lotusbloem zich door het modderige water naar het oppervlak om daar zijn schoonheid te onthullen. Daarom is de bloem ook het symbool voor de verheffing van de ziel vanuit verwarring en egoïsme naar verlichting. De volledig geopende bloem wordt vaak geassocieerd met de Boeddha (omdat hij in de lotushouding onder de bodhiboom zat te mediteren), maar is als icoon bekend uit het oude Egypte tot en met de Chinese filosofie. De lotus wordt verschillende tegengestelde betekenissen toegeschreven: geboorte en dood, mannelijk en vrouwelijk, en verleden, heden en toekomst.

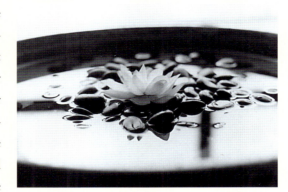

Vanuit dit licht bezien, biedt meditatie de ruimte om de aandacht steeds opnieuw terug te brengen naar de eenvoudige, maar diepzinnige werkelijkheid van het bestaan. Meditatie kan ons verlichting bieden van de voortdurende stroom van gedachten en ons drukke bestaan, en de geest de ruimte geven om volledig in het nu te zijn en een diep geluk te vinden in de wereld van alledag.

Er bestaan evenveel soorten meditatie als er yogalessen zijn, zo niet meer. Hoewel de houding een belangrijk aspect van meditatie is, is ze niet het hoofddoel. Meditatie is tenslotte het verstillen van de geest en je beschikt niet altijd over de volmaakte omgeving of de soepelheid die in het begin nodig is om deze houding te kunnen gebruiken. Om meditatie en het onschatbare nut ervan beter te begrijpen, wenden we ons tot een van de grootste 'meditatoren' die ooit hebben bestaan: Siddhartha Gautama, de Boeddha, oftewel 'de Ontwaakte', die gedurende zeven dagen ononderbroken mediteerde onder de bodhi-boom, totdat hij uiteindelijk de inzichten kreeg waarnaar hij zo lang op zoek was geweest. De waarheid die hij realiseerde werd de Vier Nobele Waarheden en door zijn onderricht ontstonden er verschillende soorten meditatie. Tegenwoordig heeft de meditatietraditie zich verder ontwikkeld en opgesplitst in een heel scala van scholen en benaderingen.

Alleen al binnen het Tibetaans boeddhisme bestaat er een groot aantal meditatietechnieken. Zo is er de beschouwing van de dood, mandalameditatie (ook wel *yantra*-meditatie genoemd in het hindoeïsme) en *dzogchen*, wat letterlijk 'grote contemplatie' betekent. Bij de beoefening van boeddhistische meditatie richt je je op het denkbeeld dat in ieder van ons zich een Boeddha bevindt, de boeddhanatuur, en dat concentratie en het stellen van vragen wezenlijke processen zijn. Veel mensen die op de Tibetaans boeddhistische manier mediteren – en zelfs degenen die dat niet doen – kiezen een bepaald punt van aandacht, zowel zintuiglijk als niet zintuiglijk, om hun bewustzijn te vergroten en 'dieper te gaan'.

Hoewel het voor de meesten van ons misschien wat macaber lijkt, kun je door te mediteren op de dood een bepaalde helderheid en inzicht in het leven bereiken. De meeste mensen dragen onbewust een grote hoeveelheid angst voor de dood met zich mee en laten deze angst doorspelen in hun leven. Door op de dood te mediteren, op de onontkoombaarheid en tegelijkertijd de onzekerheid ervan, kun je in dit leven een bewustwording ervaren doordat je je gaat realiseren hoe kostbaar ieder moment, ieder mentaal proces en iedere ademhaling in werkelijkheid is. Een goede ingang om dit thema te onderzoeken is het Tibetaanse dodenboek, dat geheel aan dit onderwerp van sterven en dood is gewijd.

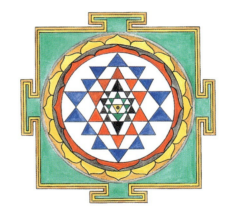

Soms kan een zintuiglijk hulpmiddel het gemakkelijker maken om onze aandacht bij de meditatie naar binnen te richten. Een visualisatie kan een waardevol instrument zijn. Een mandala helpt de aandacht te focussen en bestaat meestal uit de artistieke en zorgvuldige weergave van een ingewikkeld symbool dat is gebaseerd op de heilige geometrische vormen van de kosmos en de religieuze tradities. Het doel van de mandalameditatie is over het algemeen dat de beoefenaar één wordt met de godheid of godheden die door het beeld worden vertegenwoordigd en vervolgens met het symbolische zaad van het universum (de *bindu*). Onthoud echter dat je geen authentieke Tibetaanse boeddhist hoeft te zijn om dit soort meditatie te gaan verkennen.

Een andere school van boeddhistische meditatie is Theravada-meditatie, met als bekende en veel gebruikte methode de *vipassana*, oftewel inzichtmeditatie. In vipassana ligt de nadruk op bewustzijn en helder zien. De beoefenaar richt zijn aandacht op de vergankelijke en voortdurend veranderende werkelijkheid van een object of een gedachte. Het doel van vipassana is zozeer vertrouwd te raken met de gedachte van vergankelijkheid, dat je vanzelf het punt bereikt dat je je niet meer vasthoudt aan de illusie van de onvergankelijkheid van de dingen, van het lichaam (dat ook vergankelijk is en voortdurend verandert), of van het zelf (in tegenstelling tot het Zelf). Als we dit punt eenmaal bereikt hebben, zo onderwees de Boeddha, kunnen we ons dagelijks leven gaan leiden vanuit aandachtigheid en dankbaarheid, en is niets meer vanzelfsprekend.

Een methode die meer specifiek bij vipassana hoort, is *shamatha-vipashyana*-meditatie, oftewel 'rust-inzicht'-meditatie, die bestaat uit een zittende basismeditatie in combinatie met de beoefening van *tonglen* en *lojong*. Het gaat hierbij om een proces met de bedoeling het hart te openen en meer compassie in je leven te brengen. Een van de twee wezenlijke onderdelen van dit streven is de lojong — het onderricht dat behoort bij de Mahayanaschool van het boeddhisme. Aangezien de Mahayanaschool het idee van individuele bevrijding verwerpt en het bodhisattva-ideaal aanhangt — oftewel een open hart en de toewijding om sociale waarden te belichamen en anderen te helpen op hun pad naar verlichting — wordt in dit onderricht de nadruk gelegd op compassie met alle dingen. De vertaling van *lojong* is 'training van de geest'. Bij lojong wordt gewerkt met eenvoudige uitspraken, die onze compassie doen ontwaken. Tonglen, het andere deel, is een meditatietechniek die ons helpt in contact te komen met het volledige potentieel van ons hart.

Het uitgangspunt van tonglen is innemen en uitzenden. Het gaat over het inademen van het lijden, negativiteit of iets anders onwenselijks, zich er volledig aan overgeven en er contact mee maken vanuit de openheid van het hart; en het uitademen van het tegenovergestelde, waarbij je de ervaring groter dan jezelf laat worden. Onder het inademen van de negativiteit en de pijn concentreer je je op je openheid en nederigheid, zodat je de dingen die je niet in je leven wilt toch kunt toelaten. Je concentreert je op de kleur ervan en hoe het voelt (je visualiseert de inademing in een hete, zware duisternis en de uitademing in een wit, koel licht).

Een ander aspect van tonglen is het werken met specifieke onderwerpen, zoals het lijden of woede en de tastbaarheid van dergelijke emoties en situaties. De beoefenaar laat bij de uitademing het 'uitzenden' uitdijen naar alle andere wezens, want doordat we onze eigen gevoelens kennen, begrijpen we ook dat alle wezens vergelijkbare gevoelens en een vergelijkbaar lijden doormaken. Tonglen is een prachtige meditatie en de schoonheid ervan wordt alleen maar vergroot doordat het een vorm is die je overal en altijd kunt gebruiken. Al snel zul je je bevinden op het pad naar een leven van compassie.

Je vraagt je misschien nog steeds af wat het allemaal betekent. Wat houdt meditatie praktisch gezien in en hoe kan ik het in mijn leven inbouwen? Meditatie kun je gewoon zien als het naar binnen richten van je aandacht; naar binnen gaan en de vragen die zich op een dieper niveau van ons bewustzijn bevinden proberen te beantwoorden. Soms heeft meditatie te maken met het reciteren van mantra's; vaak begint en eindigt een yogales met een eenvoudige mantra. Meditatie kan in feite zo eenvoudig zijn als het opzoeken van een rustig plekje, je ogen sluiten en je aandacht richten op een bepaald woord of een rustgevend beeld. We moeten van die stilte gaan houden, omdat ze weldadig en belangrijk is. Als het waar is dat de antwoorden zich in ons bevinden, moeten we de herrie van onze geest zodanig tot bedaren brengen, dat we onze eigen zachte innerlijke stemmen weer kunnen horen. De stilte zal ons bezielen en naar de waarheid leiden.

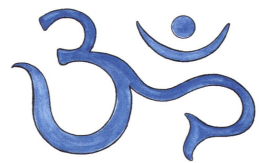

Ons dagelijkse leven is gevuld met woorden. Door steeds te worden herhaald, kunnen woorden aan betekenis winnen, maar ook verliezen. Het is belangrijk dat we alleen die woorden herhalen die onze ziel verheffen. Alle andere woorden zijn alleen maar een aanslag op onze energie. In stilte kunnen we de woorden die we voortdurend gebruiken en de dingen die we doen zonder iets te doen aan een onderzoek onderwerpen. Waarom deed ik dit of zei ik dat?

Door te kijken naar wat er allemaal met ons gebeurt, worden we een soort getuige van onszelf. Hoe dieper we doordringen in de dingen die we doen, hoe dichter we bij de waarheid komen. Op een meer esoterisch niveau is het doel van meditatie ons te bevrijden van de dingen die ons gevangen houden en ons verhinderen het leven te ervaren als gelukzaligheid.

Een ander belangrijk aspect van yoga en meditatie is het feit dat het bewustzijn beïnvloed wordt door geluid. Geluid is een trilling en heilige geluiden hebben het vermogen de krachtige spirituele energie die zich in ons bevindt in trilling te brengen. Een mantra is een dergelijk geluid, het heilige woord of het kosmische geluid dat is omgeven met de macht van God, of God in de vorm van een klank. Een mantra is een enkele klank of een reeks klanken die stammen uit de vedische tijd, waarschijnlijk als hymnen. Door de eeuwen heen zijn mantra's echter in zwang geraakt als meditatiemiddel en instrument om het bewustzijn te veranderen. Mantra's kunnen zowel hardop of in gedachten (Japa) worden gereciteerd. Wanneer ze worden gezongen, heet het chanten. Bij de beoefening van mantra-meditatie is het belangrijk dat je je aandacht richt op de klank van het woord of de woorden en hun betekenis en dus dat je de juiste woorden kiest. Een van de meest eenvoudige mantra's is OM.

OM heeft niet echt een betekenis. Het is louter de klank van de letters in het Sanskrit, die op raadselachtige wijze diep vertrouwd is. Het is de oerklank in het Sanskrit, een eeuwenoude Indiase taal die vroeger werd gesproken in India en Sri Lanka. Hij voert de geest mee naar een rustige, ontvankelijke staat, van waaruit door middel van meditatie en asana's de geest eenpuntig kan worden gemaakt. Het reciteren van alleen OM is ook chanten, maar als de klank in combinatie met andere woorden uit het Sanskrit of heilige namen wordt gebruikt en de vibraties door het hele lichaam klinken, zijn de mogelijkheden onbeperkt. Het chanten van Sanskrit is ook een middel om verlichting te bereiken. Door te chanten, gebruikt de beoefenaar de geluiden en de vibraties om het bewustzijn af te 'stemmen'.

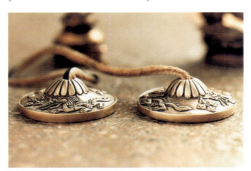

OM is ook een geweldige oefening om een meditatie mee te beginnen. In plaats van je aandacht alleen te richten op de beweging van je ademhaling, waar we het in een eerder hoofdstuk over hebben gehad, kun je ook gewoon OM gebruiken en het hele scala van de oorspronkelijke klank A-U-O-M verkennen. Sommige beoefenaren roepen een staat van meditatie op door ook een speciale koperen bel te laten klinken, voor elke uitgesproken letter een keer.

Bhajan, een meester in de Kundalini Yoga onderwijst in zijn boek *The Teachings of Yogi Bhajan* de 'SatNam'-mantra, die is opgebouwd uit vijf oerklanken – *Sa*, *Ta*, *Na*, en *Ma*, en hun gemeenschappelijke noemer *Ah*. Sa Ta Na Ma betekent 'gemanifesteerde waarheid' en de vibratie die ontstaat is qua onderlinge verhouding dezelfde als die van de algehele schepping. In afzonderlijke stukjes betekent *Sa* totaliteit, *Ta* leven, verwijst *Na* naar de dood, en *Ma* naar de wederopstanding. De instructie die Bhajan zijn studenten geeft, is de mantra te chanten en daarbij de duim in een mudra beurtelings naar de vier vingers te brengen, tegelijk met de vier klanken, die op drie verschillende manieren worden gechant. Eerst chant je hardop, met 'de stem van de mens'. Vervolgens herhaal je de mantra fluisterend, met 'de stem van de minnaar'. En ten slotte instrueert Bhajan de student de mantra in stilte te herhalen, in je eigen bewustzijn, met 'de stem van God'. Door op deze manier te chanten, waarbij je, gezeten in een meditatieve houding, ieder geluid vanuit het kroonchakra op het hoofd laat ontstaan, kun je je 'eigen oneindigheid' gaan ervaren.

Er bestaat ook een christelijke meditatie waarbij gebruik wordt gemaakt van klank, meestal in de vorm van gregoriaanse zang, de liturgische gezangen die door monniken in het Latijn worden gezongen zonder muzikale begeleiding en hun naam ontlenen aan paus Gregorius I.

Ik herinner me nog dat ik voor het eerst meedeed met chanten. Ik zat in een yogales en toen de leraar ons als een soort vraag en antwoord een chantoefening liet doen, deed ik een oog open en keek ik om me heen, alsof ik door naar die bewegende monden te kijken de instructies beter zou begrijpen en mijn eigen tong gemakkelijk zover zou kunnen krijgen om die vreemde woorden samen met de rest hardop uit te spreken. Ik realiseerde me echter dat ik eerst mijn blik naar binnen moest richten. De geluiden die we maken, beginnen bij ons diafragma en bewegen dan omhoog naar onze tong. Elke keer leerde ik de klanken beter uitspreken, maar pas toen ik op een retraite het Sanskrit bestudeerde, kon ik de koppeling gaan leggen tussen de klanken en hun oorspronkelijke betekenis

Chanten kun je alleen doen of in een groep,

MUDRA'S

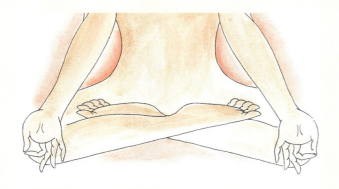

DANA-MUDRA – het gebaar van geven; dit gebaar wordt gemaakt door de rechterarm over de rechterknie te strekken met de handpalm naar boven.

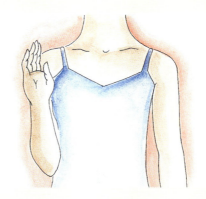

ABHAYA-MUDRA – het gebaar van onbevreesdheid; dit gebaar, dat de angst in anderen symbolisch verjaagt, wordt gemaakt door de rechterhand ter hoogte van het hart te houden met de handpalm naar buiten en de vingers gestrekt.

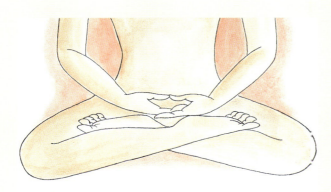

DHYANA-MUDRA – het meditatiegebaar; dit gebaar wordt gemaakt door beide handen in de schoot te laten rusten met de handpalmen omhoog en de rechterhand boven de linker.

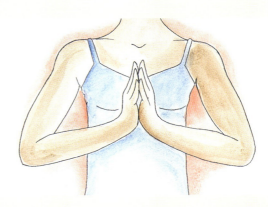

DHARMA-CHAKRA-MUDRA – het gebaar van het Wiel der Wet; dit gebaar verschilt per traditie.

maar in een groep wordt het effect versterkt. Onthoud dat de klanken zelf en de woorden waarvan ze zijn afgeleid heel belangrijk zijn. Het kan angstig zijn om woorden waarvan je de betekenis niet kent uit te spreken of te chanten en daarom is het belangrijk dat je enig idee hebt van wat er wordt gezegd. Nieuwe woorden en ervaringen kunnen angst oproepen, maar begrip en gewenning doen de angst weer afnemen. De juiste intentie is bij yoga altijd van cruciaal belang. Als je de woorden of de taal niet begrijpt, is het moeilijker om je intentie, wat die ook is, juist te richten. In veel yogacentra wordt Sanskrit gegeven, zodat je kunt wennen aan de uitspraak.

Een aantal jaren geleden volgde ik rond Kerstmis een intensieve retraite waar de enige chant die werd gebruikt OM was. We zaten met honderden mensen in een ruimte en hoewel de instructie was dat we tegelijkertijd begonnen, volgde na verloop van tijd iedereen zijn eigen ritme en resoneerde het effect op verschillende momenten. Het leek op het kinderliedje 'de bezem, de bezem', en we overlapten elkaar als een canon, totdat het voelde als de golven van de oceaan die af en aan rolden. Dit duurde ongeveer een uur, daarna werd het weer stil in de ruimte en begon de meditatie.

Chanten wordt meestal aan het begin en aan het eind gedaan, net als het reinigen van het gehemelte. In het begin kan het ongemakkelijk voelen, maar elke keer dat je het doet gaat het weer een stuk beter. Opeens voel je je vol vertrouwen en klinkt je stem net zo vol als die van de rest. Als je eenmaal weet welke chant je het prettigst vindt, maak er dan je mantra van – iets om hardop te zingen of in gedachten te reciteren, en dat je terugbrengt op je spoor. Geluid is een krachtig helend geschenk dat de meeste mensen tot hun beschikking hebben.

Daarnaast is OM, net als andere mantra's en chants, de volmaakte ingang tot het beoefenen van yoga. Binnen de geledingen van yoga is meditatie diepe bespiegeling of contemplatie, waarvoor *tatiksha* (eenpuntigheid) is vereist die alleen maar door te oefenen wordt vergroot. Uiteindelijk is samadhi het werkelijke doel van yoga, dat door meditatie moet worden verkregen. Er zijn twee soorten samadhi; de ene is een staat waar we in en uit kunnen gaan, en de andere een uiteindelijke of blijvende staat van gelukzaligheid op het moment dat de ziel verhuist en de individuele ziel, oftewel atman, weer één wordt met Brahman de Schepper.

Voor iemand die net begint, is het goed om in een gemakkelijke houding met gekruiste benen zoals *padmasana* op de grond te gaan zitten of op een gemakkelijke stoel met je voeten recht onder je knieën en ter ondersteuning een kussentje in je onderrug. Je kunt het stil laten zijn in de ruimte, of als je dat liever hebt op de achtergrond zachte muziek draaien die je niet afleidt. Sluit je ogen en ga diep en regelmatig ademen. Adem zo diep mogelijk in en uit en tel

DHYANA (MEDITATIE)

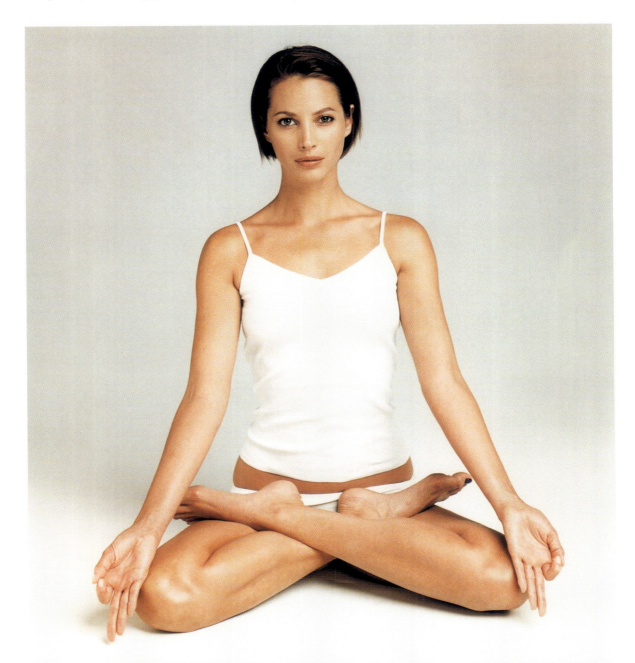

in gedachten langzaam je ademhalingen: 1, 2, 3, 4, 5, 1, 2, 3, 4, 5. Adem in door je neus en laat je buik zich bij iedere inademing vullen met lucht. Adem alleen door je neus uit. Als je eenmaal een prettig ritme hebt gevonden, stop je met tellen en volg je alleen nog maar de adem die in en uit stroomt en stel je jezelf het punt voor waar de ene in de andere overgaat, of dat de inademing stopt en de uitademing begint. Dit is ook een vorm van pranayama.

Wees getuige van jezelf, hoe je daar vredig zit, en adem alleen maar. Terwijl je probeert je aandacht daarop te blijven richten, komen er vast allerlei dingen in je hoofd op die je afleiden. Maak je hierover geen zorgen. Wees vriendelijk tegen jezelf en je gedachten en herinner je dat het alleen maar gedachten zijn. Raak er niet in verstrikt. Ze halen je van jezelf weg. Wees getuige van hoe je gedachten opkomen, laat ze op je uitademing weer gaan en breng je aandacht terug naar je adem.

Begin met vijf minuten per dag en doe er elke week vijf minuten bij. Al snel zul je een half uur mediteren, vervolgens een uur; er is geen grens. Als je in je huis de mogelijkheid hebt om een heilige plek te creëren, dan kun je daar mediteren. Probeer elke dag op hetzelfde tijdstip te mediteren en na verloop van tijd zul je alleen al door daar te gaan zitten gemakkelijker in meditatie gaan. Elke keer dat je mediteert, zal het gemakkelijker zijn je geest stil te laten worden. Als het je eenmaal is gelukt je gedachten tot rust te brengen, kun je mediteren op de vragen en zorgen die zich in je leven aandienen. Je zult verbaasd zijn over hoeveel je weet in deze ruimte. Je bent je eigen steun en toeverlaat.

Vaak werken we ons op naar een onmogelijk doel en als we het dan bereiken, zijn we soms niet meer geïnteresseerd of geven we het op, en zijn we weer terug bij af. Als we onszelf een bereikbaar doel stellen, kunnen we meer genieten van een weldadige beoefening. Het is belangrijk om onze grenzen voortdurend te verleggen, zodat we ons volledige potentieel kunnen gaan ervaren, maar het is net zo belangrijk om niet te zeer in de ban te raken van het doel, zozeer dat je niet meer kunt genieten van de weg ernaartoe. Uiteindelijk moeten we een punt bereiken waar we ervoor kunnen kiezen de vruchten van onze inspanning volledig te offeren. Zoals je hebt gezien, zijn er veel verschillende scholen en methoden van meditatie die je zelf kunt gaan onderzoeken en je zoektocht naar wat voor jou prettig is, kan een cruciale en wonderbaarlijke rol in je leven gaan spelen.

Bidden

Een ander aan meditatie verwant of ermee vergelijkbaar gebruik is bidden. Elke religie heeft een eigen gebedsritueel dat vaak gepaard gaat met bepaalde woorden en handelingen. Net als bij meditatie denken we bij bidden vaak aan stilte en bespiegeling op een plaats die niet wordt verstoord door het leven van alledag. In wezen s bidden het gevoel van verbondenheid met het goddelijke (net zoals yoga het 'jukken' of 'koppelen' met het goddelijke kan zijn). Wanneer we bidden, zijn we misschien op zoek naar inspiratie, leiding of troost, of vragen we misschien ook om hulp bij iets. Een beroemd christelijk gebed (vaak zijn ze afgeleid van nog oudere smeekbeden of

DHYANA (MEDITATIE)

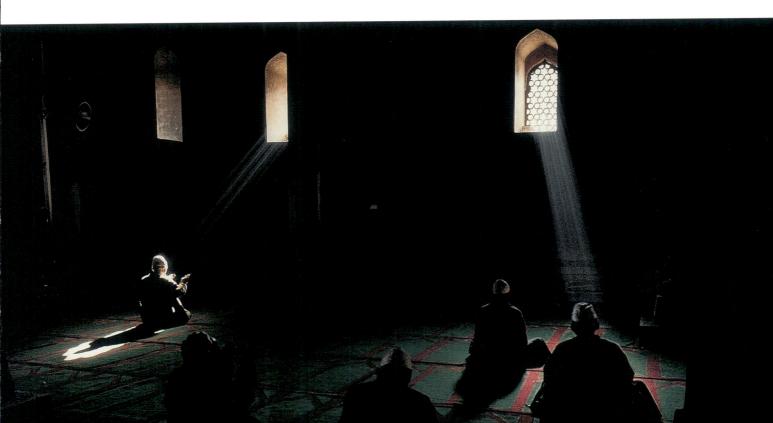

Een van mijn favoriete gebeden is het Onze Vader, dat ik iedere avond voordat ik ga slapen opzeg:

Onze Vader die in de hemelen zijt, geheiligd zij Uw naam. Uw rijk kome, Uw wil geschiede, op aarde als in de hemel. Geef ons heden ons dagelijks brood, en vergeef ons onze schulden, gelijk ook wij vergeven aan onze schuldenaren. En leid ons niet in bekoring, maar verlos ons van het kwade. Amen

heidense goden) is het Borstschild van Sint-Patrick, dat opent met de zinnen: 'Ik rijs vandaag op door de kracht van de hemel: licht van de zon, straling van de maan, glorie van het vuur, snelheid van het licht, de rapheid van de wind, diepte van de zee, bestendigheid van de aarde, vastheid van de steen.'

Het Jezusgebed, een smeekbede van de oosters-orthodoxe kerk (die ook veel nadruk legt op meditatie) wordt als een soort mantra gebruikt. De formulering 'Heer Jezus Christus, Zoon van God, ontferm U over mij, zondaar' werd gebruikt om veranderingen in het bewustzijn te bewerkstelligen. Het werd een aantal keren hardop uitgesproken en vervolgens gedurende de rest van de dag en de nacht in gedachten herhaald. De chant verplaatste zich uiteindelijk van het hoofdcentrum van het bewustzijn omlaag naar het hartcentrum, waar hij in iedere hartslag zou voortleven. Monniken herhaalden het gebed onder het tellen van de knopen van een koord. In vele religies wordt het koord, of een soort rozenkrans, nog steeds gebruikt als hulpmiddel bij het bidden.

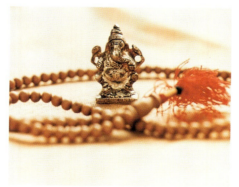

Sikhs reciteren bijvoorbeeld de goddelijke naam *nam* onder het tellen van de kralen van een *simarani* (rozenkrans). Moslims zeggen een van de negenennegentig namen van Allah, terwijl ze de kralen van het gebedssnoer door hun vingers laten gaan. Leden van de Zuiver Land-sekte van het Chinees boeddhisme gebruiken een rozenkrans bij het reciteren van de naam van een vergoddelijkte boeddha. Hindoes van het Kashmir Shaivisme (een hindoeïstische geloofsgemeenschap die Shiva aanbidt) reciteren mantra's terwijl ze de kralen van hun japamala (kralensnoer) tussen hun duim en wijsvinger laten glijden. En rooms-katholieken zeggen hun gebeden terwijl ze de kralen van hun versie van de rozenkrans tellen.

> *Waarachtig geloof is dat je gelooft in wat je niet ziet; de beloning van dit geloof is dat je ziet wat je gelooft.*
> SINT-AUGUSTINUS

> *Chanten is een waardevolle en mysterieuze bezigheid. Het is de meest verheven nectar, de drank waaraan ons innerlijke wezen zich volledig kan laven.*
> SWAMI MUKTANANDA

Naast het gebruik van bijvoorbeeld een rozenkrans als hulpmiddel bij het gebed, 'onderwerpen' we ons vaak eerst door een bepaalde houding aan te nemen bij het bidden (buigen, knielen, prosterneren). Deze nederige gebaren zijn uitingen van eerbied, dank, lof, aanbidding, boetevaardigheid, supplicatie, enzovoort. In de meeste religies gaat men ervan uit dat bidden het meeste effect heeft als het niet alleen bestaat uit het herhalen van woorden, zoals bij chanten, maar ook uit dergelijke fysieke gebaren. Net als bijvoorbeeld het buigen en knielen in het katholicisme zijn de fysieke houdingen van yoga uitingen van devotie die ons dichterbij de waarheid brengen.

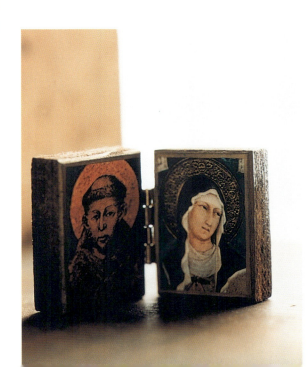

Mijn land is de wereld en mijn religie is goeddoen.

Ralph Waldo Emerson

Marichyasana I, II

Deze asana, die zijn naam heeft ontleend aan de heilige Marichi (de zoon van de schepper Brahma en grootvader van de Zonnegod Surya) is zeer weldadig voor de buik, doordat de organen in de buik zich samentrekken, wat de bloedcirculatie bevordert. In de meer gevorderde positie Marichyasana II geeft de hiel op de navel extra druk op de buik, wat het effect op de spiertonus en spijsvertering nog vergroot.

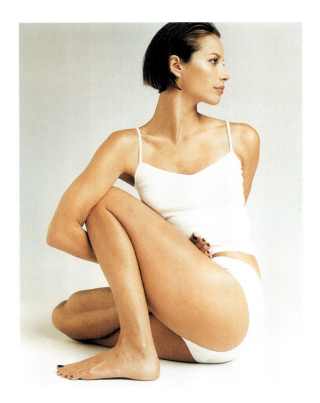
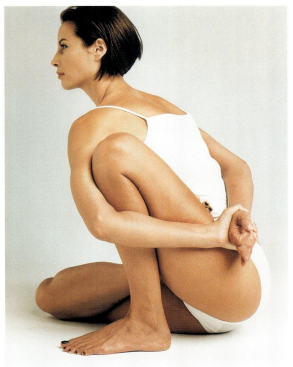

SPIRITUELE INITIATIES

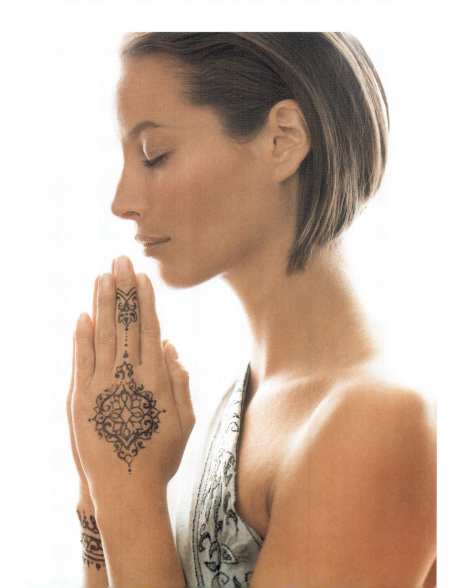

Lang voordat ik begreep wat de betekenis ervan was, werd ik gedoopt in de katholieke Kerk. Onze religieuze overtuiging wordt vaak gevormd door die van onze ouders en onze omgeving. Mijn moeder was katholiek, omdat haar ouders katholiek waren, enzovoort. Mijn vader was niet katholiek, maar gaf mijn moeder de ruimte haar religieuze erfenis op ons gezin over te dragen. In het katholieke geloof is de doop de eerste van de zeven heilige sacramenten, die over het algemeen wordt toegediend wanneer het kind nog een baby is. Het is bedoeld om de

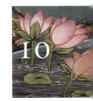

erfzonde waarmee wij stervelingen volgens de bijbel in de wereld komen, weg te wassen. Het tweede sacrament is de heilige communie, dat wordt toegediend wanneer het kind ongeveer zeven jaar is. Het is het moment waarop we worden geïnitieerd in het ontvangen van de eucharistie, het gewijde brood en de gewijde wijn die aan het einde van de mis worden gebruikt als de symbolische gedachtenis aan het leven en sterven van Jezus. Het derde sacrament is het vormsel, met twaalf jaar, en is het moment waarop iemand volledig geïnitieerd is en volwaardig lid is van de kerk. De andere sacramenten, die ik zelf niet heb ontvangen, zijn boete en verzoening, ziekenzalving, wijding en huwelijk. De laatste sacramenten worden gegeven bij het sterven of de teraardebestelling. Dit zijn de rituelen die in de katholieke Kerk worden gebruikt.

In ons gezin werden mijn zussen en ik door middel van onze communie aangemoedigd dit pad te betreden, maar om verschillende redenen zijn we toen we er de leeftijd voor hadden nooit doorgegaan naar het vormsel. De belangrijkste reden was dat we waren verhuisd en naar een nieuwe kerk gingen, en dat het door alle nieuwe ervaringen enigszins op de achtergrond raakte. Hierdoor had ik in de katholieke kerk altijd het gevoel dat ik iets miste. Ik had nooit het gevoel dat ik de 'etiquette' van de Kerk helemaal begreep. Ik kende maar een paar gebeden en teksten, en dan nog niet eens in het Latijn, waardoor ik het gevoel had dat ik er niet helemaal bij hoorde. Ik zat dan in de kerk en wachtte op de delen in de mis die ik wel kende, zoals de eucharistie, het Onze Vader en de dankzegging. Naar de kerk gaan voelde altijd meer als een verplichting dan een vrije keuze. En hoewel ik me wel verbonden bleef voelen met dit geloof, ging ik jarenlang alleen maar bij speciale gelegenheden of op feestdagen naar de mis.

Mensen zitten vaak met handen en voeten gebonden aan de bewoordingen waarmee ze zichzelf karakteriseren tegenover anderen. Dergelijke etiketten, per individu of per groep, geven ons vaak meer een gevoel van afscheiding dan van verbondenheid. Ook de religies als georganiseerde groeperingen hebben een slechte reputatie opgebouwd, doordat ze hiertoe hebben bijgedragen. Wat betekent het om een katholiek te zijn, als dat niet je eigen keuze is geweest? Tegenwoordig ben ik een praktiserend katholiek. Een aantal jaren geleden heb ik tijdens de Paaswake dit besluit genomen.

De nasleep van de dood van mijn vader in 1997 en mijn recente herontdekking van yoga, leidden ertoe dat ik me op mijn studie en spirituele beoefening stortte. Ik besloot me naast mijn studie in de vergelijkende godsdienstwetenschappen bij mijn kerk aan te melden voor de wekelijkse RCIA-avondbijeenkomsten – een katholiek inwijdingsprogramma voor volwassenen – als voorbereiding op mijn hernieuwde geloof. Hiervoor moest ik officieel worden verwelkomd door de katholieke Kerk.

De bijeenkomsten bestonden uit een kleine groep mensen die qua kennis van het katholicisme sterk verschilden. Onze groep bestond uit een handjevol mannen en vrouwen die zich voor een huwelijk hadden bekeerd tot het katholicisme of, zoals ikzelf, nooit volledig waren ingewijd als volwassene. Een man begon helemaal van voren af aan. Hij wilde gedoopt worden, zijn communie en het vormsel ontvangen, en dat allemaal op dezelfde avond.

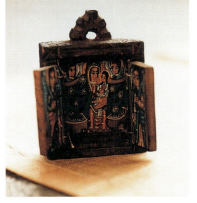

In eerste instantie schokte het me hoe weinig ik wist over de religie waarmee ik al deze jaren verbonden was geweest. Op school had ik geleerd dat de bijbel in eerste instantie in het Aramees was geschreven, vervolgens in het Grieks en het Latijn en uiteindelijk vertaald was in de andere Europese talen. Het woord *katholiek* is afgeleid van het Griekse woord *katholikos* wat 'universeel' betekent. Dat sprak me zeer aan en daarom besloot ik op zoek te gaan naar de universele waarheden van de Kerk en de leer van Jezus Christus. In wezen was de kerk, net als alle andere plaatsen van verering, bedoeld als een florerende spirituele gemeenschap. We weten allemaal dat er kracht schuilt in grote aantallen en in gemeenschappelijk gedeelde ervaringen, en zo ben ik de Kerk tegenwoordig ook gaan beschouwen. Door deze nieuwe manier van kijken ging ik me realiseren dat het de ervaring van eenheid is die ons dichter bij God brengt.

Op een heldere, zonnige zaterdagmiddag voor Pasen spoedde ik me naar de Sint-Josephkerk voor de repetities. Tot dan was de kerk nog zonder de muziek en de versieringen van de vastenperiode geweest (een periode van penitentie voor christenen van veertig dagen van Aswoensdag tot Pasen). Die dag gonsde het er echter van de activiteit: er werden bloemen geschikt, het orgel werd gestemd en alles werd grondig schoongemaakt ter voorbereiding op de Paaswake van die avond.

We dromden allemaal zonder een woord te zeggen naar binnen en stelden ons op op het podium naast father Tos, die ons die avond tijdens de ceremonie zou leiden. Na de repetitie hadden we een aantal uren vrij en een uur voor de mis waren we weer terug om onze witte gewaden aan te trekken. Toen we in de pastorie klaarstonden voor de processie, kregen we allemaal een kaars in onze hand. Daarna liepen we achter de pastoor de pastorie uit, Sixth Avenue op en de trappen op van de hoofdingang van de kerk. Daar bleven we even staan om de kaarsen aan te steken aan het vuur dat net buiten de grote glazen deuren brandde. Voetgangers keken nieuwsgierig naar wat er waarschijnlijk meer uitzag als een heidens ritueel dan een katholieke ceremonie, vooral vanwege de Griekse renaissancestijl van de kerk en de verschijning van een tiental in gewaden gehulde volwassenen rond een vuur.

Toen we de zelden gevulde, verduisterde kerk betraden, stonden onze medeparochianen met ieder een eigen kaars in de hand ons aan de andere kant van de kerk op te wachten. Het flakkerende licht van alle kaarsvlammen wierp een prachtige gouden gloed, als een halo. Toen onze processie het podium bereikte en daar stilhield, begon het orgel te spelen en werd het licht op theatrale wijze sterker, als roep aan de Heer om op te staan voor Pasen.

De mis duurde bijna drie uur. Als nieuw ingewijdenen werden we om de beurt gezalfd met een kruis op ons voorhoofd. Daarna namen we plaats op de speciaal gereserveerde kerkbanken vooraan. De laatste van ons werd van het podium naar de zijbeuk van de kerk geleid en deed daar al zijn kleren uit, op zijn onderbroek na. Vervolgens liep hij naar het grote doopvont waar hij met zijn gezicht naar ons toe in ging staan en terwijl wij toekeken werd hij ondergedompeld. Ook wij konden onze geloften herhalen, samen met deze volwassen man, die werd gedoopt met het gezegende heilige water. Nooit eerder had ik zo'n indrukwekkend ritueel meegemaakt en mijn hart zwol van liefde.

Na de schriftlezingen, de preek en de eucharistie werd iedereen uitgenodigd in de pastorie voor een klein feestje met zelfgebakken cake en koffie. Het was na middernacht. Ik kon de vreugde van God voelen in onze viering van Hem, wat een zeer verblijdend gevoel was. Voor zover ik me kon herinneren, was dit de eerste keer dat ik me spiritueel verzadigd voelde. Door deze ervaring was ik ook in staat de rituele vervoering te begrijpen die ik een aantal jaren later zou meemaken in de ashrams van New York en de hindoetempels op mijn reizen door India.

SPIRITUELE INITIATIES

De eerste stap die iemand die zich wil begeven op het pad van yoga zal moeten zetten, is dat hij zijn identificatie met het complex van lichaam-leven-geest volledig opgeeft en deze drie elementen gaat beschouwen als instrumenten om het ego te overstijgen, teneinde zijn innerlijke wezen te identificeren met de zuivere, onversneden kracht van het bewustzijn, dat in de diepste grond volkomen vrede, harmonie en creatieve vreugde is.

B.K.S. IYENGAR, *LIGHT ON PRANAYAMA*

Ardha Matsyendrasana
(halve ruggengraatsdraai)

Volgens de legende uit de Hatha Yoga was Matsyendra een groot yogi die door de god Shiva werd gekroond tot Heer van de vissen. Een laterale beweging van de rug, in beide richtingen, heeft als doel de laterale curve van de ruggengraat te corrigeren en de gewrichten van het bekken te versterken. Door de afzonderlijke wervels naar beide zijden te draaien, open je de ruimte rond de ligamenten, waardoor de bloedtoevoer wordt vergroot. De halve en de hele ruggengraatsdraai versterken en ontspannen de zenuwen van de ruggengraat en masseren zowel de diepe als de oppervlakkige spieren van de ruggengraat. Ardha Matsyendrasana helpt de rug soepel te houden. Daarnaast helpt hij de buikorganen te masseren en de alvleesklier, de lever, de milt, de nieren, de maag en de darmen te stimuleren. Doordat hij werkt als een tonicum voor de lever en het maagdarmkanaal, speelt deze krachtige draaiing een rol bij de spijsvertering en de uitscheiding van overtollige hormonen, zoals ook vermeld staat in het blad *Yoga Journal* van oktober 2001. Regelmatige beoefening van deze houding ondersteunt de spijsvertering en corrigeert de ruggengraat. Van oudsher wordt beweerd dat deze houding de eetlust bevordert, dodelijke ziekten verdrijft en kundalini opwekt. Het is echter van groot belang bij de beoefening ervan geduld te betrachten, aangezien de juiste houding zeer nauw luistert.

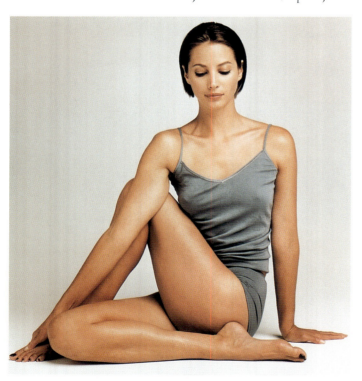

Kukkutasana
(De haan)

In het Sanskrit betekent *Kukkuta* haan of kip. In deze asana zijn de benen in padmasana en worden de handen tussen de dijen en de kuiten door naar beneden geduwd,

waardoor hij een versterkend effect heeft op de polsen en de buik. De houding vergt behoorlijk wat evenwicht en concentratie (de haan staat bekend om zijn waakzaamheid), maar de voordelen zijn aanmerkelijk. Kukkutasana verbetert de spijsvertering en stimuleert het hart en de longen. Een andere houding met een vergelijkbaar effect is tolasana (de weegschaal), die ook een versterkend effect heeft op polsen, handen en buik.

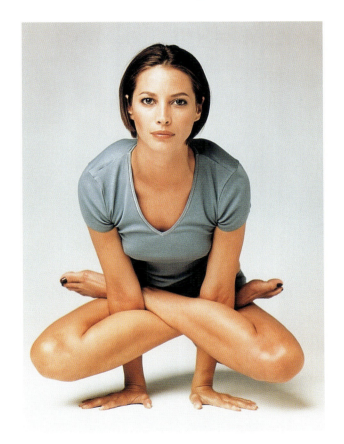

COMPASSIE

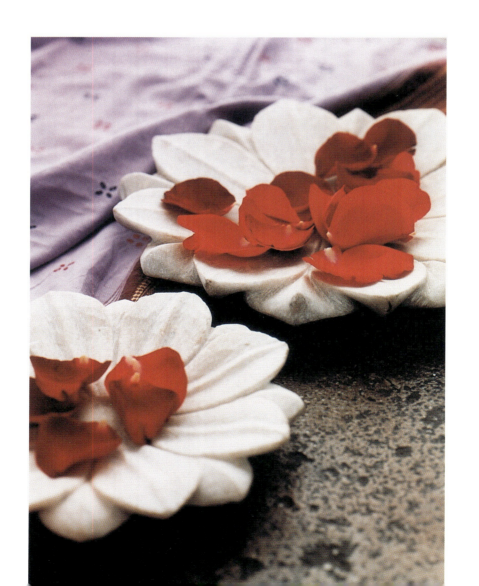

Zoals ik al eerder heb aangestipt, stellen veel mensen zich op een gegeven moment de vraag, net als ik, of ze wel yoga kunnen beoefenen als ze ook christen, jood of moslim zijn. Als je binnen een bepaalde religie of sekte bent opgegroeid, is het soms moeilijk voor te stellen dat je je 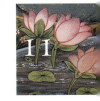 kunt openen voor een beoefening die in zovele tradities zijn wortels heeft, en dan met name tradities die ver van de jouwe af staan. Maar als we yoga beschouwen in zijn meest fundamentele definitie – de ware betekenis ervan – realiseren we ons dat yoga in feite religie overstijgt.

Ik beoefen tegelijkertijd yoga en het christendom en heb daarbij nooit enig gevoel van tegenstrijdigheid of conflict. Ik heb zelfs het gevoel dat mijn yogabeoefening mijn geloof alleen maar heeft verdiept, doordat het me zodanig heeft geopend dat ik de sutra's of draden die alle dingen gemeen hebben ben gaan zien. Als de oorspronkelijke betekenis van katholiek zijn het delen van universele waarden is, dan is het mijn plicht om mijn geest zo veel mogelijk te verruimen. Een andere interessante schakel is dat yoga altijd wordt gezien als een 'praktische beoefening' en dat je alleen door regelmatig de mis bij te wonen wordt beschouwd als een praktiserend katholiek. Om werkelijk iets of iemand te zijn, moet je je met toewijding en regelmaat toeleggen op de beoefening ervan. Dit idee van beoefening is zo belangrijk, omdat het aangeeft dat werkelijke betrokkenheid en discipline gepaard gaan met een grote mate van toewijding. Geloofsuitingen die met overtuiging worden gedaan, zoals bidden en pelgrimages, worden een ritueel en kunnen troost en steun bieden.

Het is bewezen dat yoga al honderden jaren eerder bestond dan religie. Mensen die zich onzeker voelen over het feit dat ze zich aansluiten bij een andere dan hun eigen religie hoeven zich dus geen zorgen te maken. Hindoeïsme of 'Indoeïsme' is afgeleid van de vedische tijd (1500–500 v.Chr.). De mensen van de beschaving van de Indus Vallei, de eerste bewoners van wat nu bekend is als India, erkenden de macht van yoga en pasten hem toe op hun geloof om *Brahmavidya* (kennis van Brahman de Schepper) te bereiken. De boeddhisten volgden, maar pasten de beoefening aan voor hun eigen specifieke doelen. Ook de Boeddha zelf bereikte pas de verlichte staat nadat hij de acht geledingen van yoga beheerste.

Je eigen spiritualiteit is een persoonlijk recht en zodoende kunnen we op elk willekeurig moment ons geloof belijden. Historisch gezien is de godsdienstbeoefening in een groep altijd een wezenlijk deel geweest van religie. Tempels, kerken en moskeeën werden gebouwd met de bedoeling de geest door de eenheid van velen te verlichten. Wanneer we samenkomen om ons geloof te belijden, krijgt deze ervaring een kwaliteit van vervoering, net zoals het samenzijn bij een tragedie of een concert.

Zoals we weten, is het doel van yoga het bereiken van de eenwording met het Absolute, dat ook bekend is onder de naam Brahman of Atman, het ware Zelf. Het bereiken van deze eenwording is het realiseren van je eigen eenzijn met iets wat hoger is dan jij. Een van de mooiste kanten van yoga is de openheid en veelzijdigheid ervan, waardoor je als beoefenaar op het fysieke, het psychologische of het spirituele of een combinatie van deze drie kunt focussen. Aangezien ze elkaar onderling beïnvloeden, is de werking natuurlijk het krachtigst wanneer ze samen worden beoefend.

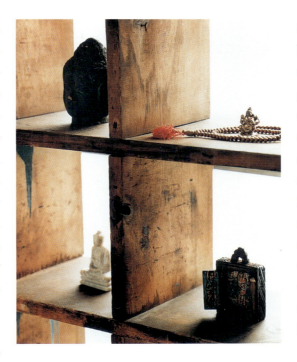

Ondanks het feit dat we ons steeds bewust kunnen zijn van onze behoefte om het fundamentele doel van yoga te bereiken en – op onze zoektocht naar verlichting – een te worden met iets hogers, moeten we niet vergeten ook binnen onszelf naar de eenwording te streven. We mogen nooit vergeten dat we deel uitmaken van een veel groter levensweb dan we misschien ooit zullen weten. Door deze erkenning en dit pad van beoefening, kunnen we onze hoop uitspreken de ultieme vrede en de eeuwige vreugde te mogen beleven.

Ongeacht welk pad van beoefening je kiest – of dat nu een van de acht geledingen van yoga is, chanten, eenvoudige meditatie, asana's of een combinatie daarvan – ons doel is onze beoefening vanuit aandachtigheid te doen. Alvorens te *worden*, moeten we *voelen*. En wanneer we eenmaal *voelen*, moeten we leren *tot uitdrukking te brengen*.

In het boeddhisme probeer je op ieder moment aandachtigheid te betrachten. In het christendom kan aandachtigheid worden vergeleken met de Heilige Geest, aangezien beide een helende werking hebben. De vredelievende zenboeddhistische monnik Thich Nhat Hanh zegt dat aandachtigheid betekent dat je liefde en begrip hebt, dat je dieper schouwt en in staat bent de wonden van je eigen geest te helen. Want als je contact maakt met diep begrip en liefde, word je geheeld.

Bhujapidasana

Doordat het lichaam met de benen om de bovenarmen heen geslagen en de voeten voor het lichaam gekruist op de handen in evenwicht wordt gehouden, vereist deze

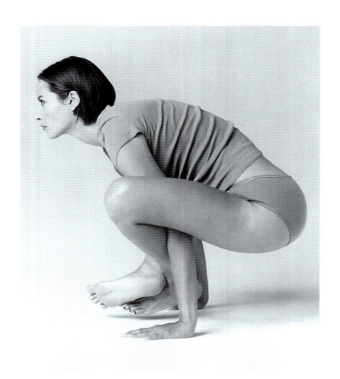

houding een grote mate van concentratie en lenigheid. *Bhuja* betekent 'arm' of 'schouder' en *pida* betekent 'druk'. Het helpt om in deze houding de armen met de benen naar de middellijn te drukken; het maakt de asana iets lichter. Bhujapidasana ontwikkelt de kracht in de handen en de polsen, evenals in de buikspieren. Hij helpt ook de armen te versterken.

Tolasana
(De weegschaal)

Tola betekent 'weegschaal'. Net als de kukkutasana versterkt deze houding de handen, de polsen en de buikwand.

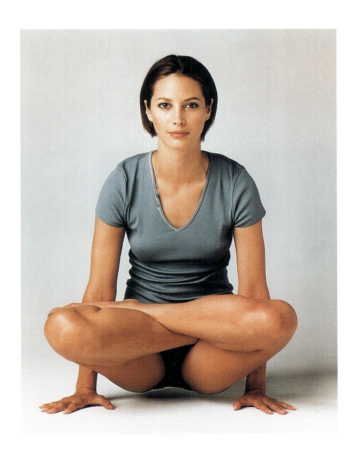

GELOOF

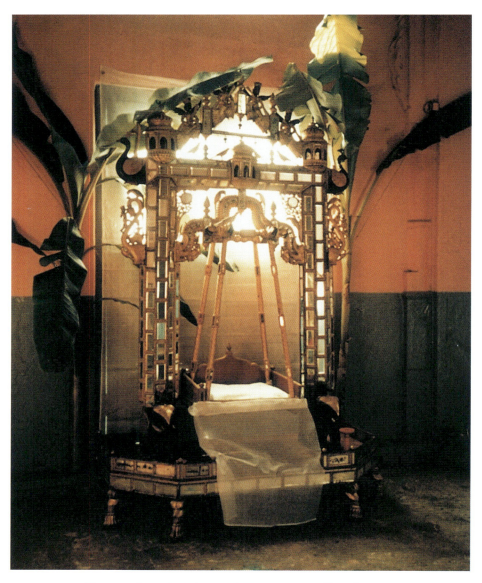

Hindola (schommel) voor het lentefeest Holi Phagwa

Enkele maanden na mijn bekering tot het katholicisme zag ik na de les in het yogacentrum een folder liggen over een yogaretraite in een ashram ten noorden van New York. Ik was geïnteresseerd, omdat ik op dat moment in mijn vergelijkende godsdienstwetenschappen het hindoeïsme, boeddhisme en confucianisme aan het bestuderen was. Ik besloot me aan te melden en samen met een vriendin waagde ik me aan het begin van de zomer aan het weekend.

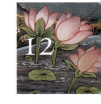

Doorgaans is een ashram de verblijfplaats van een hindoeïstische goeroe en zijn geloofsgemeenschap. De goeroe dient van oudsher als gesprekspartner of kanaal met God. In het Sanskrit betekent het woord *goeroe*, 'iemand die licht in de duisternis brengt', wat wil zeggen 'hij die de onwetendheid kennis brengt'. De goeroe is meestal iemand die zijn leven heeft gewijd aan de bestudering en het onderricht van de heilige teksten. Hij is een gids voor de discipelen die zich aan het spirituele pad hebben gewijd.

Deze ashram was zijn goeroe in de afgelopen jaren kwijtgeraakt. De Ananda-ashram maakte nu een wat vervallen indruk. Hij was vanaf het begin van de jaren zeventig de verblijfplaats geweest van de goeroe van mijn yogadocent. In alle kamers van het landelijk gelegen huis, dat was omgebouwd tot spiritueel centrum, hing zijn foto. Men zei dat hij in samadhi was overgegaan, de verlichte staat en het ultieme doel van de yogabeoefening.

De eerste dagen stonden we vroeg op en deden we een aantal uren asana's, met daarna een vegetarisch ontbijt van fruit en granen en een korte rustperiode voordat de Sanskritles begon. Na de lunch was er opnieuw een rustpauze, met daarna de middagles met asana's, gevolgd door het avondeten. Na het avondeten was er *satsang*, een dharmalezing of spirituele les, gevolgd door chanten in de groep. Op de grond voor de groep zaten enkele yogaleraren die ook muziek maakten en de chants begeleidden. Aan het eind was er een lange stille meditatie en vervolgens was het bedtijd.

Na drie dagen op Ananda te hebben doorgebracht, vroeg mijn vriendin me of ik mee wilde op bezoek bij de Shree Muktananda Siddha Yoga Ashram, een eindje verder naar het noorden bij South Fallsburg. Ik wilde wel de sfeer van een andere ashram proeven, in dit geval een enorm populaire en dus rijke en goed verzorgde ashram. Doordat ik al jaren geleden over Gurumayi had gehoord, de vrouwelijke goeroe en opvolger in de Siddha Yogalijn, en geïnspireerd door de retraite van dat weekend, voelde ik me klaar voor het bezoek.

Gurumayi is een buitengewoon mooie en charmante vrouw van halverwege de veertig. Ze ziet er vaak leeftijdsloos uit en ook wat androgyn, waardoor iedereen zich tot haar aangetrokken voelt. Toen we aankwamen vanuit Ananda waren we verbijsterd. De goeroe was op reis. In feite was ze er het afgelopen jaar niet geweest, maar ook zonder haar was er nog voldoende activiteit. We meldden ons bij de balie in een grote hal en kregen naamkaartjes, voordat we werden meegenomen voor een rondleiding over het terrein.

Shree Muktananda lijkt qua uiterlijk en sfeer meer op de campus van een topuniversiteit dan de bescheiden ashram waar we net vandaan kwamen. Eethuisjes, gastenverblijven, boekwinkels en tempels stonden in groepjes over de ettelijke vierkante kilometers verspreid. Midden op het terrein was een enorm groot meer gegraven met een bruggetje over een smal stroompje, dat leidde naar de grote *mandap* of hal en een tempel. Standbeelden van Shaivitische goden, zoals Shiva zelf en zijn krijgerszoon Ganesh, de olifantgod, keken uit over de tuinen. Binnen waren de talrijke gangen versierd met foto's van Gurumayi en andere opvolgers, evenals kleurrijke schilderijen van goden en hun metgezellen, zoals Lakshmi, de godin van de overvloed, en mythologische taferelen uit de *Bhagaved Gita*.

Op weg naar de hoofdtempel zag ik, wat van het pad afgelegen, een klein tuintje vol christelijke standbeelden. De heilige Franciscus, de maagd Maria en Christus stonden vredig tus-

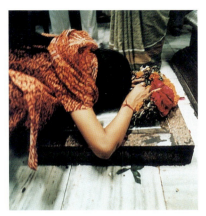

VROUW DIE HAAR HOOFD TEGEN EEN PAAR ZILVEREN *PADA'S* (VOETEN) DRUKT, BIJ DE TEMPEL VAN SAIBABA VAN SHIRDI

sen de grote bomen en de banken die waren bedoeld voor contemplatie. In de oosterse traditie worden er bloemen en kaarsen geofferd aan de goden, en ook hier waren ze aan hun voeten neergelegd. In het hindoeïsme en het boeddhisme hebben de voeten een speciale heilige betekenis, omdat ze het symbool zijn van het volgen van de voetstappen van een gerealiseerd wezen. De Boeddha zelf wordt ook vaak herkend aan een voetenpaar in plaats van een beeltenis. Maria Magdalena wast symbolisch de voeten van de gekruisigde Christus met haar lange haren, wat verwijst naar het offer van Zijn leven dat Hij voor ons deed. Als katholiek, en nog steeds niet helemaal zeker of mijn aanwezigheid hier in tegenspraak was met mijn eigen overtuiging of niet, voelde ik me bij de aanblik van die beelden toch enigszins opgelucht.

Iedereen leek heel vriendelijk en verwelkomend. Mannen en vrouwen van allerlei etnische achtergronden en leeftijden bewogen zich gemakkelijk door de vertrekken, in traditionele kleding en met boeken of kranten onder de arm. We brachten een bezoek aan de tempel van Baba

Nityananda die zich in een achthoekig glazen bouwwerk bevond met in het midden van de ruimte een reusachtig bronzen beeld van Sri Nityananda. In vele oosterse tradities worden de leraren vereerd alsof ze deel uitmaken van het gezin of een goeroe zijn. Nityananda was de goeroe van Muktananda en de Muktananda de goeroe van Gurumayi.

We vonden een plekje op de grond en voegden ons bij de *arati*, de avondchant, terwijl de zon langzaam onderging. Terwijl we zongen, verspreidde zich een gouden licht over de tempel dat werd weerkaatst door de *murti*, het levensgrote beeld van Nityananda. Ik begreep de woorden die ik hardop meelas niet, maar ik merkte dat ik na de weekendretraite waar we net vandaan waren gekomen veel minder moeite had de lange Sanskritwoorden goed uit te spreken. Ik ontkwam er niet aan de twee ashrams te vergelijken en trok onmiddellijk een parallel met het verschil tussen de protestantse en de katholieke kerken die ik had bezocht en bestudeerd. Deze ashram was als het Vaticaan der ashrams, en ik begreep dat hij vanwege zijn rijkdom een gemakkelijk doelwit zou kunnen zijn van kritiek. De sfeer, oftewel *bhav*, was echter van een verheven schoonheid.

Na de retraite bevond ik me in een totaal andere wereld. Ik probeerde zo min mogelijk oordelen te vellen. In oosterse religies wordt vaak meer aandacht besteed aan de eigen ervaring dan aan het intellectuele. Het is een westers verschijnsel en het is een hele opgave om je los te maken van dit diepgewortelde gedrag. Op het moment dat we iets werkelijk ervaren, wordt er diep vanbinnen een verbinding gemaakt. Dit is een meer holistische ervaring, aangezien ons hele wezen hierbij betrokken is, en niet alleen onze geest zoals wanneer we de dingen intellectueel benaderen. *Mana* is een Sanskritwoord waardoor ik werd getroffen, omdat het letterlijk 'hoofd-hart' betekent. Voor ons in het Westen hebben deze twee begrippen vaak een tegengestelde en soms zelfs een strijdige betekenis, maar in wezen zijn ze onlosmakelijk met elkaar verbonden en van nature non-duaal. Als we de innerlijke componenten van onszelf dualistisch opvatten, dan kan het toch niet anders dan dat we alles om ons heen ook op die manier zien?

Tijdens het eten in een van de kantines besloten mijn vriendin en ik hier te overnachten en de volgende ochtend vroeg, na het reciteren van de 'Guru Gita', weer naar huis te gaan. Het was een lange rit naar de stad en ik had die ochtend les, maar de ashram zinderde van de energie en ik had het gevoel dat ik moest blijven slapen. De 'Guru Gita' is de chantbijbel van Siddha Yoga. Het is een ode aan de goeroe, evenals een manier om het zelf door middel van het chanten via het hart helderheid te brengen. We gingen naar onze kamer, stonden een paar uur later, om vier uur 's ochtends weer op en liepen door de duisternis naar de tempel.

Toen we de centrale hal betraden, werden onze zintuigen gewekt door de zoete geur van de kardemom en de warme melk van de *chai*, de kruidige zwarte thee. Na een snelle kop thee vonden we een plaatsje op het tapijt dat de vloer van de grote zaal bedekte. Voor in de zaal stond de lege stoel van de goeroe met erboven een grote foto; het vriendelijke gezicht van Swami Muktananda keek glimlachend op ons neer. Hij was gekleed in een saffraankleurig gewaad, het teken dat hij een swami of een religieus leraar was. Terwijl we plaatsnamen en in de lotushouding gingen zitten, werden we omhuld door het kalmerende geluid van de tamboera en lieten we ons meevoeren op de ritmische klanken van de tabla's. We reciteerden de verzen afwisselend met de mannen, die aan de andere kant van het gangpad zaten dat naar de stoel van de goeroe leidde.

In eerste instantie bevreemdde de scheiding naar sekse me, maar het effect van het om beurten reciteren was ongelooflijk melodieus. Onder elk vers stond een vertaling die ik razendsnel probeerde te lezen, zodat ik tegelijkertijd de Sanskritwoorden op de juiste manier en in het juiste ritme kon uitspreken. Bijna een uur later waren we klaar en stonden we op om 'Om Namah Shivaya' te chanten, wat betekent: 'De godheid in mij buigt om de godheid in jou te eren'. Na een heerlijk ontbijt met roergebakken tofoe gingen we op weg, terug naar Manhattan. Ik voelde me tegelijkertijd blakend van energie en uitgeput, en boordevol indrukken om thuis te verwerken en te laten bezinken.

Een maand later ging ik met een groepje vriendinnen weer naar de Shree Muktananda-ashram voor een 'Satellite Intensive'. Deze workshops met chanten en meditatie werden door Gurumayi zelf gegeven en live uitgezonden naar de over de hele wereld verspreide Siddha Yoga-gemeenschap. De avond voor de workshop was er in de grote zaal een oriëntatiebijeenkomst waar nieuwkomers en volgelingen, Siddha Yoga-beoefenaren, vragen konden stellen voordat het programma van start ging. Ik had zelf geen vragen, maar luisterde aandachtig naar de fascinerende verhalen van de verschillende ervaringen die mensen met *shaktipat* hadden gehad. Shaktipat is de benaming van Siddha-yogi's voor de ervaring van het ontwaken, waardoor iemand kan worden geïnitieerd in zijn of haar sadhana, oftewel spirituele pad. Verschillende mensen vertelden hoe ze vanuit meditatie of chanten hun extase hadden bereikt. Die nacht lag ik wakker in mijn bed, te opgewonden om te slapen, en nam me voor open te staan voor elke ervaring die zich wilde aandienen. Ook als die ervaring alleen maar mijn meditatiebeoefening ten goede zou komen, dan nog zou ik veel gewonnen hebben, besloot ik.

De wekker ging om half vijf 's ochtends en om de beurt gingen we onder de douche en kleedden we ons aan in het donkere slaapzaaltje. Toen we in de mandap aankwamen, waren we met z'n honderden en in stilte gingen we naar onze vaste plaatsen op de vloer. We waren vroeg om de *Guru Gita* te chanten als voorbereiding op de dag die voor ons lag. Voordat de workshop begon was er een ontbijt dat zeer vlot en professioneel werd verzorgd door volgelingen die hun diensten aanboden in *seva*, een schenking van onbaatzuchtige dienstverlening voor de workshop. Een nieuwslezer uit Boston deed dienst als ceremoniemeester. Op een groot scherm werd een video vertoond over Siddha Yoga en zijn goeroes door de jaren heen, tot en met de introductie van Gurumayi.

Verspreid over de dag werd er dharma-onderricht gegeven door westerse Siddha Yoga-swami's. We beschouwden de leer en deden lange meditaties. Het was fysiek ongelooflijk zwaar om zo lang rechtop te moeten zitten, maar het was allemaal onderdeel van de meditatiebeoefening. Het doel van meditatie is tenslotte om elk obstakel te overwinnen, ook de afleiding die je eigen lichaam veroorzaakt, teneinde de bewegingen van de geest tot rust te brengen.

De hele morgen had ik vol verwachting naar de lege stoel van de goeroe gekeken, uitziend naar haar komst die was aangekondigd, maar toen de stoel leeg bleef, verloor ik mijn interesse in al mijn eerdere uiterlijke fixaties. Bij elke meditatie voelde ik mezelf dieper gaan. Ik voelde dat ik het doorkreeg en de smaak te pakken kreeg om elke gelegenheid voor innerlijk onderzoek aan te wenden. Mijn gedachten gingen van complex naar alledaags, maar ik was in staat getuige te zijn van mijn gedachten zonder ze vast te houden. Het had iets van het opruimen van mijn huis, omdat ik in staat was mijn greep op al die onoplosbare en oncontroleerbare situaties in mijn leven los te laten. Het voelde goed om wat verantwoordelijkheid op te geven, eindelijk.

Na de laatste middagpauze zat ik op mijn plaats te wachten totdat het programma verder zou zijn, toen ik een zweem van het zoete aroma van jasmijn rook. Het bracht een glimlach op mijn lippen. Ik opende mijn ogen en zag de goeroe in haar stoel zitten, stralend in haar saffraankleurige gewaad, moeiteloos in de lotushouding. Ze keek voor zich uit met een zachte glimlach en een wilskrachtige blik. De ruimte gonsde; mensen spoedden zich naar hun plaats als schoolkinderen op appèl. De muziek begon en Gurumayi begon te zingen in een microfoon, waarop wij dezelfde woorden beantwoordden. 'Om Namoh Bhagavate Muktanandaya' zong ze tot haar goeroe en zongen wij terug naar haar. De chant begon langzaam, maar zwol na ongeveer een kwartier aan tot een crescendo. Daarna was iedereen stil en mediteerden we een halfuur.

Mediteren onder de begeleiding van een goeroe was een totaal nieuwe ervaring. In mijn meditatie ervoer ik voor het eerst het doel van de goeroe-discipelrelatie. De goeroe kan dienen als een weerspiegeling van ons meest ware en hoogste zelf. Ze is de projectie van onze goddelijke natuur en wij die van haar. De goeroe is een levende metafoor van de relatie tussen God en de mens. We zijn non-duaal. We zijn allemaal de uitdrukking van de ander. Toen het weer tijd was om onze ogen te openen, was ze verdwenen. Was ze er wel geweest?

Het duizelde ons allen van opwinding en we vertelden elkaar die avond onder het eten enthousiast onze ervaringen en openbaringen. We waren tegelijkertijd moe en energiek en hadden moeite om in slaap te komen, ondanks de onmiskenbare vermoeidheid. Binnen enkele uren zou er weer een nieuwe dag aanbreken. We keken er allemaal naar uit om nog meer over onszelf te ontdekken. Er hing nu een soort utopische sfeer in de ashram. Hij zinderde van het spirituele onderzoek en contact. Iedereen straalde. Ook vanbinnen gloeide ons hart.

Toen ik weer eenmaal thuis was, met alle afleiding van dien, was het lastiger om op dit spirituele pad te blijven. Ik was veranderd, maar ik zou er wat voor moeten doen om dit pad vol te houden. Ik ging nog steeds naar de kerk en mijn yogalessen en merkte dat mijn ervaringen dieper waren. Ik ervoer de dingen op een ander niveau en zag alles helderder. Alles wat ik las had een onderliggende spirituele boodschap van waarheid die ik onmiddellijk herkende. Ieder contact droeg een les in zich en ik werd ongelofelijk geïnspireerd door alles en iedereen die ik tegenkwam. Het leek alsof er geen grens was aan wat ik kon doen en zijn.

Het was nu een jaar geleden dat mijn vader was gestorven en ik voelde me zo wakker en levend als nooit tevoren. Mijn familie en ik huurden in de zomer van 1998 voor een maand een huis in Toscane ter nagedachtenis aan het overlijden van mijn vader. Toen ik in New York terugkeerde, ging ik weer naar het noorden voor een cursus van een week.

Ik had het gevoel dat ik me op een kritisch punt in mijn leven bevond. Ik had nog steeds dezelfde vaste relatie en naderde mijn dertigste verjaardag en mijn afstuderen. Wat zou ik met mijn leven doen? Ik was nu veel dichter bij mezelf, maar wat zou de toekomst me brengen? Het leek alsof ik meer mogelijkheden had dan ooit, maar ik had het gevoel dat ik zeker moest zijn van mijn eerste stap, aangezien ik ouder was dan mijn studiegenoten. In de stilteretraite wilde ik de route voor het volgende hoofdstuk van mijn leven uitstippelen. Elke dag vroeg ik in mijn meditatie om duidelijkheid. 'Loslaten, loslaten', was mijn favoriete mantra. Het verleden loslaten en de toekomst omhelzen. Na de retraite was ik helderder dan ervoor, maar de antwoorden waren me niet in de schoot gevallen. Of misschien was ik niet toe aan de waarheid. Ik was in ieder geval een stap dichter bij mezelf en klaar voor het jaar dat voor me lag. Ik was negenentwintig toen ik in de herfst van 1998 aan het laatste jaar van mijn studie begon en zou in januari dertig worden.

Er werd een Siddha Yoga-winterretraite gehouden in Noord-Californië, niet ver van waar ik was opgegroeid. Ik nodigde mijn moeder uit om samen daar mijn verjaardag te vieren. Ik was nu even oud als zij toen ze van mij beviel, dertig jaar geleden. We reisden naar Santa Clara en namen samen een kamer in een hotel niet ver van de snelweg af. Mijn moeder was geïntrigeerd door mijn recente fascinatie met het spirituele en leek zeer verheugd dat ik haar had gevraagd om samen mijn verjaardag te vieren. Ik vertelde haar over een aantal aspecten van yoga die voor mij nu bekend terrein waren, maar zorgde ervoor dat er ook nog dingen te ontdekken waren door zelf te kijken en te ervaren. Ze deed met me mee, 's ochtends vroeg met het chanten van de 'Guru Gita' en bij het vrijwilligerswerk als we de mensen bedienden die bij het restaurantje in de rij stonden voor het ontbijt. Ze zat naast me tijdens de meditatie, urenlang zonder te klagen in kleermakerszit op de grond. Ik was blij dit ik dit kon delen met iemand die er net zoveel waarde aan hechtte als ik. Eindelijk konden we weer iets delen.

Bakasana
(De kraanvogel of de kraai)

Baka betekent 'kraanvogel'. Net als bij de kukkutasana rust het gewicht van het lichaam op de handen en de armen. Men zegt dat bakasana lijkt op een kraanvogel die door het water waadt. Sinds mensenheugenis is de kraanvogel zowel het symbool geweest voor de gezant van dood en oorlog als, in het christendom, voor waakzaamheid en goedheid. In de symboliek van het Oosten staat de kraanvogel vaak voor een lang leven. Deze houding is bevorderlijk om de armen en polsen te versterken, de rug te strekken, de buikorganen te versterken en de liezen te openen.

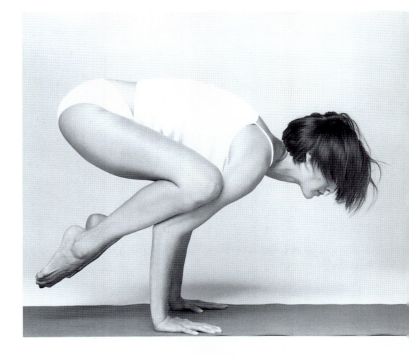

GEMEENSCHAP

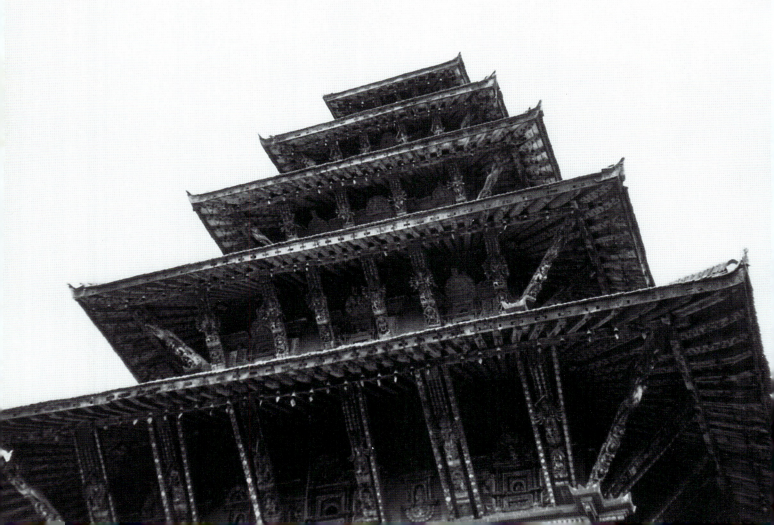

In de loop der tijden zijn er vele instellingen in het leven geroepen door gemeenschappen van gelijkgezinden, met als doel orde te scheppen en antwoorden te geven in tijden van chaos. Eeuwenlang hebben allerlei gemeenschappen, van religies tot overheden, vele mensen met hun bedoelingen goede diensten bewezen door geborgenheid en zekerheid te bieden, maar tegelijkertijd werden degenen die niet precies pasten binnen het verwachtingspatroon buitengesloten. Dit is een bron van intolerantie, waaruit haat in de wereld kan ontstaan.

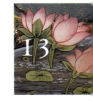

Tegenwoordig lijkt de wereld steeds meer te bestaan uit te veel verschillende en tegengestelde gemeenschappen. We kunnen gemakkelijk vergeten dat er voor iedereen een plaats is, voor iedereen iets is; en we kunnen gemakkelijk terechtkomen in een fanatiek soort solidariteit, waardoor een te grote kloof ontstaat ten opzichte van wat ogenschijnlijk 'anders' is.

Het woord gemeenschap is oorspronkelijk afgeleid van het Latijnse woord *communitas*. *Van Dale* geeft een aantal betekenissen van het woord, waaronder *1* de gezamenlijke personen die tot elkaar in een bepaald opzicht in een geregelde betrekking, in 'gemeenschap' staan, *2* de persoonlijke verbondenheid, de innerlijke verhouding tussen mensen onderling, en *3* de maatschappij, samenleving. Als we naar de laatste betekenis kijken, moeten we ons bedenken dat de mens een sociaal dier is en behoefte heeft aan omgang met anderen. Meer dan wat ook hebben we behoefte aan liefde, begrip en respect. In zekere mate kunnen we, als we ervoor kiezen, daar zelf in voorzien. Maar hoe clichématig het ook mag klinken, we zijn geen eilandjes. Hoewel het altijd een goed idee is om te beginnen met de dingen waar we enige controle over hebben in het leven, in plaats van met de dingen buiten ons waar we toch weinig zeggenschap over hebben, is ons uiteindelijke doel wel de eenwording met anderen; en dat brengt ons weer terug bij de schepping. Mensen kunnen namelijk niet in hun eentje overleven. Mensen hebben de verbinding met anderen nodig om hun potentieel te kunnen verwezenlijken en werkelijk zichzelf te kunnen zijn. Een werkelijke gemeenschap moet zich niet alleen bekommeren om en zorg dragen voor de mensen die er deel van willen uitmaken; die mensen moeten het zelf ervaren. Als mensen besluiten te veranderen, heeft datgene wat zich buiten hun gemeenschap afspeelt een zeer grote invloed op hun persoonlijke keuze.

Als ik aan het woord gemeenschap en *communitas* denk, moet ik aan een samenzijn denken als de ervaring van een verhoogde gevoeligheid. Wanneer we samenkomen of samenwerken, kunnen we enorm veel meer bereiken dan in ons eentje. We vormen onze gemeenschappen vanuit deze twee behoeften – de behoefte ons eigen leven vorm te geven en de behoefte aan elkaar.

In de loop van ons leven zijn er talloze subgemeenschappen waarbij we ons aansluiten en die we misschien ook weer verlaten. Het gezin is de eerste ervaring in deze reeks en hoeft zich allang niet meer te beperken tot de traditionele definitie ervan, maar is een zich voortdurend evoluerend begrip van vitaal belang, gezien de enorme invloed ervan op de denkwereld en de normen en waarden van het individu. Of een gezin nu één of vijftien leden telt, als we de ontwikkeling van het denken volledig willen begrijpen, zullen we rekening moeten houden met de evolutie van definities. Het belangrijkste is, dat als er liefde is in het gezin, er ook meer kans is dat het kind van zichzelf en anderen kan houden.

Een andere subgemeenschap is de school, een begrip dat ook verschillende betekenissen heeft gekregen. Er zijn particuliere en openbare scholen, maar ook thuisonderwijs, dat tegenwoordig aan populariteit wint. We kunnen zelfs een groep of collectief van onafhankelijke denkers, artiesten of individuen met een gemeenschappelijk doel een gemeenschap noemen. Voor veel mensen is dat het moment waarop ze zich voor het eerst realiseren dat ze een bepaalde gelijkheid met hun leeftijdgenoten vertonen, terwijl ze toch hun eigen unieke persoonlijkheid behouden. Ook de kerk en de tempel zijn voor veel mensen een gemeenschap. Het zouden verlengstukken van menselijke waarden moeten zijn, waarop het gezin kan teruggrijpen, maar ook een historische context moeten bieden die in het onderwijs wordt bestudeerd en aan de hand van de eigen ervaring kan worden onderzocht. In elke gemeenschap moet tolerantie de hoogste waarde zijn. Wie heeft ooit gezegd: 'Onwetendheid is gelukzaligheid'? Ik zou zeggen dat onwetendheid de dood is.

Op onze weg naar volwassenheid worden we vaak geconfronteerd met onderling strijdige ideeën, zoals de absolute behoefte aan individuele vrijheid en de onmiskenbare behoefte aan relaties. De natuur laat ons talloze succesvolle voorbeelden zien van deze paradox, die ons verrassen met een schat aan inzicht. De werkelijke uitdaging ligt in tolerantie, zowel in denken als in doen, ook als we zeer verknocht zijn aan onze ideeën en overtuigingen. Hoe meer we overtuigd zijn van ons geloof, hoe meer we open zouden moeten staan voor het geloof van de ander. Ook al klinkt het misschien idealistisch, het is mogelijk om een gemeenschap op te zetten die gedijt binnen deze paradox. Als we deze wereld zouden zien zoals ze werkelijk is – een macrokosmos – dan zouden we begrijpen dat we daarbinnen allemaal een plaats en een doel hebben. Wij zijn allemaal deel van het geheel. Als we te zeer opgaan in het micro, missen we de schoonheid en de vrede van het macro.

Vele van de huidige wereldproblemen vinden hun oorsprong in deze veronderstelde verschillen.

We staan tegenover elkaar door concepten van scheiding die de mens zelf heeft ontworpen. Ongeacht welk geloof je aanhangt, we begrijpen allemaal dat we ergens vandaan komen. Of je nu gelooft of dat door een onbevlekte ontvangenis was of door de oerknal, we zijn allemaal samen als mensheid geboren. We hebben het leven en het vermogen een menswaardig bestaan te leiden geërfd, zodat we het leven met volle teugen en met Gods genade kunnen ervaren. Bij elkaar horen wordt gedefinieerd door een gezamenlijk gevoel van zingeving en niet door gezamenlijke aannamen over een bepaald gedrag. Het gemeenschapsinstinct doet zich overal in het leven voor. Het leven zoekt zelf naar systemen; het heeft instinctief behoefte aan relaties, aan verbinding met anderen. Het is mogelijk om gemeenschappen in het leven te roepen die veerkrachtig zijn en over aanpassingsvermogen beschikken en zowel openstaan voor ons anderszijn als ons deel-zijn. Laten we kiezen voor saamhorigheid en ons anderszijn omhelzen.

VERGANKELIJKHEID

Al het geschapene is vergankelijk.
Streef bewust naar je doel.
BOEDDHA

11 september 2001 was voor de hele wereld een historische dag. Degenen die zich op dat moment in New York bevonden zaten op de eerste rang om getuige te zijn hoe de mensheid door het terrorisme werd bedreigd en konden met eigen ogen aanschouwen hoe het World Trade Center bij de aanval letterlijk in stof opging. Hoe afschuwelijk deze gebeurtenissen ook waren, in de nasleep ervan zijn we door het rouwen en de angst als gemeenschap en als land als geheel dichter tot elkaar gekomen. Veel mensen twijfelen aan het bestaan van een

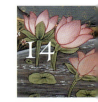

God die in Zijn naam zoveel kwaad en haat in de wereld toestaat, anderen ervaren voor het eerst solidariteit met hun gezinsleden, collega's op het werk of de overheid en de rest van de vrije wereld, terwijl weer anderen alles nog steeds beschouwen als het spel van bewustzijn.

Op dat moment waren er 5000 mensen voor wiens leven werd gevreesd, en wisten vele duizenden mensen nog niet waar ze aan toe waren. De president en zijn kabinet onderzochten welke represailles genomen zouden worden tegen degenen die verantwoordelijk werden gehouden voor deze barbaarse daden. In het leven heb je altijd keuzen en de keuze toen leek te zijn hetzij de vijand met gelijke munt terug te betalen, hetzij collectief een manier te vinden om het leed en de woede op een meer bewuste manier te kanaliseren. Mogen we doelbewust nog meer mensenlevens op het spel zetten om degenen die we hebben verloren recht te doen?

Vanuit yoga bezien, hebben we dit scenario allemaal in de loop der wereldgeschiedenis vele malen doorgemaakt. Dit is de manier waarop tragedies in de eeuwenoude teksten zoals de *Bhagavad Gita* worden uiteengezet. Levens gaan verloren opdat nieuw leven geboren kan worden. Er bestaat geen definitieve dood als zodanig. De cyclus beweegt zich voort: dood, geboorte, dood, geboorte, enzovoort. Ieder leven heeft een bepaald doel en eindigt op het moment dat dat voorbestemde punt is bereikt. Elke dag sterft er een deel van ons en de dood van iemand anders herinnert ons iedere keer weer aan ons eigen lot. Wanneer we rouwen, rouwen we zowel om onszelf als om degenen die we verloren. Wanneer we de staat van samadhi bereiken, worden we herenigd met onze bron. Dat en moksha (bevrijding) zijn het doel voor hindoes. We sterven allemaal in tragedies van een dergelijke omvang, maar daarnaast overleven we ook en bouwen we ook voort op de herinneringen en de lessen van hen die ons voorgingen.

Het is waardevol om te zien hoe de verschillende religies omgaan met dood en vergelding. Voor christenen gebeurt het onderricht aan de hand van het leven van Christus en zijn eigen onrechtvaardige en wrede dood aan het kruis, die hij voor de hele mensheid stierf, zodat we kunnen leren dat ook wij kunnen opstaan als we ons geloof in God en het hiernamaals behouden. Voor moslims zegt de Koran dat als iemand een onschuldig mens doodt, dat voor God is alsof die persoon alle onschuldige mensen op aarde doodt; en dat als je een onschuldig mens redt, dat voor God is alsof je alle onschuldige mensen op aarde redt.

Het boeddhisme zet dit uiteen aan de hand van de leer en het leven van Gautama de Boeddha, die vier geheime tochten maakte buiten de paleismuren en op basis van wat hij daar zag zijn verlichting bereikte. Tijdens zijn eerste tocht ontmoet hij een oude man; tijdens de tweede ziet hij een ernstig zieke man. Op zijn derde onderneming ziet hij hoe een lijk naar de brandstapel wordt gedragen; en de vierde keer ontmoet hij een sadhu (een heilige) of iemand die afstand heeft gedaan van de wereld. Deze vier ontmoetingen hebben met elkaar een traumatisch effect op de Boeddha, maar hierdoor komt hij tot de waarheid over de toestand waarin de mens zich bevindt: dat ieder mens te maken krijgt met ziekte, ouderdom en dood. Door hiervan getuige te zijn geweest, is zijn blik verhelderd en wordt hij snel volwassen. Vervolgens richt hij zijn aandacht alleen nog maar op de belangrijke levensvragen. De laatste waarneming, van de heilige, doet de spiritualiteit van de Boeddha ontwaken, wanneer hij ziet dat deze man, die niets heeft, wordt omgeven door zoveel innerlijke rust en vrede. De jaren daarop besteedt hij aan zijn zoektocht naar een oplossing voor het menselijk lijden.

Laten we na deze en alle andere tragedies in de voetsporen van de Boeddha treden. We moeten de wereld vanuit een nieuwe helderheid beschouwen en ons richten op de belangrijke levensvragen. Laat deze ervaring je sluimerende spiritualiteit doen ontwaken en ga op zoek naar innerlijke rust en vrede. Laten we ons aansluiten bij de laatste woorden die de Boeddha voor zijn sterven sprak: 'Al het geschapene is vergankelijk. Streef bewust naar je doel.'

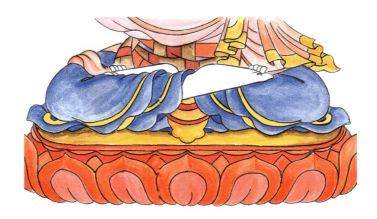

Eka Pada Rajakapotasana
(De koningsduif)

Eka betekent 'één', *pada* betekent 'been' of 'voet', en *kapota* 'duif'. Eka Pada Rajakapotasana is een van de moeilijkere achterover gebogen houdingen en imiteert de

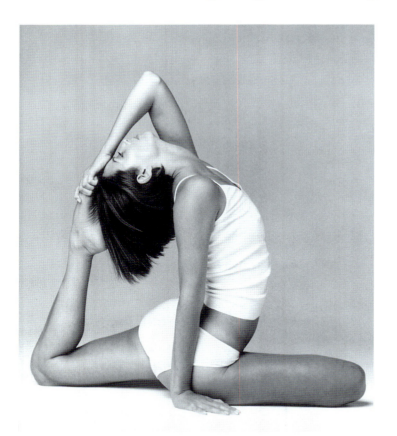

opgeblazen borst van een kropduif. De moeilijkheid van deze houding zit onder andere in de positie van de benen. Het is een complexe houding, waarin het moeilijk is het juiste evenwicht en de juiste positie van het bekken te vinden, wat een gelijkmatige beweging langs de ruggengraat en het heiligbeen niet eenvoudig maakt. Het ene been is gebogen en het andere voor het lichaam gevouwen, waardoor de houding ook een weldadig effect heeft op de onderrug, het bekken en de urinewegen. Doordat verschillende delen van het lichaam worden geopend, vanaf het bekken tot aan de schouders, worden de endocriene klieren van vers bloed voorzien. De houding helpt ook tegen stijfheid in schouders en nek.

Urdhva Dhanurasana
(Omgekeerde booghouding of rad)

Deze houding is in wezen een nabootsing van 'de brug'. Yoga heeft onder andere tot doel de beoefenaar verschillende invalshoeken en gezichtspunten te laten zien, zowel van het lichaam als van de geest. Zoals het lichaam in sarvangasana en salamba sirsasana ondersteboven komt te staan, zorgt urdhva dhanurasana ervoor dat het perspectief wordt verlegd van de voorkant van het lichaam naar de achterkant. Door de aandacht te verleggen van de voorkant naar de minder bekende achterkant van het lichaam betekent deze achterwaartse buiging een totale mentale en fysieke verandering van perspectief. In urdhva dhanurasana is het belangrijk de spieren aan de voorkant van het lichaam, zoals de liezen en de spieren van buik en borst, passief en ontspannen te houden. In deze houding worden de borst en de longen intensief gestrekt, terwijl armen, polsen, buik, benen, billen en ruggengraat worden versterkt. De borst en de longen worden geopend en de hypofyse en de schildklier worden gestimuleerd, wat een gevoel van vitaliteit en energie geeft. Urdhva dhanurasana is een goede houding om neerslachtigheid tegen te gaan en rugpijn te verlichten en heeft een geneeskrachtig effect bij astma en osteoporose.

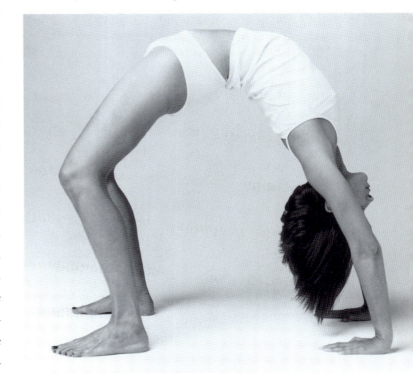

DHARMA

(De leer)

Wees een licht voor jezelf

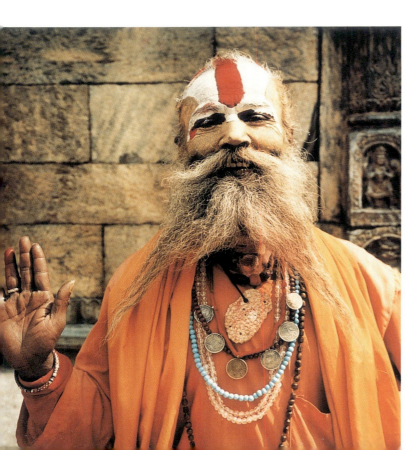

We gaan op zoek naar een goeroe, omdat we willen dat iemand ons laat zien wie we zijn. Dit is een absurd gegeven. We leven in de wereld van onze ijdelheid – onze eigen lusten, wreedheden, gewoonten, gehechtheden en angsten. Dit is alles wat we kennen; dit is ons leven. En zolang we de waarheid over onszelf bij iemand of iets buiten ons zoeken, kunnen we deze eigen wereld niet onderzoeken – en zullen we dus nooit weten wie we werkelijk zijn.
John McAfee

De neiging is simpel. Tot op zekere hoogte doen we het allemaal – weten welke problemen we moeten aanpakken en wensen dat iets of iemand anders ze gewoon met een enkel gebaar van onze schouders neemt. We kunnen zeker hulp krijgen op onze zoektocht, spiritueel of anderszins, in het leven, maar we weten allemaal dat we er zelf doorheen moeten, willen we er werkelijk iets van leren. Zelfverwerkelijking is precies wat het is, zelf-verwerkelijking. Hulp is welkom, maar niet zonder dat het resoneert met de waarheid in ons. Niet alles wat we leren is altijd het juiste voor ons.

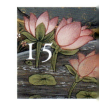

Veel mensen in het Oosten, en zelfs in het Westen, zeggen dat ze een goeroe hebben. Het is zo'n populair woord geworden dat veel mensen het tegenwoordig onjuist gebruiken, zonder precies te weten wat het betekent. Het wordt zelfs zo vaak gebruikt, dat het een vage metafoor is geworden voor een leraar. *Goeroe* is echter een Sanskritwoord dat 'licht brengen in de duisternis' betekent. Duisternis verwijst in dit geval naar onwetendheid of misvatting van de werkelijkheid. Een goeroe is van oudsher iemand die grote wijsheid schenkt; iemand die een verlichte staat van zijn heeft bereikt door zich te bekwamen in de acht geledingen van yoga.

De Boeddha was zelf verlicht en hij was een groot goeroe. Hij was het levende voorbeeld dat yogabeoefening andere mensen kon begeleiden naar de bevrijde staat die hij zelf in zijn leven had bereikt. Zijn pad was een praktisch pad en zo ontstond wat tegenwoordig een van de snelst groeiende filosofische religies van de wereld is geworden. Hij onderwees zijn pad gedurende zijn hele leven in zijn eigen bewoordingen door middel van de Vier Nobele Waarheden en het Achtvoudige Pad, zodat ook anderen gelukzaligheid zouden kunnen proeven. Tenslotte dragen we allemaal het potentieel van verlichting in ons, net zoals de pit van een appel het potentieel in zich draagt een appelboom te worden.

Mensen die verlichting hebben ervaren, kunnen net als de Boeddha doorgaan met hun studie en onderricht door een voorbeeld te zijn voor degenen die zich tot hen aangetrokken voelen. In India, waar de Boeddha werd geboren, zijn er overal goeroes. Sommige yogi's hebben zelfs meer dan een goeroe of spiritueel leraar. Er zijn verschillende manieren waarop de relatie met een goeroe wordt aangegaan en onderhouden. Vrienden van me zeggen dat ze thuis in de Verenigde Staten van hun goeroe droomden en vervolgens helemaal naar India reisden om naar hem op zoek te gaan. Sommige mensen rouwen lange tijd nadat hun goeroe zijn lichaam heeft verlaten. Ik heb de afgelopen jaren wel enige tijd bij een aantal goeroes doorgebracht en in een poging de relatie beter te begrijpen hen nauwlettend geobserveerd met hun gehoor, maar nooit heb ik me geroepen gevoeld een van de huidige leraren 'mijn goeroe' te noemen. Ik heb me echter wel meerdere malen geïnspireerd gevoeld door de waarheid en de kennis die door deze mensen naar buiten komt; er lijkt een bepaalde kracht in hun kennis te zitten die, zoals wordt beweerd, door middel van een soort genade door hen wordt overgedragen op anderen, via hun handelingen, hun woorden of zelfs alleen maar hun aanwezigheid. Maar doordat ik als katholiek ben opgevoed en dus een christen ben, heb ik als vanzelfsprekend Jezus Christus als mijn gids beschouwd. Elke keer dat ik mijn naam opschrijf, word ik herinnerd aan de betekenis die Hij in de wereld en mijn leven heeft. Ik denk dat ik Hem als mijn eerste goeroe kan beschouwen.

Van oudsher wordt het goeroeschap door mannen vervuld en wordt het via een bepaalde lijn overgeleverd. Er wordt algemeen aangenomen dat hun kennis ook kan worden geschonken aan of overgedragen op een ander wezen wanneer ze hun fysieke lichaam verlaten of sterven, zoals in de Siddha Yoga-lijn waar Gurumayi het boegbeeld van hun ashrams over de hele wereld is. In India is het de rol van de goeroe om de leiding van een ashram op zich te nemen en zijn kennis van de leer te delen met zijn volgelingen.

De volgelingen zijn de discipelen of de studenten en soms ook de verzorgers van de goeroe en de ashram. Ze dienen hun goeroe vaak alsof hij een godheid is, aangezien de goeroe wordt gezien als iemand die vanwege zijn verhoogde bewustzijn dichter bij God staat dan de meeste mensen. De dharma, als vertegenwoordiging van de waarheid zelf, wordt op de volgelingen overgedragen, samen met elk ander onderricht dat hen helpt deze waarheid in hun leven en zichzelf te verwerkelijken, terwijl ze zich in de aanwezigheid van hun goeroe bevinden en naar zijn woorden luisteren.

Tegenwoordig zijn er ook verschillende bekende vrouwelijke goeroes, zoals Gurumayi, Moeder Meera, Ananda Ma en Amma, ook wel bekend als de goeroe die iedereen omhelst. Deze wereldvermaarde goeroes kunnen op ieder moment honderden mensen tegelijkertijd toespreken, ook tijdens de wereldtournees die ze veelal houden. In een dergelijke setting is het vrijwel onmogelijk de intimiteit te bereiken die vroeger en van oudsher juist zo kenmerkend was voor het gehoor van een goeroe. De kennis kan nog steeds worden gedeeld en de nabijheid is nog steeds voelbaar, maar op deze buitenlandse tournees is het veel moeilijker deze functie van mentor direct te ervaren dan in India, waar deze relatie het eerst ontstond.

Een van de mooiste aspecten van de tradities van goeroes vind ik dat iedere goeroe ook zelf een goeroe heeft en dat die goeroes door hen net zozeer worden gewaardeerd als zij door hun eigen volgelingen. Dit geeft je het gevoel dat we allemaal tegelijkertijd zowel leraar als leerling zijn. Er bestaat nog een ander soort goeroe die de 'upagoeroe' heet en iedereen kan

TANTRISCH BOEDDHISME, ook wel bekend onder de naam *Vajrayana*, oftewel de 'diamanten weg', een esoterische traditie binnen het boeddhisme, 'is in hoge mate afhankelijk van de directe initiatie of "empowerment" door een goeroe' en moet alleen worden beoefend onder nauwlettend toezicht van een spiritueel leraar.

Kashmir shaivisme is een hindoeïstische beoefening die zich ook sterk verlaat op de initiatie door een goeroe. Siddha Yoga is een voorbeeld van een dergelijke vorm van aanbidding die wordt geïnitieerd door de genade van de goeroe, die leert dat het goddelijke bewustzijn in dit lichaam bereikt kan worden.

Tantra

Het Sanskritwoord *Tantra* wordt vertaald als 'techniek' en stamt uit het begin van het eerste millennium uit teksten die bekendstaan als de Tantra's. De leer uit deze Tantra's is gewijd aan het principe van *shakti*, oftewel de oerenergie van het lichaam, die wanneer ze in slapende toestand verkeert en de pranastroom belemmert, kan worden gewekt door middel van een techniek gebaseerd op kundalini. In tantrische yoga, en met name de hindoeïstische tantra, wordt de nadruk gelegd op de beoefening die zowel de integratie van het zelf met het Zelf als het fysieke lichaam met de spirituele kosmos beoogt. Om de obstakels die de doorstroming van prana belemmeren weg te nemen, wordt gebruikgemaakt van bepaalde energieën die men in de meeste andere tradities wordt geacht te verzaken, zoals seksueel genot.

zijn die jou iets leert. Nederigheid is een belangrijk aspect van een leraar en wijsheid is niet zomaar iets wat alleen het zelfingenomen ego voedt. Integendeel, dit zijn zaken die met anderen gedeeld dienen te worden of om zelf op te mediteren. Misbruik maken van je kennis of het onder spirituele voorwendsels misleiden van een andere kwetsbare ziel is een gruwelijke daad waar vast en zeker een passend karmisch antwoord op zal volgen. Voor een bhakti-yogi is een goeroe onmisbaar, en voor een jnana-yogi is hij vaak een obstakel. Daarom moeten we acht slaan op wat we weten en, daarnaast, hulp zoeken bij elkaar.

Dit zijn dingen om je van bewust te zijn wanneer je de nieuwe wereld van yoga gaat verkennen of betreedt. Het ego is machtig en ondermijnt de yoga-aspiraties, en kan zich zelfs bij ervaren beoefenaars doen gelden. Wees op je hoede voor mensen die beweren meer te weten dan jij. Nogmaals, vertrouw bij het zoeken van je weg in deze wereld vooral op je eigen instinct en ervaring. Veel mensen onderwijzen wat ze vooral zelf te leren hebben in het leven. Projectie kan een algemeen bijeffect zijn, maar moet tegen elke prijs worden vermeden.

Ook in de yogales zelf is het bijvoorbeeld belangrijk om naar je eigen lichaam te luisteren. Vanwege de toenemende populariteit zijn de lessen vaak erg vol. Voor de leraar is het vaak moeilijk je de individuele aandacht te geven die je misschien nodig hebt; het is daarom ongelooflijk belangrijk om je voortdurend van je lichaam bewust te blijven. Probeer niet steeds de volle honderd procent te geven in een houding die je niet goed kent. Ga langzaam en rustig te werk. Maak steeds opnieuw en bij elke ademhaling contact met jezelf. Het is belangrijker dat je je houding goed opbouwt dan dat je de uiteindelijke houding bereikt; door een goede opbouw bescherm je jezelf. Ooit heeft de Boeddha gezegd: 'Wees een licht voor jezelf'. Dat is een uitstekend advies!

Ustrasana
(De kameel)

Bij veel van onze dagelijkse bezigheden maken we bewegingen waarbij we ons lichaam naar voren buigen en de achterkant van de ruggengraat strekken. Het komt zelden

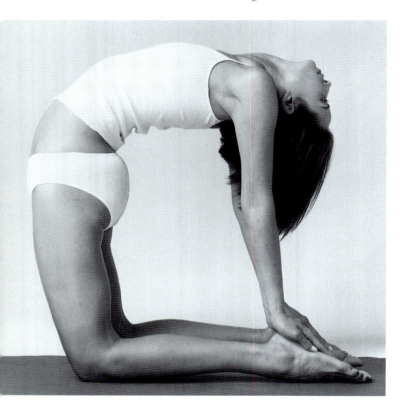

voor dat we deze beweging compenseren door de andere kant uit te buigen. Het is echter zeer belangrijk om de ruggengraat ook hol te maken, daar het strekken van de voorkant van de ruggengraat de bloedcirculatie bevordert. Door achterwaartse buigingen te doen, in een aantal verschillende houdingen, opent de borst zich en worden de longen geactiveerd, verdiept de adem zich en kan er meer zuurstofrijk bloed vrij door het hele lichaam stromen. Een van deze houdingen is ustrasana oftewel de kameel.

Deze houding heet de kameel, omdat de vorm naar men zegt op die van een kameel lijkt. De betekenis van een asana ligt vaak vervat in de naam en de asana's die de naam van een dier hebben gekregen, laten soms zeer interessante parallellen zien. Zoals de kameel zich vanwege zijn slechte zicht moet verlaten op een innerlijk kompas om zijn weg door het ongastvrije klimaat van de woestijn te vinden, zo heeft deze houding iets dergelijks nodig om een andere manier van zien te vinden. In deze houding bevinden het hoofd en het zicht zich achter het lichaam. Net als in sirsasana staat onze wereld ondersteboven en ons perspectief op z'n kop. Door onze dagelijkse, vooruitgerichte blik te wijzigen, kunnen we een belangrijkere innerlijke blik ontwikkelen. De achterwaartse buiging biedt op zichzelf al een uitdaging en een minder dan gastvrije omgeving voor het lichaam. Maar met de juiste oefening en ervaring zorgt ustrasana voor evenwicht en versterkt hij de ruggengraat. Tegelijkertijd opent hij de borst en het bekken, maakt hij de schouders soepel en strekt en verstevigt hij de lage buikspieren en de quadriceps.

Kapotasana
(De duif)

Kapota betekent 'duif'. Dit is een meer gevorderde achterwaartse buiging die qua vorm een duif nabootst. De houding stimuleert de bloedtoevoer rond de ruggengraat waardoor de hele ruggengraat van extra energie wordt voorzien, opent de borst en het bekken, en versterkt het hart en de ingewanden. Het is van groot belang eerst de kapotasana te beheersen alvorens de moeilijkere achterwaartse buigingen te gaan oefenen.

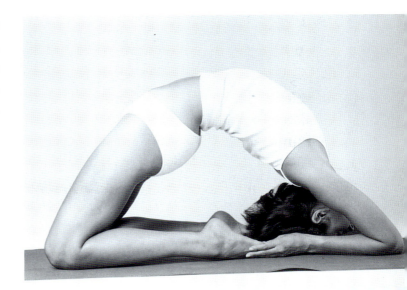

SCHOONHEID LIGT IN HET HART VAN DE AANSCHOUWDE

Alles draagt schoonheid in zich, maar niet iedereen ziet haar.
CONFUCIUS

Schrijven over schoonheid is een uitdaging voor me. Niet omdat ik er geen mening over heb, maar omdat ik een carrière hebt opgebouwd rond het feit dat ik 'mooi' wordt gevonden. Ik heb mezelf een marketing- en verkoopinstrument van 'mooie' dingen laten zijn. 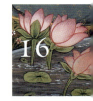 Als fotomodel voelt het al narcistisch om hier gewoon over na te denken. En als vrouw is het ook moeilijk, omdat we onszelf vaak het slachtoffer laten worden van maatschappelijke noties. Maar yoga heeft me iets anders geleerd – dat werkelijke schoonheid in fysieke zin zich bevindt in gezondheid en welzijn, niets meer en niets minder. Als het over het spirituele gaat, zijn er oneindig veel uitingen van schoonheid. Als je de hand van God of de macht van de natuur in de schepping gaat herkennen, kun je de schoonheid overal zien. Om te kunnen genieten van schoonheid op dit niveau moeten we echter eerst onze manier van kijken veranderen.

Als kind reageren we instinctief op schoonheid, nog voordat we onze emoties of gedachten op orde hebben. Maar als we ouder worden en te maken krijgen met anderen en de wereld als geheel, verandert ons concept van schoonheid van een innerlijke ervaring of intuïtieve reactie in een uiterlijke ervaring of reactie op stimuli. We ontwikkelen een zelfbeeld op basis van vergelijking met de mensen in onze omgeving of met de onuitputtelijke stortvloed van beelden in onze cultuur. Afgezien van mijn carrière, groeide ik net als ieder ander meisje op en leek ik me van de ene op de andere dag bewust te zijn geworden van mijn fysieke persoon. Het 'vergelijken' was echter al eerder begonnen. Ik vergeleek mezelf natuurlijk al vroeg met mijn ouders en zussen, en als de middelste van drie dochters taxeerde ik mijzelf aan de hand van mijn zussen aan weerszijden, zonder me daar echt bewust van te zijn. Toen ik de prepuberteit bereikte, kreeg ik uiteindelijk door wat ik aan het doen was. Ik ontdekte dat ik mezelf voornamelijk met leeftijdgenoten op school of tijdens het sporten aan het vergelijken was. Op deze leeftijd ben je behoorlijk vertrouwd met de leden van je gezin, maar worden je vrienden en hun gezinsleden opeens uitermate interessant.

Op die leeftijd was er altijd wel iets wat je beste vriendin wel had en jij niet, maar wat je wel heel graag wilde hebben: zoals een moeder die je verwende door je na school op een ijsje te trakteren of de grote broer die voor je zorgde op de speelplaats. Die verschillen kunnen zelfs de reden zijn geweest dat jullie elkaars beste vriendinnen werden. Als mens zijn we altijd geneigd op zoek te gaan naar wat we niet hebben en te veranderen wat we wel hebben, om zo ons leven aangenamer te maken. Ik had krullend bruin haar en was groter dan alle andere meisjes in mijn klas. Ik had stapels kleine vriendinnen met sluik blond haar. Ik hield ervan hoe klein en knap ze waren. Zij konden veel gemakkelijker kleren vinden die hen goed stonden. Door mijn lengte en uiterlijk zag ik er ouder uit dan ik was, waardoor ik anders werd behandeld, of ik dat nu wilde of niet. Ik had vaak het beeld van mezelf dat ik helemaal uit de toon viel. Ik liet mijn schouders hangen en ging wat gebogen lopen om maar wat kleiner te lijken, zodat ik in mijn vriendenkring zou passen. Dit was het begin van het zelfbeeld dat ik ook nog als volwassene bij me zou dragen, want zo gaat dat als je je er niet van bewust bent.

Mijn moeder was ook klein. Toen ik tien jaar was, waren we even groot en kon ik de meeste van haar kleren aan. Ik neem aan dat het ook voordelen had – er zijn tenslotte veel meisjes die ouder willen lijken –, maar het ging gepaard met een vervroegd gevoel van verantwoordelijkheid. Zowel in de klas als op het softbalveld leken volwassenen vanwege mijn lengte meer van mij te verwachten. Ze praatten anders tegen mij. Als we een standje kregen, leek ik altijd meer waarschuwende blikken te krijgen dan anderen. Daardoor ging ik ook meer van mezelf verwachten.

Toen ik tien jaar was, verhuisden we vanwege het werk van mijn vader naar Miami. Daar werd ik 'ontdekt'. Mijn zus en ik werkten voor paardenshows; we waren er in Californië mee begonnen, maar hadden het in Florida serieuzer opgepakt. Toen we op een dag na school les hadden van onze trainer, kwam er een fotograaf langs met modellen die hij bij de stallen wilde fotograferen. Terwijl ik op mijn paard Dewey door de ring draafde, voelde ik zijn ogen op me.

Ik was veertien.

Ik hield meer van paardrijden dan wat dan ook en door mijn grote betrokkenheid genoot ik van het oefenen. Het was liefdewerk. Toen die fotograaf me op mijn paard zag rijden, zag hij me dus op mijn best en vol zelfvertrouwen, en hij vond me mooi. Ik kan me niet herinneren dat iemand me ooit eerder had gezegd dat ik mooi was. Hij vroeg mijn zus en mij of hij foto's van ons mocht nemen. We vroegen het aan onze moeder en zij vond het goed. Ze bracht ons op een zaterdagochtend naar zijn studio aan huis, waar we de hele dag bezig waren met onze make-up die door de vrouw van de fotograaf werd verzorgd en het maken van foto's.

Mijn zus was inderdaad mooi en atletisch gebouwd, en daar was ze zich ook bewust van. Ze werd door iedereen speciaal behandeld, omdat ze er zo, nou ja, volmaakt uitzag. Ze was twee jaar ouder dan ik – een cruciaal verschil op die leeftijd – en ze voelde zich ongelooflijk zelfverzekerd in haar lichaam, in tegenstelling tot mij. Op veertienjarige leeftijd was ik ruim een meter zeventig en een en al been. Ik had ook een beugel. Ik zat in die 'moeilijke leeftijd' waar mensen het over hebben, en had weinig vertrouwen in mijn fysieke verschijning. Gelukkig zaten sommige van mijn vrienden in diezelfde fase en was ik niet helemaal alleen. Ik had altijd behoorlijk wat vrienden, zodat ik tijdens die ongemakkelijke periode wel wat vreugde kon putten uit mijn vriendschappen.

Ik was werkelijk verbaasd toen bleek dat de fotograaf zeer tevreden was met de resultaten van onze fotosessie. Hij nam contact op met een plaatselijk agentschap en regelde meteen een afspraak voor ons met de eigenaar. Mijn moeder bracht ons erheen en zat erbij terwijl onze foto's werden bekeken en we stilletjes en ongemakkelijk zaten te wachten totdat de eigenaresse, die de foto's aan haar kritische blik onderwierp, haar oordeel zou vellen. Uiteindelijk, na minutenlang aarzelen, tuurde de magere vrouw met het zwarte haar en het scherpe gezicht ons aan door haar strenge, zwartomrande bril en zei tegen mijn moeder dat mijn zus te klein was, maar dat ik wel wat werk zou kunnen krijgen. Op dat moment wilde ik niets liever dan mijn benen met die van mijn zus ruilen, zodat zij als model werk zou kunnen vinden, en niet ik. Maar dat was duidelijk geen optie.

Daar zat ik dan, veertien, en in de 'schoonheidswereld' geworpen voordat ik zelf ook maar enig benul had van mijn eigen plaats in dat opzicht. Ik ging van stallen uitmesten voor vijf dollar per box, met hooguit vijfentwintig dollar per dag of vijftig dollar per weekend, naar zestig dollar per uur! Mijn moeder bracht me het jaar daarop naar al mijn afspraken en boekingen na schooltijd. Ze wachtte dan op me terwijl ik aan het werk was. Het was vreemd werk, van het begin af aan. Ik kreeg een bepaald bedrag per uur, dat inging zodra ik de studio binnenliep. Ik ging dan zitten terwijl mijn make-up en mijn haar werden gedaan, kleedde me aan en ging vervolgens voor de camera staan. Ik zeg tegenwoordig altijd dat modellenwerk geen echt vak is, zoals bijvoorbeeld acteren, aangezien je nooit een officiële opleiding krijgt. In feite is er sprake van een soort opleiding in de praktijk die met oefening en ervaring komt. Tot op dat moment had me altijd zeer ongemakkelijk gevoeld, maar toen ik van de fotografen en de klanten steeds complimenten kreeg, begon ik me te ontspannen.

Tot mijn verbazing bleken de andere jeugdmodellen die meer ervaring hadden uitstekende leraren te zijn. Ik herinner me met name een meisje dat Natalie heette. Ze was ook een danseres en leek in vergelijking met mij zeer volwassen. Ze bewoog zich elegant en ongelooflijk professioneel. Of we nu samen of in een groep werkten, ze gebruikte altijd scenario's waardoor haar personages op de foto er geloofwaardiger uitzagen. Ik leerde snel een hoop van Natalie door haar te imiteren.

Al snel bouwde ik een eigen cliëntèle op en had ik vrij regelmatig werk. Toen ons gezin besloot om na de hartaanval van mijn vader naar Californië terug te gaan, deed het me verdriet om de vrienden die ik had gemaakt te moeten achterlaten. Hoewel ik genoot van de nieuwe wereld die ik leerde kennen en ook blij was dat ik wat eigen geld kon verdienen om in de kosten van Dewey te voorzien, miste ik het soms om gewoon kind te kunnen zijn. Tussen mijn rijlessen, paardenshows in de weekeinden en fotosessies na schooltijd door, had ik weinig tijd voor mijn vrienden of lol maken.

We verhuisden weer naar dezelfde stad als waar we vier jaar eerder hadden gewoond. Het voelde nog wel vertrouwd, maar toch ook anders, waarschijnlijk doordat we ergens anders hadden gewoond. Het was vreemd om weer terug te zijn. Ik voelde me anders dan hoe ik me herinnerde te hebben gevoeld toen ik hier eerst woonde. We verhuisden halverwege het schooljaar en ik was dus een nieuwkomer. Met de meeste van mijn jeugdvrienden had ik geen contact meer en ik miste mijn vrienden die ik had achtergelaten. Mijn familieleden vonden hun draai weer, maar ik wist dat mij dat niet zou lukken. We hadden de paarden naar het westen meegenomen, maar het was nooit meer zoals in Florida.

Mijn moeder en ik gingen naar een modellenbureau in San Francisco, zodat ik in ieder geval dat weer zou kunnen oppakken. Weldra pendelde ik een paar keer per week van de voorsteden naar de stad om te werken of naar een afspraak na school. Het werk gaf me een gevoel van onafhankelijkheid en toen ik al snel in mijn eentje naar de stad en weer terug reisde, genoot ik daar nog meer van. Ik nam dan de bus naar de trein, die me naar het centrum bracht, vanwaar ik dan liep of een taxi nam naar mijn bestemming. Het was absoluut niet moeilijk om deze manier van leven opwindender te vinden dan school, maar wat mijn studie betreft eiste het dan ook zijn tol.

Die zomer gingen mijn moeder en ik naar Parijs, de modehoofdstad van de wereld, om te kijken wat ik kon doen. Kennelijk niet veel, maar we hadden het enorm naar ons zin, zoals we samen Parijs verkenden en gewoon genoten van elkaars gezelschap, musea bezochten en het caféleven vierden. Toen ik in de herfst naar school terugging, gingen mijn hormonen meer opspelen. Ik begon me als een echte puber, samen met mijn vrienden en mijn zussen, af te zetten tegen onze ouders en de autoriteiten op school. Mijn vrienden en ik droegen elke dag zwarte kleren naar school en noemden onszelf 'mods', en probeerden er net zo uit te zien als beatniks en de personages uit de film Quadrophenia. We gingen naar de campus van Berkeley om naar bands te luisteren, spullen te kopen in tweedehandswinkels en sigaretten te roken in koffiebars. Deze puberactiviteiten stonden in schril contrast met mijn werk. Ik besloot het voor mezelf te houden en vanaf die tijd leidde ik een dubbelleven. Wanneer ik bij mijn vrienden was, schaamde ik me voor mijn modellenbestaan en wanneer ik met de volwassenen werkte, geneerde ik me voor mijn puberale leven. Ik denk dat de schaamte voortkwam uit het feit dat ik in geen van beide situaties eerlijk tegen mezelf was.

Mijn lichaam ontwikkelde zich uiteindelijk tot een vrouwenlichaam waar ik erg blij mee was (hoewel ik liever meer van het een en minder van het ander had gehad). Mijn borsten ontwikkelden zich het laatst, maar mijn heupen en billen waren al gevormd. De mensen op mijn werk leken mijn lichaam te waarderen zoals het was, maar op school voelde het nog steeds alsof de verhoudingen niet klopten. Toen ik zestien was, ging ik in de zomer naar New York om te werken als model. Ik had nu bijna mijn uiteindelijke lengte van een meter achtenzeventig bereikt en woog negenenvijftig kilo. Ik ging alleen op reis, maar verbleef in het huis van de mensen van het bureau aan de Upper East Side. De eerste paar weken sjouwde ik overdag door de stad en maakte ik 's avonds lol met de andere meiden van over de hele wereld die bij dezelfde oppassers verbleven. We gingen naar de film, aten pizza's en vergeleken onze verhalen over de afspraken en het werk overdag. Het leek meer op de slaapzaal van een kostschool dan een rijtjeshuis. Er was weinig tot geen competitie. We steunden elkaar en leefden met elkaar mee als iemand een baan kwijtraakte of haar familie of vriendje miste, als er tenminste een vriendje in beeld was. Ik kreeg regelmatig werk, bij steeds belangrijkere klanten, zoals *Vogue* en *Elle*. Ik leerde nog steeds van mijn eigen ervaringen en de mensen om me heen. De meisjesmodefoto's op de advertentiepagina van de plaatselijke krant van Miami lagen ver achter me.

In de jaren van werk die volgden keek ik meer om me heen en werd ik wat stiller, hoewel ik ook wel steeds meer succes had. Mensen gingen speciaal naar mij vragen en ik was blij met de erkenning die ik soms kreeg. De complexen die ik ooit over mijn lichaam had gehad, waren weggevaagd door alle vleiende woorden van de mensen van de make-up, stylisten en fotografen. Ik was verstandig genoeg om hun complimenten met een korrel zout te nemen, maar desondanks gaf het me van tijd tot tijd een goed gevoel. De keerzijde was dat ik allerlei dubieus gedrag om me heen zag. Vaak leken de mensen die ik ontmoette het soort karaktertrekjes te bezitten dat ik wanhopig probeerde te omzeilen. Er waren mensen die het te hoog in hun bol hadden, maar ook die te weinig vertrouwen in zichzelf hadden. Net als thuis op school, tussen de beugels en de onhandige puberperikelen.

Ik herinner me hoe ik de andere modellen observeerde, hoe ik ze bestudeerde als een vogelaar, met name de Europese meisjes die zich zo op hun gemak leken te voelen in hun lichaam. Het leek wel hun tweede natuur om naakt door de kleedkamer te lopen. Soms probeerde ik hen te evenaren. Dat lukte niet altijd. Ik voelde me nooit helemaal op m'n gemak, ook al leek niemand dat te merken. Ik zat dan te roken alsof ik iets aan het doen was, zogenaamd volwassen, en nam het allemaal in mijn kleine innerlijke wereldje op. In het begin was het ook werkelijk een spannende tijd. Ik reisde de hele wereld over en bezocht allerlei plaatsen waarover ik in boeken had gelezen en op slaperige middagen had gedagdroomd. Dit was niet zo'n gekke manier van leven voor een aantal jaren, bedacht ik me. Wat geld sparen en misschien ooit weer terug naar school. De wereld lag wijd voor me open.

In 1987 werd ik achttien in een vliegtuig ergens boven de Stille Zuidzee, terwijl ik op weg was van Californië naar Thailand. Ik bezocht ook Phuket en Bali, en reisde vervolgens verder naar een fotosessie in Egypte in Cairo, van waaruit we over de Nijl naar Aswan en Luxor voeren. Toen ik in New York terugkwam, was ik volwassen en klaar om mijn eerste appartement te betrekken, dat ik aan de rand van Soho had gehuurd. Er was alleen nog één probleem: ik moest mijn eindexamen nog halen.

Op dat moment stond school erg ver van me af. Het enige wat ik nu wilde, was mijn eigen leven leiden en over de hele wereld reizen. Zo eenvoudig. De afgelopen jaren was ik naar een zelfstandig onderwijsinstituut in de buurt van mijn ouders gegaan, waar ik naar believen kon komen en gaan, en waar ik mijn werk inleverde bij een bepaalde docent die me vervolgens individueel lesgaf. Het was een volmaakte oplossing voor mijn steeds wisselende situatie. Mijn lesstof was afgestemd op mijn reizen en mijn interesse in literatuur en aardrijkskunde.

Toen ik eenmaal, als een volwassene, in New York was aangekomen, kon ik mijn eigen tijd inplannen. Van het begin af aan ging ik fulltime aan het werk, waardoor er weinig tijd overbleef voor studie of een bezoek aan mijn supervisor in Californië. Ik was te hard bezig met vooruitkomen om te zien wat ik achterliet. Ik liet het gewoon liggen en dacht er verder nauwelijks of niet over na. Mijn moeder was in alle staten vanwege mijn onverschilligheid. Elke keer dat ze haar kans schoon zag, begon ze er over, maar ik zei haar dat het voor mij geen nut meer had. Het was bijna te gemakkelijk voor me en ik zag er de zin niet van in om ermee door te gaan.

Nadat ik een aantal maanden in mijn eentje in de grote stad had gewoond en fulltime als model had gewerkt, bemerkte ik een verandering in mijn stemming. Zonder dat andere leven, het leven dat ik bijna ontvlucht was, voelde ik me minder interessant en veel eenzamer. Om me heen zag ik in alles de in het oog springende tekenen van vergankelijkheid, van de 'schoonheid', als uitvloeisel van mijn carrière, tot en met alle andere valse gevoelens van veiligheid die me tot dan toe waren gegund. Ik ging meer voor mezelf verlangen. Tijdens die overgangsperiode ontmoette ik mijn eerste echte vriend en hij bracht me in contact met yoga. Ik was ontzet toen mijn moeder hem mijn beschamende geheim vertelde – dat ik in wezen een middelbare-school-drop-out was. Het was echter wel dit gevoel van schaamte en zijn steun die er uiteindelijk voor zorgden dat ik mijn schoolwerk afmaakte en binnen een paar maanden mijn diploma had.

Ik was nu een jonge vrouw en in de jaren die volgden ging ik mezelf ontdekken. Ik stopte met roken, ging gezonder eten en regelmatig sporten. Tijdens een van die zomers volgde ik mijn eerste schrijfcursus aan de Universiteit van Californië. Ik voelde me gezond en energiek. Uiteindelijk ging de relatie niet goed, maar ik had in ieder geval nog de yoga, die in de een of andere vorm deel van mijn leven bleef. Door yoga had ik de instrumenten in handen gekregen mezelf tot rust te brengen wanneer dat nodig was. De relatie was niet gezond voor me geweest, omdat ik me door mijn partner bekritiseerd had gevoeld en zijn concurrent. Het gaf me kracht om uit een relatie te stappen die niet goed was voor me en ik voelde me in mijn eentje sterker dan ooit. Nog voor de relatie had ik mijn eerste eigen appartement gekocht in New York, maar ik was er niet vaak geweest, omdat ik het grootste deel van mijn tijd bij mijn vriend in Los Angeles had doorgebracht. Het voelde goed om weer thuis te zijn.

In eerste instantie leek het heilzaam voor me om weer aan het werk en het reizen te gaan. De mensen met wie ik had gewerkt verwelkomden me weer hartelijk en gaven me weer het gevoel dat ik mooi was, ook al was dat betrekkelijk. Het duurde echter niet lang of ik verviel weer in mijn oude slechte gewoonten – roken, meer drinken en te hard werken om voor mezelf te kunnen zorgen. In plaats van te leren van mijn relatie en de breuk, holde ik weg voor de pijn en de woede die ik had opgepot. Ik holde een jaar lang door en toen ik het gevoel had dat ik het vrijwel kwijt was, stopte ik en bleef ik staan. Ik ontmoette een nieuw iemand en kreeg weer hoop op een relatie. Uiteindelijk, na enkele mislukte pogingen, stopte ik voorgoed met roken. Ik stopte ook met drinken en ging weer regelmatig sporten.

Het was pas op mijn zesentwintigste dat ik besloot weer fulltime naar school te gaan. Ik nam de beslissing toen ik me met mijn 'rookvrije' lichaam afgewezen voelde door de coutureshows in Parijs. Ik was ongeveer vijf kilo aangekomen, maar voelde me gezond en goed in mijn lichaam. Voor mezelf was dit het helemaal waard. Voor de eerste keer waren mijn werkgevers echter minder tevreden over mijn lichaam dan ik. Ik deed de shows toch al niet graag en zodoende vatte ik het lauwe onthaal op als een aansporing tot de broodnodige verandering. Ik wist dat ik dit werk niet mijn hele leven zou willen doen, en dat dit werk mij ook niet voor eeuwig zou willen hebben. Het verveelde me al vaak, en nu ik een volwassen vrouw was en gevoeliger voor de eindeloze projecties, kon het me minder schelen om kritisch te worden bekeken. Ik moest mezelf aanpakken. Ik had vaak overwogen om weer naar school te gaan en ik besloot dat dit hét moment was om een poging te wagen. Dit besluit had een louterende werking op me, want vanwege mijn lestijden moest ik het werk waarvoor ik moest reizen opgeven. Het gaf me een basis en hield me thuis. Het voelde goed om eindelijk een dagelijkse routine te hebben, mijn koelkast gevuld te houden en mijn vrienden regelmatiger te zien.

School gaf me zo veel, dat ik uitkeek naar elk boek en elke les, elke dag opnieuw. Ik wist nog steeds niet precies wat ik ervan verwachtte, maar dat gaf niet, want ik genoot er intens van om onder voortdurende aansporing mezelf vol te laten lopen met kennis. Ik onderzocht elk onderwerp dat ik ooit interessant had gevonden en de lijst leek onuitputtelijk. Het was een zalige tijd van persoonlijke ontwikkeling. In die vier jaren kwam ik tot mezelf. Ik werd met rust gelaten en kon mezelf bewijzen met mijn kennis in plaats van met mijn lichaam en gezicht.

In deze periode legde ik me ook toe op een regelmatige yogabeoefening. Yoga had de verbinding gelegd tussen mijn lichaam, geest en ziel waardoor ik bij het overlijden van mijn vader in staat was mijzelf door het rouwproces heen te loodsen en er zelfs sterker uit tevoorschijn te komen. Ik leerde mijn lichaam te accepteren precies zoals het was. Dankzij mijn lichaam bevond ik me op dit punt in mijn leven en het verdiende niet de oordelen en de kritiek waaraan ik het had blootgesteld.

Mijn lengte had me voorspoed gebracht en me als kind onderscheiden van mijn zussen. Toen ik meer modellenwerk deed, waren mijn welgevormde heupen een voortdurende herinnering aan mijn vrouwelijkheid, daar veel kleren die ik moest dragen en verkopen niet waren toegesneden op het vrouwenlichaam. Ik was lang en slank, maar nooit mager. Mijn borsten waren precies de juiste maat voor mij en niet om mee te showen; daarvoor waren ze trouwens ook niet bedoeld. Vroeger had ik mezelf altijd beschouwd als slungelig en onhandig, maar dat was ik gelukkig ontgroeid. Ik ontdekte dat ik gracieus en lenig kon zijn. En mijn evenwicht kon bewaren in moeilijke houdingen, als model en als yogi. Ik ging van mijn lichaam houden, omdat het sterk, soepel en flexibel was en niet om hoe het eruitzag. In yoga was mijn lichaam van mij. Het vormde zo'n eenheid met de rest van mij en ik had er de beheersing over. Door yoga ging ik de metafoor van het lichaam als een tempel begrijpen. Het moet sterk en krachtig zijn, maar alleen om het innerlijke functioneren van het hart en de geest te beschermen. Eindelijk kon ik de eenheid van lichaam, geest en ziel ervaren.

Ons lichaam verdient dankbaarheid en geen zelfhaat. Ieder van ons heeft haar eigen, unieke verzameling uiterlijke kenmerken waar we ons goed over kunnen en moeten voelen. Als we onze uiterlijke kenmerken belangrijker maken dan ons innerlijk, dan is het niet te verwonderen dat zo velen van ons in dit gedrag vervallen. We hebben de mogelijkheid in ons om dat te veranderen. Het is zo belangrijk om te leren van jezelf te houden, als je dat niet al doet. We zijn onze eigen autoriteit en kunnen niemand anders de schuld ervan geven dat we ons niet goed voelen over onszelf. Als we ons door iemand anders op de een of andere manier minderwaardig gaan voelen, brengen we onszelf in een schadelijke, misschien zelf levensbedreigende situatie. Dat is niet de manier om het beste uit onszelf te halen. We moeten zachtaardig, vriendelijk en altijd vergevensgezind zijn.

Dit vereist natuurlijk een bepaalde deconditionering, maar door gewoon te doen en beter voor onszelf te zorgen, kunnen we ons, beetje bij beetje, beter gaan voelen. Het is vaak moeilijker om iets af te leren dan om iets te leren. Wanneer we ons op ons best voelen, zien we er ook op ons best uit. Het een gaat niet zonder het ander. Dat is wat ik door allerlei ervaringen en *Ayurveda* heb ontdekt. Innerlijke schoonheid straalt van binnenuit. Sommige mensen zeggen dat schoonheid ligt in het oog van de aanschouwer. Ik zou zeggen dat schoonheid ligt in het hart van de aanschouwde.

Salamba sirsasana
(Hoofdstand met steun)

Beschouw je voeten als de basis waarop je staat. Ze zijn de grond die je draagt in deze wereld. Aan het andere uiterste van je lichaam bevinden zich je hersenen, de

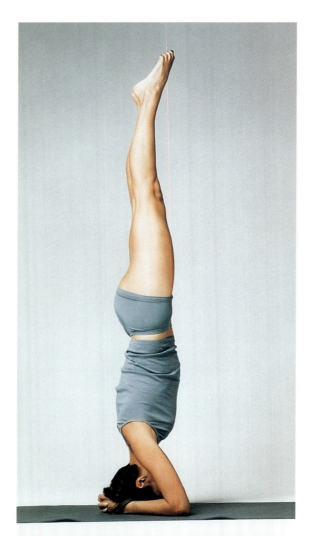

zetel van *jiva*. Jiva betekent leven, je individuele ziel of essentie. Men gaat ervan uit dat je, om jiva te ontwikkelen, de veiligheid van de aarde moet opgeven en jezelf moet ontwortelen – letterlijk op je hoofd moet gaan staan. De hersenen oefenen ook controle uit op het intellect, de wil, het geheugen, de verbeelding en het denken, zoals Geeta S. Iyengar schrijft in *Yoga: A Gem for Women*. Ze zijn het centrum van *sattva* (net als jiva onze essentie, in de betekenis van zuiverheid, waarheid, luciditeit), een van de drie guna's (dynamische krachten) van *prakrti* (natuur, kosmische manifestatie). Met je voeten plotseling geworteld in de hemel boven je word je spiritueel en goddelijk gelaafd. In deze houding oefen je je evenwicht en je moed – je draagt je eigen gewicht – en kun je het gewicht van je lasten vanuit een ander perspectief, een onbekend gezichtspunt gaan bekijken.

In fysiek opzicht stimuleert de hoofdstand de

toevoer en de circulatie van het bloed in de hersenen, waardoor helderheid in denken en spreken ontstaat. Deze evenwichtsstand voorziet het hele lichaam van energie en versterkt de ruggengraat. Doordat we voortdurend rechtop staan, hebben de interne organen de neiging door de zwaartekracht uit te zakken en traag te worden. Met dergelijke omgekeerde houdingen kan dit effect worden tegengaan. De toegenomen bloedcirculatie komt ook de ademhaling en de spijsvertering ten goede. Het meeste effect, echter, heeft de houding op de hersenen zelf. Door de omgekeerde houding krijgen de hersenen meer zuurstof, wat de geestelijke scherpte en helderheid vergroot. De grotere bloedtoevoer naar de hersenen verstevigt zelfs de tanden en het tandvlees en de organen die zich in het hoofd bevinden. Voor de beoefenaar is het belangrijkste effect misschien wel de kracht en de flexibiliteit van het lichaam en discipline van de geest; dit alles teneinde een innerlijk evenwicht te bereiken.

WAT IS AYURVEDA?

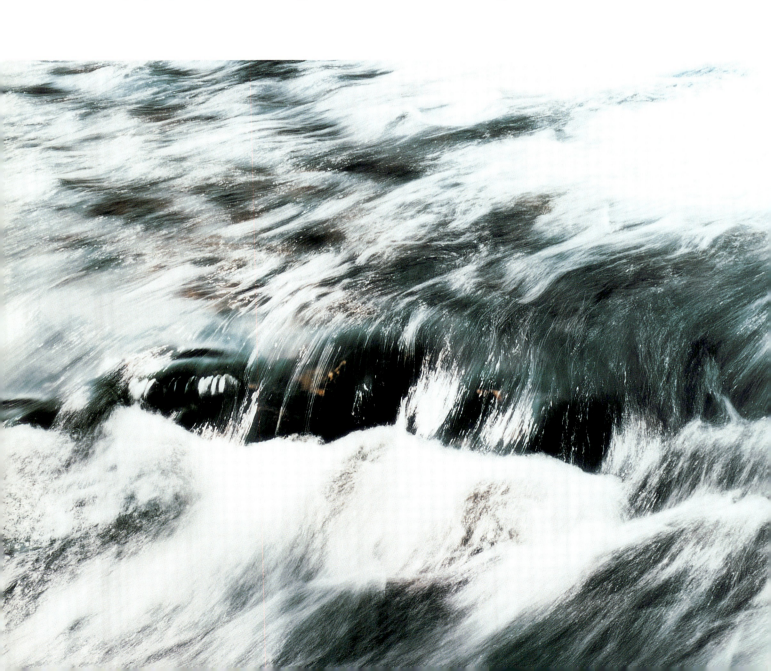

Als schoonheid zich in het hart bevindt, dan bezit Ayurveda de sleutel waarmee die onlosmakelijk met elkaar verbonden schoonheid van lichaam, geest en ziel die zich in ons bevindt kan worden ontsloten. Er is wel gezegd dat de vedische wetenschap in feite een enkele wetenschap met vele vensters is. Toegepast op de gezondheid, kunnen we haar Ayurveda noemen. In het Sanskrit betekent *ayu* 'leven' en *veda* 'kennis'. Ayurveda is een totale gezondheidsleer voor lichaam, geest en ziel. Toegepast op astrologie, wordt deze wetenschap *Jyotish* genoemd, en

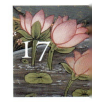

toegepast op het lichaam en het aangeboren verlangen het gevoel van afgescheidenheid op te heffen, wordt ze yoga genoemd. En wanneer ze wordt toegepast op het huis en de woonomgeving, wordt ze *Vastu Shastra* genoemd.

Ayurveda zegt dat er vijf natuurlijke elementen zijn: aarde, water, vuur, lucht en ruimte, die zich ook in ieder levend organisme bevinden. Van deze vijf overheersen er drie. Dat zijn *Kapha*, oftewel aarde – een combinatie van water en aarde; *Pitta*, oftewel vuur – een combinatie van vuur en water; en *Vata*, oftewel lucht. Deze elementen worden *dosha's* genoemd. Dosha's zijn de kwaliteiten die de neiging hebben het evenwicht in ons lichaam te verstoren en ziekten te veroorzaken wanneer onze gezondheid niet optimaal is. Verschillende factoren kunnen hierbij een rol spelen, zoals de omgeving, voeding, stress en de algemene conditie. Door specifiek aandacht hieraan te besteden kunnen de gezondheid en het evenwicht weer worden hersteld. De dosha's hebben elk hun specifieke kenmerken die kunnen aansluiten bij delen van je eigen persoonlijkheid of aard.

Ayurvedische artsen kunnen hun cliënten diagnosticeren door tijdens een gesprek te letten op die kenmerken of je een uitgebreide vragenlijst te laten invullen met vragen variërend van je slaapgedrag tot je eetgedrag en hoe die zich verhouden tot je manier van omgaan met stress of kwaadheid. Vervolgens kunnen ze je pols voelen om de specifieke verhouding van de dosha's te bepalen. Dit wordt de polsdiagnose genoemd. Als ze eenmaal duidelijkheid hebben over je dosha en weten welke gezondheidsklachten je hebt, kunnen ze je kruiden voorschrijven die helpen om je lichaam in balans te krijgen.

We beschikken allemaal, in verschillende mate, over alle drie de dosha's, maar over het algemeen zijn er steeds een of twee die overheersen. Als je de elementen vanaf de grond in een opgaande lijn beschouwt, krijg je Kapha, Pitta en Vata. Kapha, de combinatie van aarde en water, is dan de meest geaarde van de drie dosha's. De kenmerken van Kapha komen grotendeels voort uit het geworteld zijn in de aarde. Die kenmerken zijn intuïtie, stabiliteit, compassie, geduld en vriendelijkheid. Als die energie uit evenwicht raakt, kan ze lethargisch, zwaar en traag worden. Het seizoen van Kapha is het voorjaar en wordt ook als de jeugd in het leven beschouwd. De Kapha-uren van de dag zijn van zes tot tien uur 's ochtends en 's avonds. Kapha's hebben meestal een sterke, stevige lichaamsbouw en dik, donker haar. De huid van een Kapha is meestal wat olieachtig, met name in de jeugd, maar hierdoor blijft de huid later langer goed.

Aarde – De aarde wordt vereerd als een afzonderlijke heilige god of godin – een levend wezen met een ziel. Het is begrijpelijk dat al haar verschillende vormen op het een of andere moment een bepaalde betekenis hebben gekregen of krijgen. Van vulkanen en bergen tot valleien en grotten; de aarde heeft vele symbolische verschijningsvormen die de mens vanaf het begin der tijden hebben geïnspireerd tot spirituele en mystieke praktijken (de verering van heilige bomen en natuurgoden, alchemie, enzovoort). Aan vele van deze prachtige manifestaties worden ook tegenwoordig nog heilige krachten toegeschreven.

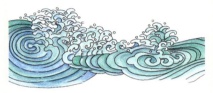

Water – De magische eigenschappen van water zijn indrukwekkend. Het is een van de universele symbolen voor de ziel en bezit de macht om te reinigen, helen en transformeren. Zowel hier op aarde als in de spirituele wereld is water een middel van transport en een grens. In het hindoeïsme zijn rivieren bijvoorbeeld het symbool van reiniging. In het christendom staat de doop met water voor het rituele wegwassen van iemands zonden. In de islam heeft water een belangrijke plaats in de afbeeldingen van het hemelse paradijs. De persoonlijkheid van water is even divers als zijn verschijningsvormen.

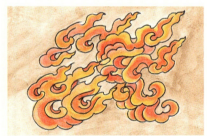

Vuur – Het vuur wordt vereerd als de bron van het licht en de essentie van de goddelijkheid. Het schept en het vernietigt en wordt geassocieerd met zowel het demonische als het goddelijke. In alle religies wordt het bij vele rituelen gebruikt en het is vaak een symbool van de ziel.

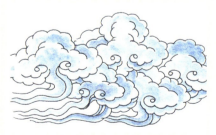

Lucht – Lucht circuleert door het lichaam en het universum en draagt de levensenergie, *prana*. Lucht is het meest ongrijpbare element en is tegelijkertijd noodzakelijk voor de bezieling van alle levende wezens. Lucht vertegenwoordigt de vrijheid die wordt opgeroepen door begrippen als hemel, wind, vliegen en adem.

De volgende is Pitta, de combinatie van water en vuur. De kenmerken van Pitta zijn meestal vurig van aard en omvatten passie, discipline en leiderschap. Wanneer ze uit evenwicht zijn, kunnen Pitta's snel opvliegend en opgewonden worden. Het Pitta-seizoen is de zomer en vindt in het leven zijn weerspiegeling in de middelbare leeftijd. Dienovereenkomstig is het middaguur ook de beste tijd voor een Pitta. Rood haar en sproeten kunnen tot de fysieke eigenschappen behoren. De huid kan normaal of gecombineerd zijn en ook gevoelig zijn voor huiduitslag of andere huidaandoeningen.

Vata, de combinatie van de elementen lucht en ruimte, is de dosha die het sterkst wordt geassocieerd met de geest. Vata is de gouden eeuw van het leven, maar hoort bij het winterseizoen. Vata's zijn creatieve, geanimeerde en sociale wezens wanneer ze in evenwicht zijn, maar uit evenwicht hebben ze een korte spanningsboog en kunnen ze grillig zijn. Hun huid is meestal droog en hun botstructuur fijn.

Maar Ayurveda is meer dan het classificeren van uiterlijke kenmerken en huidtypen. Heel veel meer. Het is de vijfduizend jaar oude Indiase leer van gezondheid en genezing. En in tegenstelling tot de meeste westerse geneeswijzen, in Ayurveda is ook speciaal ruimte ingebouwd voor de realiteit van het lichaam, de geest en de emotionele werkelijkheid van de vrouw. Deze traditionele 'levenswetenschap' besteedt aandacht aan aspecten van onze wereld en onszelf die niet noodzakelijkerwijs fysiek hoeven te zijn.

Er zijn zo veel zichtbare en onzichtbare elementen die een cruciale rol spelen in onze innerlijke en fysieke gezondheid. Het leven zit vol relaties. We hebben een relatie met onszelf, met anderen, met de natuur, met de maatschappij en met allerlei aspecten van onze omgeving. We zijn voortdurend op zoek naar van alles en nemen van alles in ons op, van liefde en emoties tot en met eten en geluid. Dat we ons voortdurend in deze stroom bevinden, is van invloed op onze gezondheid – mentaal, spiritueel en fysiek. Maar al te vaak gaan we wanhopig buiten onszelf op zoek naar de antwoorden die van nature in onszelf verborgen liggen. In plaats van te proberen de interne problemen op te lossen of die gaten te vullen met de vergankelijkheden van de wereld, probeert Ayurveda juist het tegenovergestelde te doen – om van binnen naar buiten te werken, door ons mentale bewustzijn te koppelen aan ons fysieke lichaam. Door een geïntegreerd wezen te worden, worden we ook gemakkelijker één met de natuur.

Ayurveda erkent ook de complexe symbiotische relaties in het bewustzijn van ons wezen. Elk orgaan en elk deel van ons heeft zijn eigen bewustzijn en onze geest en ziel zijn evenzeer bewust. Dit gegeven leidt ertoe dat al onze gedachten onze organen en lichaamsdelen beïnvloeden en, omgekeerd, dat hetgeen onze lichaamsdelen beïnvloedt (zoals de injectie met een chemisch of giftig preparaat) op zijn beurt onze geest beïnvloedt. Deze principes van de lichaam-geestgeneeskunde gaan in Ayurveda een stap verder, in die zin dat ze ook de ziel erbij betrekken – wellicht het belangrijkste element van het geheel. Bij het beoordelen en verbeteren van je gezondheid is het niet mogelijk het bewustzijn en de ziel buiten beschouwing te laten. In ieder van ons, en in het universum als geheel, stroomt een levensenergie die prana heet. Deze 'levenskracht' is de shakti (energie) van ons wezen Ze kan versterkend zijn of ze kan ondermijnend zijn, al naar gelang ons vermogen haar te laten stromen en in evenwicht te brengen.

Door Ayurveda kunnen we het gezonde evenwicht bereiken tussen lichaam, geest en ziel waarnaar we zo vaak tevergeefs op zoek zijn. Als we eenmaal in staat zijn deze gelukkige balans te behouden, daarbij rekening houdend met onze dosha's en de complexiteit van onze relaties, straalt het leven van ons af en doen we de werkelijke schoonheid ontwaken die van binnen naar buiten stroomt.

Chakra's

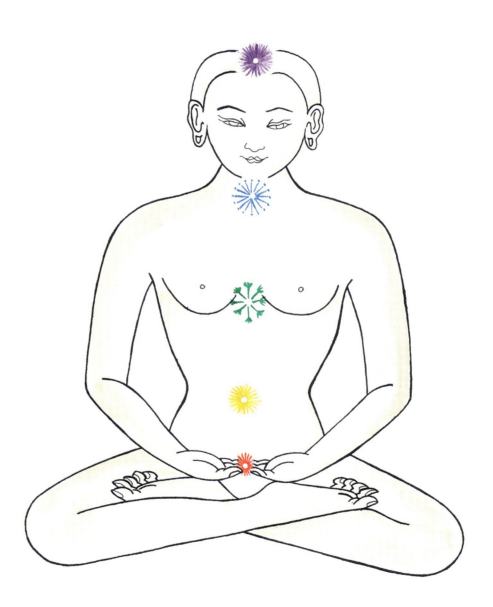

EEN VAN DE GRONDSLAGEN van de yogabeoefening, voornamelijk de tantrische en hatha-tradities, is het wetenschappelijke oosterse geloof dat er naast het fysieke lichaam ook een etherisch, of 'subtiel' lichaam bestaat met een eigen energiestelsel. Binnen dit energiestelsel zijn er bepaalde kanalen, de *nadi's*, waar de prana doorheen stroomt en het lichaam binnenkomt en het weer verlaat. Er zijn drie hoofdkanalen – *ida*, *pingala* en *susumra* – die alledrie langs en rond de ruggengraat lopen, van de kruin op het hoofd tot aan de basis van de ruggengraat. Op de punten waar deze drie de ruggengraat snijden (meestal zeven) bevinden zich geconcentreerde centra van prana, die bekend zijn als chakra's. Voor de meeste mensen is de hoeveelheid prana die door de chakra's stroomt net genoeg om ons leven op een basisniveau in stand te houden. Door meditatie en yoga is het echter als beoefenaar mogelijk om die prana-energie te mobiliseren en langs de chakra's omhoog te brengen, waardoor de spirituele en emotionele energie wordt ontsloten en vrijkomt. De slang Kundalini, die de opwaartse pranastroom blokkeert, ligt ook in een van deze nadi-kanalen opgerold, bij de onderste chakra.

De vertaling van *chakra* is 'wiel'. Men zegt dat de prana die door de nadi's stroomt bij de chakra's een helder, draaiend wiel van licht vormt. Bij een yogi zijn de chakra's helder stralende cirkels, aangezien iemand die yoga beoefent ze door het ontwaken en stimuleren van de stroom van prana veel bewuster kan gaan ervaren. Een evenwichtige stroom van prana staat in direct verband met fysieke en emotionele gezondheid, en het is mogelijk om de energie van bepaalde chakra's te versterken door tijdens de yogabeoefening (Kundalini of anderszins) daar de aandacht op te richten. Het visualiseren van de chakra's, hun kleuren en hun locatie, en het chanten van de ermee verbonden mantra is een fantastisch meditatiemiddel, om niet te zeggen een middel tot het ervaren van hogere spirituele staten.

Elk chakra heeft zijn eigen kenmerken en is gekoppeld aan een bepaald deel van het lichaam. Daarnaast heeft elk chakra zijn eigen 'zaadmantra' oftewel *bija*. In de hindoeïstische traditie worden meestal zeven chakra's afgebeeld en is tevens elk chakra verbonden met een godheid (zowel mannelijk als vrouwelijk). In de Tibetaans boeddhistische traditie zijn het er vijf. De chakra's die hier staan afgebeeld zijn *ajna*, *vishuddha*, *anahata*, *manipura* en *swadhisthana*.

- **Sahasrara**, door boeddhisten ook aangeduid als het nirvana-chakra, is de 'duizendbladige lotus' die zich boven op het hoofd bevindt. Technisch gesproken maakt de sahasrara geen onderdeel uit van het chakrasysteem, maar is het de plaats waar het fysieke lichaam wordt getranscendeerd. De duizend bloembladen zijn wit of goud en zijn verbonden met de zaadmantra OM. Sahasrara is verbonden met de hogere geest en de eenwording met het Absolute. Naast Para-Brahman heerst Shiva over dit chakra, wiens symbool in het midden van de lotus staat.

- **Ajna**, ook bekend als het 'derde oog'. Dit chakra bevindt zich in de hersenen en wordt afgebeeld op het voorhoofd, tussen de ogen in. Het wordt ook het 'goeroe-chakra' genoemd, omdat men zegt dat de student de telepathische communicatie van de leraar via dit punt ontvangt. Het is verbonden met het gevoel van individualiteit en intuïtie, en met de zaadmantra OM. Het bijbehorende symbool is een blauwgrijze, tweebladige lotus met daarbinnen een fallussymbool en een driehoek op zijn punt. De gezaghebbende goden zijn Parama-Shiva en Hakini. Ajna is tevens verbonden met het hoogste element.

- **Vishuddha**, 'zuiver'. Dit chakra bevindt zich bij de keel en wordt verbeeld als een hemelsblauwe zestienbladige lotus met als symbool de sneeuwwitte olifant (kracht). Het vishuddha-chakra is verbonden met het element ether, het gehoor, de mond, de longen en de huid, en de mantra *ham*. De nectar van onsterfelijkheid wordt in dit centrum geproduceerd. De gezaghebbende goden zijn Ardhanarishvara en Shakini.

- **Anahata** wordt vertaald als 'onvermoeibaar' of 'onbeschadigd'. Het anahata-chakra bevindt zich bij het hart en wordt daarom soms de 'hartlotus' genoemd. Het wordt verbeeld als een blauwe of groene lotus met twaalf bladen. Het hart is de plaats waar het transcendentale geluid, de vibratie van het universum, hoorbaar is. Dit chakra is verbonden met het element lucht, de tastzin, het hart, de longen en de mantra *yam*. Het wordt ook gesymboliseerd door een zwarte antilope (snelheid) en staat onder het gezag van Isha en de godin Kakini.

• Manipura betekent 'stad van de edelsteen'. Het manipura-chakra bevindt zich bij de navel en is zodoende verbonden met de buik, rug, milt, maag en het spijsverteringsstelsel. Het wordt verbeeld als een gele lotus met tien bladen en is verbonden met het zicht, het element vuur, de mantra *ram*, het dier de ram (vurige energie) en de voeten. Dit chakra staat onder het gezag van Rudra en Lakini.

• Swadhisthana wordt vertaald als 'eigen basis' en bevindt zich bij de geslachtsorganen. Dit chakra is verbonden met de handen, de voortplantingsorganen, de smaak en het element water. In het swadhisthana-chakra bevindt zich het centrum van creativiteit en seksuele energie en het wordt verbeeld als een oranje of helrode zesbladige lotus. De krokodil is ermee verbonden, evenals de mantra *vam*. Vishnu en Rakini zijn de gezaghebbende goden.

• Muladhara betekent 'wortelondersteuning'. Dit chakra bevindt zich bij het perineum (tussen de anus en de geslachtsorganen), dat ook wel *adhara* wordt genoemd. Dit centrum is verbonden met het element aarde, de reukzin en de benen. Het is de plaats waar de kundalini ligt opgerold. Het muladhara-chakra wordt verbeeld als een dieprode lotus met vier bladen en is verbonden met de mantra *lam* en de olifant (kracht).

Kabbala

Voor de beginner lijken yoga en alle ermee verband houdende heilige teksten en symbolen in eerste instantie misschien 'zweverig' of mystiek. Het is echter geenszins het enige esoterische stelsel van spirituele filosofie dat er bestaat en wordt ook vandaag de dag nog gebruikt door hedendaagse zoekers naar een persoonlijk pad.

De kabbala is een uitgebreid systeem van esoterische en praktische wijsheid en biedt studenten uit de Hebreeuwse traditie een spiritueel pad van verlichting, hoewel christenen er vaak hun eigen uitleg aan hebben gegeven en geven. De kabbala onderwijst een mystieke filosofie die is gebaseerd op symbolen, numerologie en heilige citaten, met het doel het mysterie van God en de schepping te ontsluiten.

Er kunnen zelfs duidelijke parallellen worden getrokken tussen de kabbalistische leer en yoga. Een van de ingangen tot de wijsheid van de kabbala, die van oorsprong ook mondeling werd overgeleverd, is bijvoorbeeld de 'sefiroth' of 'levensboom'. Dit diagram kan op vrijwel alles worden toegepast – van de menselijke anatomie tot het ontwerp van een huis – net zoals ook de mandala zeer breed toegepast kan worden. Binnen het mystieke joodse systeem geldt dat het centrum van het lichaam wijsheid bevat. Volgens de kabbala liggen er zeven sferen van hemelse macht langs centrale kanalen in het lichaam, wat sterk doet denken aan de zeven chakra's van yoga.

Sarvangasana
(Schouderstand)

Sarvangasana is een van de meest weldadige van alle asana's. Volgens sommige mensen is sirsasana de koning der asana's en sarvangasana de koningin. Sarvangasana ontwikkelt de vrouwelijke kwaliteiten van geduld en emotionele stabiliteit (nogmaals geciteerd uit *Yoga: A Gem for Women*). Deze asana richt zich op vrede en lichamelijke gezondheid. Sarvangasana beïnvloedt het totale systeem. Net als sirsasana maakt de omgekeerde houding van sarvangasana gebruik van de zwaartekracht om de bloedsomloop een impuls te geven. Het verschil met sirsasana is dat de gebieden die het meeste baat hebben bij de toegenomen circulatie het hart, de borst en de keel zijn. In deze asana wordt een stevig kinslot toegepast, waardoor het bloed naar de schildklier en de bijschildklier wordt gestuwd en hun werking bevordert. Door het kinslot bevindt het hoofd zich in een stevige positie, wat de zenuwen tot rust brengt en de geest kalmeert en zelfs een verlichtend effect kan hebben op hoofdpijn en verkoudheid. Aangezien sarvangasana een kalmerend effect heeft op het zenuwstelsel is het een goede houding voor wanneer je je gestrest, geïrriteerd of uitgeput voelt. Ook biedt de houding grote ondersteuning bij problemen met de spijsvertering en de uitscheiding, de urinewegen en de menstruatie. In mentaal opzicht brengt sarvangasana de beoefenaar vrede, kracht, energie en een vitale oude dag.

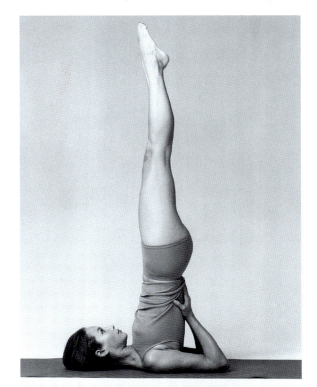

WAT IS VASTU?

Een heilige ruimte creëren

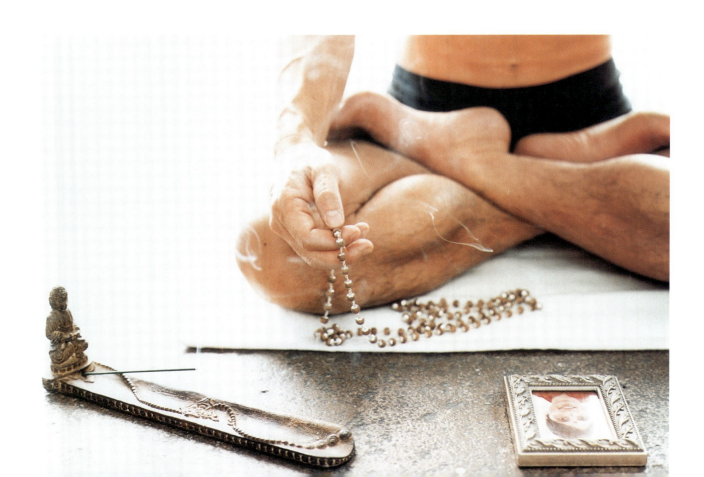

Een heilige ruimte vormt een integraal onderdeel van het leven van een yogi. We kunnen een tijdelijk gevoel van gelukzaligheid bereiken in een yogales of tijdens onze meditatie, maar voor een meer blijvend resultaat helpt het om ook in ons huis en onze werkomgeving veranderingen aan te brengen. Het tegenwoordige leven stelt ons voor zo veel lastige vragen, ook als we een spirituele beoefening hebben. We vervullen zo veel verschillende rollen – dochter, zus, collega, vriendin, moeder, partner, enzovoort – dat we vaak blijven zitten met een gevoel

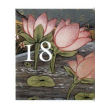

van leegte of onvermogen, of het gevoel te hebben gefaald op een of ander gebied op een bepaald moment van de dag, de week of de maand. Vaak hebben we het gevoel dat we onmogelijk kunnen voldoen aan de verwachtingen van de mensen om ons heen, en met name onszelf. Hier bestaat geen simpel antwoord, maar zijn er slechts mogelijke oplossingen. Laten we beginnen met het huis. Dat is de plaats waar we onze dagen meestal beginnen en eindigen. Het zou een persoonlijk heiligdom moeten zijn, waar we ons kunnen terugtrekken wanneer we het gevoel hebben te worden overspoeld.

Volgens Carl Gustav Jung is het huis in onze dromen vaak het symbool voor het zelf. Het huis kan worden gezien als een verlengstuk of uitdrukking van het zelf, net zoals de muren van een tienerkamer vaak zijn bedekt met de voor hen belangrijke dingen. Met posters, boeken en foto's worden deze kamers omgebouwd tot een schuilplaats voor de wereld; een plek waar ze kunnen zijn wie ze willen zijn. Als we een dergelijke plek hebben voor onze bespiegelingen, herinneren we ons wie we zijn en wat voor ons van waarde is. En in ieder huis, ongeacht de grootte, zijn er plaatsen die ons gelukkig kunnen maken en troost en veiligheid kunnen bieden. Zoals met vele dingen in het leven is het belangrijk om te onthouden dat niet altijd de buitenkant het belangrijkste is. Die filosofie kunnen we ook op onze fysieke ruimte toepassen. En een goede manier om over die ruimte te gaan nadenken, is de wetenschap *Vastu*.

Kathleen Cox, auteur van *Vastu Living: Creating a Home for the Soul* en *The Power of Vastu Living* beweert: 'Vastu is een verlengstuk van yoga, meditatie, ayurveda, raga (een muzieksoort) en Indiase klassieke dans – die stuk voor stuk over evenwicht en volmaakte harmonie gaan. Als je je leefruimte zo inricht dat ze de innerlijke vrede bevordert, heb je meer kans je doelen te bereiken.' Vastu richt zich op een fysieke ruimte of gebouw, terwijl yoga zich op het lichaam en de geest richt. Vastu, Sanskrit voor 'verblijfplaats' of 'locatie', gebruikt architectuur om een bouwwerk zodanig uit te balanceren dat het in harmonie is met de heersende ritmen van het universum. Hierdoor ontstaat een omgeving die gezondheid, geluk en voorspoed bevordert. Ik sprak met Kathleen en ze legde het me uitvoerig uit...

Vastu is vergeving. Vastu accepteert dat wij stervelingen niet volmaakt zijn. Alleen God en de elementen zijn volmaakt. Zodoende laat Vastu ons zien hoe wij ons huis zo kunnen inrichten dat het de onvolmaaktheid van het lichaam recht doet. Als je naar je lichaam kijkt, zie je dat het asymmetrisch is – je handen en voeten, je ogen en wenkbrauwen. En je lichaam is hier niet de uitzondering op de regel; bijna alles in de natuur is asymmetrisch. Kijk maar naar het blad van een plant. De richtlijnen van Vastu voor de inrichting van je huis gaan uit van deze asymmetrie en niet van symmetrie. En door Vastu toe te passen, ontdekken we dat we ons veel meer op ons gemak voelen in een asymmetrisch ingerichte ruimte.

Vastugeleerden gaan ervan uit dat het huis een levend organisme is, waarbij het middelpunt van elke ruimte wordt gezien als de baarmoeder of de navel, die ook in het menselijke lichaam het middelpunt is. Aangezien al het leven hier begint, zijn de baarmoeder en de navel heilig. Ze moeten worden beschermd tegen elke belasting en vrij blijven, zodat de creatieve energie ongehinderd kan circuleren.

Het noordoostelijke segment heeft ook een heilige dimensie in Vastu. De gezondste stralen van de zon, van zonsopgang tot in de vroege ochtend, stromen dit segment binnen. Het eerste daglicht is kalmerend en een bron van verjonging. Yogi's proberen in hun meditatie met hun gezicht deze kant uit te zitten. Volgens Vastu zou het noordoostelijke segment van elke ruimte – ook als we dit licht er niet ontvangen – het respect voor de herstellende kracht van de vroege ochtendzon moeten symboliseren die ons helpt onze aandacht naar binnen te richten.

Volgens Kathleen is dit segment ideaal als 'zone van verstilling', wat ons attent maakt op dit therapeutische deel van een ruimte. Het kan een smalle strook zijn, maar het moet iets bevatten dat in verbinding staat met de natuur, zoals een mooie bloem of een aardewerken beeldje, en een tweede voorwerp dat sterk is verbonden met ons persoonlijke leven en ons met liefde vervult. Wanneer we ons overweldigd voelen door de eisen van de dag, kunnen we ons op onze zone van verstilling richten. De voorwerpen helpen ons onze geest te ontdoen van ongezonde rommel en herinneren ons aan onze zegeningen. We maken weer contact met wat er werkelijk toe doet in ons leven.

Vastu herinnert ons er ook aan dat als we 's ochtends onze ogen openen, het eerste wat we in onze slaapkamer zien ons met vreugde moet vervullen en een positieve begroeting moet zijn. Vastu adviseert dus om op de muur of op een tafeltje (als het maar in ons directe gezichtsveld is) te zorgen voor iets wat ons aan het begin van de dag een prettig gevoel geeft. Vastu helpt ons een huis te ontwerpen dat eerbied uitstraalt voor ons bijzondere universum en dat een viering is van de heilige natuur van het hele bestaan; en dat gaat over ons allemaal en iedereen die ons huis en ons leven betreedt.

Natuurlijk zit er, zoals bij de meeste dingen in het leven en yoga, een verhaal achter Vastu. De geschiedenis ervan is een samenspel van heilige geometrie met moderne fysica, en hindoeïstische mythologie met gezond verstand. En net als haar zusterwetenschap yoga is Vastu duizenden jaren oud.

Vastu is de vedische wetenschap van bouwkunst en binnenhuisarchitectuur. De verzamelde wijsheid van de hindoeïstische Veda's werd meer dan vijfduizend jaar geleden op schrift gesteld. De Veda's zijn onderverdeeld in vier geschriften (Rig, Yajur, Sama en Atharva) en beschrijven de heilige wetten van de natuur, de creatieve energieën van het universum en de mythologie van de vedische goden en godinnen. Ayurveda, 's werelds eerste gezondheidswetenschap, werd als eerste in de Veda's uiteengezet. Yoga, een zusterwetenschap van Ayurveda, werd ook voor het eerst in de Veda's uiteengezet, net als Vastu.

De Veda's leren ons dat we gezond blijven als we in harmonie met de natuur leven. Door de vedische disciplines toe te passen, verkleinen we de afstand tot het ontwaken van het ware zelf. Zowel Ayurveda als Vastu gaan over het behouden van een goede gezondheid. Terwijl Ayurveda zich bezighoudt met het lichaam, richt Vastu zich op de omgeving van dat lichaam. In de vedische filosofie geldt dat alles met elkaar in verbinding staat en onderling afhankelijk is en dat de gehele schepping onderhevig is aan een aantal natuurlijke wetten die de werking van het universum bepalen. Door Vastu toe te passen, proberen we ons huis zodanig te situeren dat deze principes worden gerespecteerd. En door orde en evenwicht te creëren in ons huis, weerspiegelen we de orde en het evenwicht die in het universum bestaan.

Vastu is Sanskrit voor 'verblijfplaats' of 'locatie'. Vastu is net als Ayurveda gebaseerd op de vedische leer over de schepping van het universum. Een bekende hindoeïstische mythe vertelt over dit moment. Een eeuwigheid geleden nam Brahman, die volgens hindoes de onzichtbare maar krachtige energie achter de hele schepping is, de vorm aan van Brahma, de god van de schepping. Brahma herschiep vervolgens de vijf basiselementen die in zijn eigen vorm bestonden, om daarmee het universum en het hele bestaan te scheppen.

Brahma schiep alle elementen, stuk voor stuk – van eenvoudig tot complex, van licht tot zwaar. Eerst schiep Brahma ruimte (of ether); vervolgens schiep Brahma lucht, die niet kan bestaan zonder ruimte; daarna kwam vuur, dat niet kan bestaan zonder ruimte en lucht; toen water; en ten slotte aarde.

In Vastu krijgen in elke ruimte de vijf basiselementen een bepaald gebied toegekend. Door bij het ontwerp en de inrichting van ons huis aandacht te besteden aan deze locaties, bewijzen we eer aan deze elementen, die het hart van de hele schepping vormen. Ze bevinden zich in het menselijk lichaam, ze bevinden zich overal in de natuur, ze bevinden zich in ieder deeltje van de kosmos. Hun aanwezigheid in de hele schepping helpt ons begrijpen waarom alles met elkaar in verbinding staat en onderling afhankelijk is. Alles is geschapen door dezelfde heilige klank en speelt zijn eigen rol in het grote plan en verdient ons respect.

De wijsheid die in deze leer besloten ligt, wordt duidelijk wanneer we de aanwezigheid van deze vijf elementen in ons eigen lichaam beschouwen. De elementen beheersen alle lichaamsfuncties die ons in leven houden. Op het moment van conceptie gaan we ruimte innemen en hebben we ruimte nodig om in te groeien. Onze ademhaling zuigt lucht naar binnen en laat de zuurstof circuleren die noodzakelijk is om in leven te blijven. Het vuur van onze spijsvertering verbrandt de calorieën die ons van energie voorzien. Bijna tweederde van ons lichaam bestaat uit water; zonder water zouden we niet overleven. En aarde? De eigenschappen van aarde bevinden zich in de mineralen, van calcium tot zink, die onze structuur gezond houden.

Bij de toepassing van Vastu maken we gebruik van een spiritueel raster dat de *vastu purusha mandala* wordt genoemd. De meeste oosterse religies gebruiken mandala's als punt van concentratie in meditatie. Een mandala is vaak een symbolische weergave van het universum, bedoeld als hulpmiddel om ons te concentreren, onze aandacht naar binnen te richten en ons voort te bewegen langs het pad van verlichting. De *vastu purusha*-mandala dient een vergelijkbaar doel; hij helpt ons bij de toepassing van Vastu. De twee Sanskritwoorden vastu (verblijfplaats of land) en purusha (onzichtbare energie of geest die zich in ons bevindt) hebben samen de betekenis van kosmische geest van de verblijfplaats of het land. In het hindoeïsme bestaat er een groot aantal mythen die de oorsprong en het belang van vastu purusha verklaren.

Een van de verhalen over de geest Vastu Purusha gaat over een kwade kracht die lang geleden bestond, zonder naam en zonder vorm. Deze kwade kracht strekte zich uit over het gehele firmament en dreigde het universum te zullen vernietigen. De hemelse goden raakten zo verontrust dat ze Brahma smeekten een einde te maken aan deze destructieve kracht. Brahma gaf de beschermgoden van de acht windstreken de opdracht deze kwade kracht te grijpen en hem naar de aarde te brengen. Vervolgens veranderde Brahma hem in een geest die met zijn gezicht tegen de grond lag aangedrukt.

Brahma zat met zijn hele gewicht op de navel van de geest en gelastte de andere godheden te helpen het schepsel tegen de grond te houden, zodat het nooit meer zou kunnen ontsnappen. De geest toonde berouw en uit mededogen gaf Brahma het de naam Vastu Purusha – oftewel de kosmische geest van het land. Brahma bepaalde ook dat Vastu Purusha bij de aanvang van een bouwwerk vereerd moest worden. Dit zou de bewoners van het nieuwe bouwwerk verzekeren van bescherming. Als hij niet tevreden kon worden gesteld, zou dat tot ongeluk leiden. Wanneer we ons verzoenen met Vastu Purusha, bewijzen we eigenlijk eer aan de richtlijnen van Vastu en de principes die het universum beheersen. We brengen harmonie en evenwicht in ons huis en tonen respect voor de hele schepping.

De *vastu purusha*-mandala toont de kosmische geest in een vierkante mandala met zijn hoofd in het oosten, maar – uit respect voor dit segment – naar het noordoosten gebogen, dat ook de poort naar de goden wordt genoemd. Vastu Purusha reikt met de ene hand naar de noordoostelijke hoek en de andere naar de zuidoostelijke hoek. Een voet staat stevig in de noordwestelijke hoek en de andere in de zuidwestelijke hoek.

Vier van de beschermgoden, die elke verbonden zijn met een basiselement, bevinden zich op deze tussengelegen windrichtingen. Isa en het element water worden aan het noordoosten toegeschreven; Agni en het element vuur aan het zuidoosten; Pitri en het element aarde aan het zuidwesten; en Vayu en het element lucht aan het noordwesten. Brahma en het vijfde element ruimte (ether) heersen in het middelpunt. We kunnen de beschermgoden zien als degenen die de handen en de voeten van Vastu Purusha in bedwang houden; terwijl Brahma, de heer der schepping, de navel van de geest, die zo'n cruciale rol speelt in de schepping, naar beneden houdt.

Het vedische principe dat er in het universum geen willekeur bestaat, gaat ook voor Vastu op. Er zit geen willekeur in de plaatsing van de beschermgoden en de vijf basiselementen in de *vastu purusha*-mandala en in ons huis. De ritmen die in het universum werkzaam zijn – de cycli die zich elke dag voltrekken terwijl de aarde om de zon reist – bepalen hun plaats. En als wij ons huis zo inrichten dat het zich in een toestand van harmonie met deze uitermate belangrijke ritmen bevindt, kan ons huis bijdragen aan ons welzijn en een goede gezondheid.

Het element water en zijn godheid Isa (die later bekend werd onder de naam Shiva, die beschouwd wordt als de *Mahadeva*, oftewel grote God, en de god van de yogi's) bevinden zich in het noordoosten. Het noordoosten ontvangt de gezondste stralen van het zon, wanneer de zon langzaam opkomt in het oosten, wat volgens sommigen de belangrijkste windrichting is. De magnetische kracht van de aarde komt vanuit het noorden. Het punt halverwege deze twee windrichtingen, het noordoosten, wordt de poort naar de goden genoemd en beschouwd als de oorsprong van positieve kosmische energie oftewel *prana*, de levensadem. Prana komt binnen in het noordoostelijke segment en beweegt zich in een wijde boog naar het zuidwestelijke segment.

Vastu heeft het element water aan het noordoosten toegekend, omdat water een vat is dat de kosmische energie kan verzamelen en vasthouden. Deze krachtige poort naar de goden is ook een bron van kalmte en verstilling, twee kwaliteiten die we ook met water associëren. Het noordoosten is de volmaakte locatie voor een vijver, een zwembad of gewoon een open ruimte vanwaar het vroege zonlicht en de gezonde energie vrijelijk het pand in kunnen stromen. In het huis hoort water ook in het noordoostelijke segment. We moeten proberen onze lichte en fijnere meubels aan deze kant van de ruimte te houden, zodat de kosmische energie zich ongehinderd naar het zuidwesten kan bewegen. Het noordoosten is met zijn kalmerende kwaliteiten een uitstekende locatie voor een meditatieruimte of studeerkamer. Ook de zones van verstilling, die ons helpen tot rust te komen en de stress te verminderen, horen in dit segment thuis.

De god Agni, de vedische god van vuur, heerst samen met het element vuur over de zuidoostelijke hoek van de mandala. Nogmaals, de beweging van de zon, die wanneer hij dit segment bereikt zich er direct boven bevindt, bepaalt hun locatie. 'Agni, die het licht der kennis wordt genoemd, vertegenwoordigt ook de bewustwording van de ziel,' zegt Cox. Dit verklaart de aanwezigheid van vuur in de meeste hindoeïstische ceremonies. Vuur zuivert en bevrijdt door middel van de crematie de onsterfelijke ziel van het vergankelijke lichaam.

In de hedendaagse context heeft vuur ook betrekking op elektriciteit en verwarmingselementen. In het Vastu-huis proberen we daarom de elektrische apparaten en warmtebronnen in het zuidoostelijke segment te houden. De beste locatie voor de keuken is ook het zuidoosten, waar hij de rol van de zon en het vuur bij de bereiding van de voeding voor ons lichaam eer kan bewijzen. Planten gedijen niet zonder zonlicht en zodoende is al ons voedsel, direct of indirect, afhankelijk van de aanwezigheid van de zon. Ook vuur verdient ons respect. Het kan ons branden en schade berokkenen, maar de afwezigheid ervan kan onze dood betekenen.

Pitri, de god van de voorouders, heerst over het zuidwestelijke segment en het element aarde. De aarde is zwaar, compact en sterk. De aarde vertegenwoordigt ook het laatste stadium van ons bestaan. Tot stof keren we allemaal terug. De verbinding van het element met de god van de voorouders versterkt de kwaliteit van kracht, die een van de fysieke eigenschappen van aarde is. De wijsheid die de overledenen achterlaten, maakt iedere toekomstige generatie weer sterker. De wereld wordt verrijkt door wat er achtergelaten wordt.

In Vastu heeft de plaatsing van het element aarde in het zuidwesten tweeërlei functie. De zon die van het zuiden naar het zuidwesten beweegt is niet gezond voor ons; we proberen de schadelijke stralen buiten te sluiten. Tegelijkertijd willen we in ons huis of het gebouw de weldadige kosmische energie binnenhouden. In de toepassing van Vastu spiegelen we zodoende de eigenschapen van aarde. In het zuidwesten van het perceel proberen we door middel van een rij bomen, een rotstuin of een dichte begroeiing compactheid, zwaarte en hoogte te creëren. In het huis proberen we onze hoge en zware meubels in het zuidwesten te plaatsen, waar ze de schadelijke zon kunnen weren en de weldadige energie of pranastroom binnenhouden.

Vayu, de vedische god van de wind, heerst in het noordwestelijke segment. Zijn plaats hangt samen met het weer in het noordelijke halfrond. De noordwester vertegenwoordigt de meest veranderlijke wind, waardoor dit segment goed past bij Vayu en zijn element lucht. Lucht is van cruciaal belang voor de hele schepping en symboliseert beweging, wat een van de kenmerken van de wind is. De wind is altijd in de weer

Creëer een thuis voor de ziel…

NOORDWEST	NOORD	NOORDOOST
Logeerkamer, eetkamer, televisie, badkamer	*Slaapkamer, bibliotheek, eetkamer*	*Meditatieruimte of altaar*

WEST	HEILIG CENTRUM	OOST
Slaapkamer, woonkamer, eetkamer, bibliotheek	*Atrium, ruine woonkamer*	*Werkkamer, slaapkamer, eetkamer*

ZUIDWEST	ZUID	ZUIDOOST
Woonkamer, hoofdslaapkamer, opslag	*Badkamer of slaapkamer*	*Keuken of apparatuur*

Het vierkant wordt meestal verdeeld in negen segmenten, die elk een van de acht hoofdrichtingen of hoofdgoden vertegenwoordigen die zich op Purusha bevonden, met Brahma in het negende en middelste vierkant.

Thuis

Toen ik dit boek aan het schrijven was, ging ik op zoek naar een ander huis. Nadat ik vijf jaar alleen in hetzelfde huis had gewoond, had ik trouwplannen en was ik op zoek naar een huis waar ik met mijn echtgenoot zou kunnen wonen. Ik had gemengde gevoelens over deze overgangsperiode in mijn leven. Ik laat de vrouw die ik was los en word de vrouw die ik zal zijn. Mijn huidige huis weerspiegelt een vrouw die een groot deel van haar leven zeer onafhankelijk is geweest. Het staat vol met dingen die ik in de loop der tijd en uit alle delen van de wereld op mijn reizen heb verzameld. Ik ben in de tijd dat ik hier woon enorm gegroeid en ik ben dankbaar voor de jaren waarin ik me binnen deze muren als mens heb ontwikkeld.

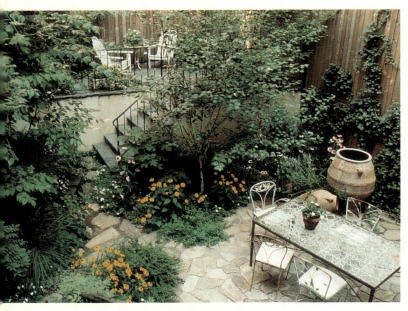

Ik heb mijn huidige huis gekocht van een vrouw die er was opgegroeid. Haar vader had het in de jaren veertig gekocht en zij had er het grootste deel van haar leven in doorgebracht. Toen ik voor de eerste keer naar het huis kwam kijken, lichtte ze alle bijzonderheden met trots toe. Het ivoren muntje in de trapleuning dat de laatste betaling van het huis vertegenwoordigde. De kleine wc onder de trap waar deze volwassen vrouw als kind verstoppertje had gespeeld. Toen ze me de overgroeide tuin liet zien, wees ze naar een beeldje van Franciscus van Assisi dat onder een struik stond. Ze vertelde me dat het een geschenk was dat een katholieke vriendin haar had gegeven, met de mededeling dat het zou helpen de juiste eigenaar voor haar huis te vinden. En die juiste eigenaar was ik.

Het jaar daarop liet ik het huis dat aan het eind van de negentiende eeuw was gebouwd weer zorgvuldig in vrijwel oorspronkelijke staat herstellen. De vrouw van wie ik het huis had gekocht had een aantal appartementen verhuurd die in de loop der jaren waren afgesplitst. De kamers kregen allemaal een eigen bestemming of werden toebedacht aan een bepaald familielid en hebben nu al jaren iedereen goede diensten bewezen. Nu is het tijd de juiste persoon te vinden of het gezin dat er net zo van kan houden als ik. Mijn eigen standbeeld van Sint-Franciscus staat er al.

en is beslist onbestendig. Hij kan zo van richting veranderen. In Vastu worden de eigenschappen van de wind in dit segment weerspiegeld. Het is de volmaakte locatie voor een logeerkamer, waar mensen komen en gaan. Het is een prima plaats voor een televisie als je uren achter elkaar kijkt. De kenmerken die bij het noordwesten horen, maken je rusteloos en zorgen ervoor dat je weer doorgaat.

Ten slotte Brahma, de Schepper, die heerst over het element ruimte, dat zich in het midden van de *vastu purusha*-mandala bevindt. Dit heilige gebied wordt de Brahmasthana (oftewel de plaats van Brahma) genoemd en is de oorsprong van creatieve energie. Deze energie stroomt door elke ruimte en creëert positieve trillingen die ons nieuwe kracht geven en inspireren. Aangezien we deze belangrijke energie willen ontvangen, proberen we het heilige centrum van een Vastu-ruimte niet te bedekken.

De vier andere beschermgoden van Vastu, die ons herinneren aan het belang van dualiteit, heersen over de hoofdrichtingen noord, zuid, oost en west. Het oosten getuigt van licht en helderheid, het westen van duisternis en het onbekende. We kunnen het licht niet waarderen zonder het duister te kennen. Het noorden staat voor gezondheid, rijkdom en verstrooiing, terwijl het zuiden staat voor plicht, verantwoordelijkheid en dood. Als we ons te zeer laten gaan en onze gezondheid veronachtzamen, ondervinden we daarvan de gevolgen. Deze vier goden en de vier hoofdrichtingen herinneren ons er dus aan een evenwichtig leven te leiden – emotioneel, fysiek en mentaal.

Nu we hebben gelezen welke rol de vier elementen en de belangrijkste goden spelen, begrijpen we ook de plattegrond met de aanbevolen locaties voor de verschillende ruimten die een huis meestal heeft. Het middelste vierkant hoort toe aan Brahma en wordt omgeven door de acht vierkanten met de acht beschermgoden die hetzij een belangrijk element, hetzij een aspect van een dualiteit vertegenwoordigen — eigenschappen die de weerspiegeling zijn van de principes die heersen over de universele wereld of de wereld van het ethische handelen.

Maar weinig mensen kunnen een volmaakte heilige ruimte creëren. De meeste mensen kunnen de plaatsing van de ruimten niet zodanig wijzigen dat ze passen bij het raster. Maar we kunnen altijd wel wat schuiven met de meubels in de kamer of de inrichting zo aanpassen dat er respect voor de natuur en ons ware zelf uit spreekt. De Veda's aanvaarden onvolmaaktheid en in Vastu proberen we dus zo goed mogelijk ons best te doen. We schenken aandacht aan de kracht van onze omgeving en de behoeften van onze dosha. Dit is voldoende om onze persoonlijke heilige ruimte te kunnen creëren.

Urdhva Padmasana in Sarvangasana

In wezen combineert deze houding de lotushouding (padmasana) in schouderstand (sarvangasana) met *urdhva*, wat 'omhoog' betekent. Zoals je je kunt voorstellen, biedt

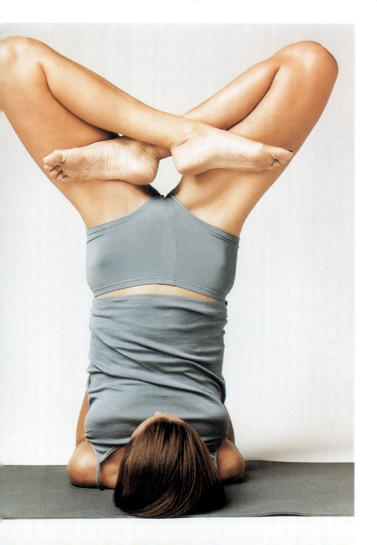

deze asana zowel de gunstige effecten van de lotus als de schouderstand en is hij, doordat de borstspieren worden verbreed, vooral bevorderlijk voor de ademhaling. Deze houding opent ook de buikstreek, waardoor de spijsvertering wordt bevorderd en de buikorganen worden versterkt.

Halasana
(De ploeg)

In het Sanskrit betekent *hala* ploeg. Vanuit een liggende houding worden de voeten over het hoofd heen naar de vloer gebracht, met als resultaat een houding die op een ploeg lijkt.

Deze houding heeft een vergelijkbaar effect als de sarvangasana en staat bekend om de kalmerende werking op de hersenen. Deze asana zorgt voor meer bloedtoevoer naar de ruggengraat terwijl die gestrekt wordt en heeft een therapeutische werking bij rugpijn. Halasana helpt de symptomen van de menopauze te verlichten, strekt de schouders, stimuleert de buikorganen en de schildklier en is goed in het wegnemen van stress en vermoeidheid. Door de vingers te verstrengelen en de handen te strekken helpt deze asana kramp in de handen tegen te gaan en kan hij heilzaam zijn bij artritis. Er is een yogi die zegt dat je tijdens het ontspannen in deze houding je gedachten kunt laten gaan over het 'ploegen' van je eigen leven en je geest – het 'wieden' van de zaken die niet gezond voor je zijn en het gaan zaaien van het zaad van begrip en groei.

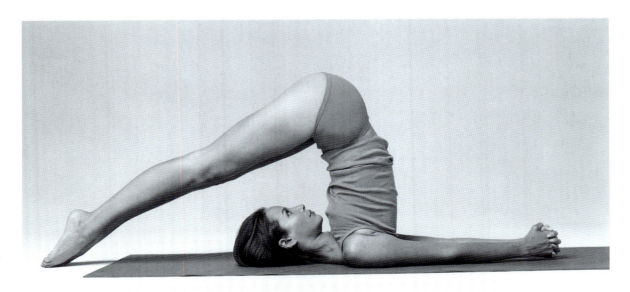

METAMORFOSE

In de hemel is er geen Oost of West.
Dit onderscheid maken we in onze geest, en vervolgens geloven we dat het echt bestaat.
RUDOLPH WURLITZER IN *HARD TO TRAVEL TO SACRED PLACES*

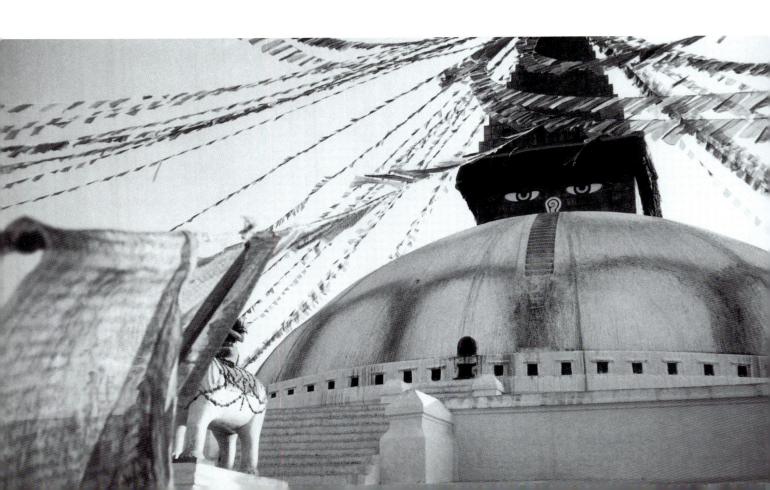

Nadat ik mijn eindexamen had gehaald, was ik enthousiast plannen gaan maken voor een lange reis naar Afrika, om – als een geschenk aan mezelf – de Kilimanjaro in Tanzania te gaan beklimmen en een tijd rond te reizen. Ik wilde mezelf niet dwingen om overhaast een beslissing te nemen die mijn verdere leven zou bepalen. Ik had tijd nodig om tussen alle gebeurtenissen in het leven door op adem te komen. Ik bevond me midden in een belangrijke overgangsfase in mijn leven, misschien wel de belang-rijkste, en ik wilde er ten volle van genieten.

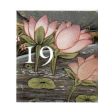

Een vriend van me had een organisatie opgezet voor het behoud van het regenwoud in het oostelijke deel van Afrika, in Tanzania. Ik had al een aantal jaren op verschillende manieren geholpen met de fondswerving voor de voorlichtingsactiviteiten over die regio en wilde het gebied zelf bezoeken om te zien wat er was bereikt op het gebied van herbebossing en educatie. Een van de grootste uitdagingen bij het opstarten en ondersteunen van projecten buiten je eigen leefomgeving, en dan met name bij projecten op wereldschaal, is volgens mij dat we onszelf ontwikkelen en onze verantwoordelijkheid nemen voor de gevolgen die ons handelen voor anderen kan hebben; net zo goed als het handelen van anderen, waar ook ter wereld, gevolgen voor ons kan hebben. Het behoud van het regenwoud is zo belangrijk en noodzakelijk voor het ecologische evenwicht op onze planeet, dat ik mijn bijdrage wilde leveren.

Jaren eerder was ik al in dat deel van Afrika geweest voor een fotosessie en ik had altijd gehoopt er nog eens terug te komen. In feite had ik mezelf beloofd dat als ik er ooit zou terugkomen, het zou zijn om de Kilimanjaro te beklimmen, de hoogste top van Afrika (5895 m.). Een aantal weken na mijn eindexamen ging ik dus op pad. Ik voelde me dolgelukkig, alsof ik vrijwel alles kon doen, alles kon zijn wat ik maar wilde. Ik wist dat deze reis me dichter bij dat doel zou brengen, wat het ook zou zijn.

De eerste keer dat ik de Kilimanjaro zag, was tijdens dat eerste bezoek aan Tanzania. Ik was op weg naar Kenia, het buurland, waar mijn ouders op reis waren, toen ik over de imposante top vloog (de berg ligt dicht bij de grens tussen de twee landen). Het was adembenemend. Direct nadat mijn vader was gestorven had ik me op mijn studie gestort en was cum laude geslaagd – wat had ik graag gewild dat hij er was om me te feliciteren – en nu, jaren later, was ik nog steeds op zoek naar zijn geest, liep ik nog steeds in zijn voetsporen. We hadden onze liefde voor reizen en avontuur gedeeld en ik heb het vermoeden dat ik terug wilde naar Afrika, zijn droombestemming, om me te herenigen met het beeld dat ik me van hem herinnerde.

Een van de laatste reizen die mijn vader maakte, was in 1995 naar Afrika geweest, niet lang voordat hij stierf. Ik had hem op een safari gestuurd waar hij zijn hele leven al van droomde: op jacht naar een Kaapse buffel. Ik was jarenlang een verdediger van dierenrechten geweest en hoewel ik volkomen tegen het ritueel van het jagen op wild was dat nog stamde uit de jongensjaren van mijn vader, werkte ik toch mee aan dit avontuur. Hij was zolang ik leefde al overal heen gereisd voor beren, fazanten, wilde eenden, elanden en herten. Ik herinner me de eindeloze tochten waarbij mijn zussen en ik meegingen naar afgelegen plaatsen en stil zaten te wachten, terwijl hij een of ander arm dier aan het besluipen was. Het jagen was zozeer deel van hem, net als het roken, dat je hem er niet van kon overtuigen dat er ook maar iets verkeerd aan was. Ik denk dat hij voornamelijk van de stilte genoot. Hij was een stille man en in de natuur voelde hij zich als een vis in het water. Of ik het jagen nu begreep of goedkeurde of niet, op de een of andere manier gaf het hem de mogelijkheid een te zijn met de natuur en zijn overleden vader, die de sport aan mijn vader had doorgegeven toen mijn vader nog een jongen was. Wat hij zich niet realiseerde, was dat de reis belangrijker was dan het doel. Misschien zou hij hetzelfde gevoel hebben kunnen bereiken zonder een ander levend wezen kwaad te doen.

Afgezien van zijn stille aard en zijn ironische

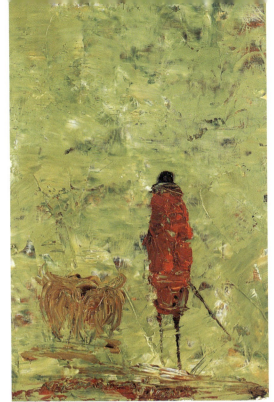

relatie met de natuur, vertoonde mijn vader ook nog in vele andere opzichten Hemingway-achtige trekjes. Hij was groot en typisch Amerikaans, zowel qua principes als qua verschijning. 'De sneeuw van Kilimanjaro', een kort verhaal van Hemingway, was ons beider lievelingsverhaal geweest. Het is een verhaal over een getalenteerd man die boven zijn stand trouwt, verwend raakt, zijn gedrevenheid verliest, wat uiteindelijk zijn dood betekent. Doordat hij totaal niet meer in zijn element is, verliest hij zichzelf in de maalstroom die hij zelf heeft gecreëerd. Het verhaal is een metafoor over de gevaren van illusie. Het is heel tragisch om dit maar al te bekende scenario zich in het gewone leven te zien voltrekken bij iemand die je kent, en het is een nog grotere opgave om er niet zelf in verstrikt te raken. Het blijven toetsen aan de werkelijkheid is voor iedereen belangrijk en mijn eigen terugkeer naar Afrika was een beslissend moment. Een van mijn leraren herinnert me er vaak aan dat we zijn wat we zoeken.

We arriveerden eind juni in Arusha. Een paar dagen voordat we onze klim begonnen, had ik in het regenwoud op weg vanuit Dar es-Salaam een infectie op mijn borst opgelopen. Uit wat ik onderweg had gelezen, wist ik dat een dergelijke infectie op grote hoogte gevaarlijk kon zijn en gedurende de nacht dwong ik mezelf weer zo goed als beter. Op een mistige dag startten we rond het middaguur de tocht op ruim tweeduizend meter. We waren vastbesloten iets van de taal te leren en terwijl we langs het slingerende pad naar het eerste kamp liepen, hielden onze geweldige plaatselijke gidsen ons bezig door te proberen ons Swahili te leren.

Elke dag kwamen we hoger en werd het kouder. Bij onze beklimming van een van de vele hellingen van deze ontzagwekkende berg trokken we door zeven verschillende natuurlijke zones. De tweede nacht begon het te sneeuwen toen we ons kamp aan het opzetten waren. Als je om vijf uur 's middags naar je tent moet, omdat het vuur niet blijft branden in de sneeuwbuien, heb je een hoop tijd om na te denken. Het behoeft geen betoog dat ik mezelf behoorlijk goed leerde kennen.

Later die nacht moest ik mijn kleine, maar warme stek, een tweepersoonstent, uitkruipen op zoek naar de geïmproviseerde wc aan de rand van het kamp. De lucht was opgeklaard en het was superhelder. Voor het eerst kon ik de platte top van de berg zien die we aan het beklimmen waren. Het was een vreemde, maar vertrouwde sensatie om mezelf deel te voelen van iets wat te groot was om volledig zichtbaar te zijn. Tot dan had ik me de schoonheid die in het vooruitzicht lag alleen maar kunnen voorstellen, maar onverwacht kreeg ik een glimp te zien van wat ons te wachten stond. Wat ik zag, was bijna een cliché – zoals in films, wanneer de hoofdpersoon tijdens een lange en gevaarlijke tocht ontwaakt, de wolken als het doek op het toneel uiteengaan en hij de nieuwe horizon ontwaart. Inderdaad, het was indrukwekkend. Maar op een stille, subtiele manier. Ik was werkelijk vol ontzag. Ergens in de verte kon ik Hemingway horen: *Toen begonnen ze te klimmen en ze leken naar het oosten te gaan, en toen werd het donker en zaten ze in een storm, de regen zo dicht dat het leek alsof ze een waterval doorkliefden, en toen waren ze er weer uit en draaide Compie zijn hoofd om en grinnikte en wees en daar, voor zich uit, het enige wat hij kon zien, zo groot als de hele wereld, groots, hoog en ongelooflijk wit in de zon, stond de vierkante top van de Kilimanjaro. En toen wist hij dat dat was waarnaar hij op weg was.*

De volgende dag bereikten we een hoogte van ongeveer 4500 meter en het enige effect dat de hoogte op me had, was dat ik een raar soort vlinders in mijn buik voelde. Na ongeveer een dag verdween dat gevoel gelukkig. Terwijl we verder omhoogklommen, werd het steeds kouder, maar mijn voeten waren de enige lichaamsdelen waar ik het voelde. Ik gebruikte een looptechniek die de gidsen ons hadden geleerd en waar ik veel baat bij had toen de lucht dunner werd en het terrein steiler. Ik dwong mezelf in het ritme van mijn stappen te ademen, zodat het vanzelf een soort loopmeditatie werd – pranayama op de hellingen van de Kilimanjaro.

Aangezien we enigszins verspreid liepen, ieder in zijn eigen wereld van gedachten of gedachteloosheid, kon ik me gemakkelijk verliezen in mijn ritmische ademhaling. Ik ging de tocht 'voelen', in plaats van hem alleen maar te lopen. Soms had ik onder het lopen het gevoel mijn vader te zijn, sterk en trots. Op andere momenten had ik net zo gemakkelijk langs de ingewikkelde lijnen van een labyrint kunnen lopen. Neerkijkend op waar we vandaan kwamen, zagen we een enorme uitgestrekte witheid, een maagdelijk doek. Maar waar we naartoe gingen, dreef ons voort.

We werden omhooggetrokken en bezongen onze vorderingen in aansporende hymnen in het Swahili. We zongen:

Tembea na Yesu Amen
Haleluya men
Ukiwa Mlimani – Amen
Ukiwa Kazini
Tembea ne Yesu
Amen Haleluya Amen

Jezus, ga ons voor
Op de berg
Overal
Jezus, ga ons voor

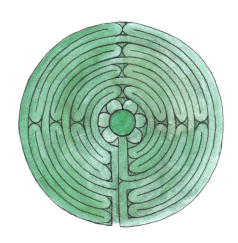

De avond voordat we de top zouden bereiken, werd een van onze vrienden in een noodevacuatie van de berg afgevoerd, omdat hij ernstig leed aan hoogteziekte. Het halve kamp ging met hem mee om een veilige plek in te richten waar hij weer zou kunnen acclimatiseren. De rest bracht die avond samen door, somber en bezorgd over zijn toestand en angstig voor de laatste klim de volgende morgen. We werden om half vijf 's ochtends wakker. Ik had erg slecht geslapen, maar vlak voordat ik wakker werd van mijn vader gedroomd. In de droom was hij in het stadium dat hij zwaar ziek was, maar nog wel leefde. Hij wilde me iets meegeven op reis – een klein boekje met foto's van mij in verschillende stadia van mijn leven. Ik nam het boekje van hem aan en daarna bracht mijn zus me met de auto naar het vliegveld van San Francisco, zoals ze zo vaak had gedaan toen mijn vader ziek was en ik naar huis kwam om hem op te zoeken. Dit was alles wat ik me nog kon herinneren, maar het bleef me de rest van die laatste klim bij.

Ik liep aan kop en nam langzame, gelijkmatige stappen, totdat ik het eind van het rotsachtige pad bereikte. Het enige wat ik kon zien was de ononderbroken witheid tegen een achtergrond van witte wolken. Ik zag de vage voetsporen onder mijn eigen sporen, ingevroren in het ijs van een blijkbaar weinig gebruikt pad dat naar de top leidde. Ik volgde het en overbrugde de afstand tussen mijzelf en de nietige figuurtjes voor me op de top. Het was opmerkelijk vreedzaam, alleen maar het zachte kraken van de sneeuw onder mijn voeten. Toen ik zo dicht genaderd was dat ik hen kon horen, keerde ik me voor de laatste keer om naar mijn groep en de tocht die achter ons lag. Ik draaide me weer om en keek naar mijn voeten, waar een kleine vlinder dood op het pad lag. Ik verbaasde me erover hoe dit kleine beestje helemaal boven had kunnen komen. Ik aarzelde of ik hem zou oppakken en zou meenemen, maar besloot het niet te doen en liep verder.

Ondanks de kou was ik in de wolken dat ik uiteindelijk de top had bereikt. Op het hoogste punt stond een bord met de tekst 'Uhuru Peak, hoogste berg in Afrika', en kleurige Tara-gebedsvlaggetjes wapperden in de wind. Deze vlaggetjes zie je altijd in de bergpassen in de Himalaya rond de Mount Everest en ook in Lhasa, de hoofdstad van Tibet. Ze waren versierd met behulp van houten, handgesneden stempels met afbeeldingen en gebeden aan Lung-ta, het mythische windpaard dat de gebeden om voorspoed naar het universum brengt, en naar Tara, de godin die alle wensen vervult. Uitkijkend over het land onder ons leerde ik dat *Uhuru* bevrijding betekent en het doel is van de meeste pelgrimages. Deze tocht had mij bevrijd van het leven dat ik kende en nu was ik klaar voor een nieuw begin.

Pindasana
(embryohouding) in Sarvangasana

Deze asana lijkt heel mooi op een embryo. In combinatie met de sarvangasana concentreert het effect zich op het versterken van de buikspieren en het bevorderen van de spijsvertering. De omgekeerde positie van het lichaam in deze houding is, ook hier, bevorderlijk voor de circulatie en de zuivering van het bloed. De toegenomen bloedcirculatie rond de endocriene klieren, met name de schildklier en de bijschildklier, heeft een belangrijke heilzame werking.

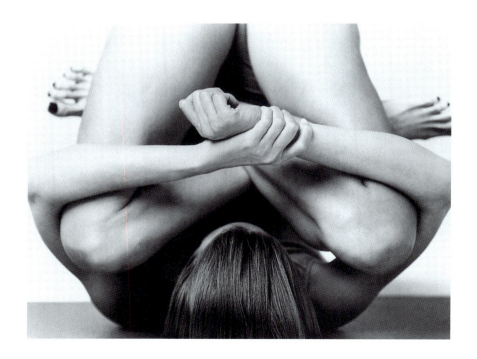

Uttana padasana
(Houding met de voeten omhoog)

Uttana padasana versterkt de nek en de rug. *Uttana* betekent 'op de rug gestrekt met het gezicht naar boven'. *Pada* betekent 'been'. Zowel de voeten als de armen zijn in deze houding omhoog gestrekt en de rug wordt gebogen en van de grond getild. Deze asana opent het hele borstgebied en bevordert de soepelheid van de ruggengraat. Door de toegenomen bloedtoevoer naar de schildklier, brengt uttana padasana ook de werking van de schildklier in balans.

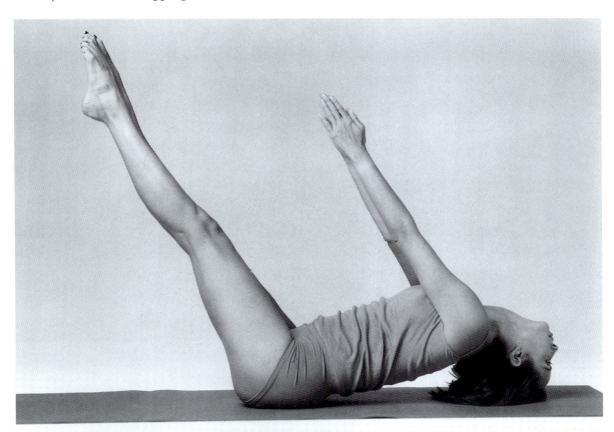

PELGRIMAGE

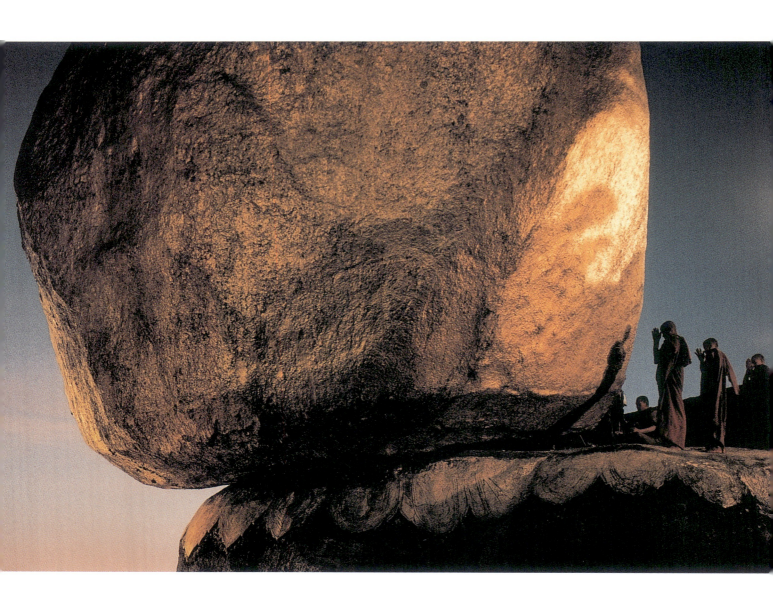

We brengen (tegenwoordig) een zeer groot deel van onze tijd reizend door. We reizen elke dag, van en naar ons huis, ons werk, de supermarkt, de film, in de auto, in het vliegtuig, en zelfs vanaf de bank en op de bladzijden van ons favoriete boek. Maar hoeveel we ook reizen, echt of virtueel, soms is het gewoon niet genoeg. We verlangen naar meer, naar meer betekenis. We verlangen naar een zoektocht. Soms worden mensen op deze zoektocht langs zowel seculiere als spirituele paden geleid en vaak naar een kruising van wegen. Wat begint als een tochtje, op zoek

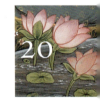

naar wat zinvol is voor de reiziger, wordt een queeste die ons spiritueel doet herleven.

In sommige culturen is een pelgrimage een religieus gebod. Voor veel mensen is het echter iets tussen de volledig verzorgde religieuze reis en de zoektocht naar zelfverwerkelijking en spirituele verlichting in. Van oudsher trekken pelgrims over deze aarde en de notie van een dergelijke reis is niets nieuws of vreemds. Tijdens de middeleeuwen legden christenen enorme afstanden af naar Canterbury en Santiago de Compostela en ook nu nog brengen mensen hun vakantie door in de buurt van Jeruzalem en Lourdes. Boeddhisten en hindoes zoeken van oudsher het heilige water van de Ganges op, en moslims worden geacht zich, tenminste eenmaal in hun leven, op *hadj* naar Mekka te begeven.

Vandaag de dag zetten moderne pelgrims deze traditie nog steeds voort en voegen ze er zelfs nieuwe elementen aan toe. Ik ken Amerikaanse veteranen die op bedevaart zijn geweest naar Normandië en familieleden van slachtoffers van concentratiekampen die naar Europa zijn gegaan, op zoek naar de geest van de vervolgden. Zelfs Annie Dillard ging in *Pilgrim at Tinker Creek* op spirituele reis in haar eigen achtertuin. Voor hindoes en andere spirituele reizigers, onder wie veel yogi's, is *Kumbh Mela* een van de belangrijkste heilige bestemmingen.

Kumbh Mela

Vanwege mijn beroep had ik over de hele wereld gereisd, maar India bewaarde ik voor mezelf. Als ik er ooit de kans toe zou krijgen, vond ik dat ik er een aanzienlijke tijd zou moeten doorbrengen en niet de gebruikelijke paar dagen die ik meestal over had. Dat zou niet voldoende zijn. Mijn interesse in India had zich de laatste jaren verdiept, zowel door mijn studie als mijn yogabeoefening, die steeds meer een wezenlijk onderdeel van mijn leven werd. Toen ik me steeds meer toelegde op mijn sadhana- en yogabeoefeningen en die zich ontwikkelden tot een levenshouding, besloot ik dat ik er klaar voor was.

Tegen het einde van mijn laatste schooljaar meldde ik me aan voor een verblijf bij een ashram in Ganeshpuri. Ik had een brief geschreven met het verzoek of ik de maand oktober kon blijven – vrienden hadden me verteld dat dit wat het weer betreft een goede maand was – en wachtte op antwoord. Toen ik hoorde dat er geen plaats was, besloot ik aan mijn plan vast te houden, maar door India te gaan reizen in plaats van op één plaats te blijven. Die zomer reisde ik veel rond, zoals wel meer mensen die net hun eindexamen hebben behaald, ook al zijn ze dertig. Ik zat een maand in Afrika, waar ik de Kilimanjaro beklom en op safari ging in de Masai Mara, voordat ik weer naar huis ging via Florence, waar ik mijn reis een week onderbrak voor een yogaretraite die werd gegeven door twee van mijn yogaleraren uit New York, Sharon Gannon en David Life van het Jivamukti Yoga Centrum. Daar maakte ik kennis met mijn toekomstige Indiase gidsen Shyam en Tulsi en we raakten bevriend.

Shyam en Tulsi wonen de helft van het jaar in India en de andere helft in Woodstock, New York. Hij is een scherpzinnige en enthousiaste Amerikaan en betitelt zichzelf als pandit, en zij is een luisterrijke Canadese die Shyam voor het eerst had ontmoet in India, waar ze later ook trouwden, het jaar voor onze ontmoeting. Toen ze mij hoorden vertellen over mijn plannen, waren ze zo vriendelijk me aan te bieden mijn gids te zijn, waarop we vrijwel onmiddellijk een route begonnen uit te stippelen. In India bestaat de uitdrukking dat de gast God is; hindoes zijn daarom vaak ongelooflijk gastvrij.

We besloten elkaar te ontmoeten in Delhi, van daaruit naar Badrinath in de Himalaya te reizen en vervolgens door de noordelijke staat Uttar Pradesh. Het laatste schoolsemester had ik een vak gekozen dat 'Spirituele reizen en wereldlijke geografie' heette en mijn fascinatie voor pelgrimstochten had gewekt. Tijdens deze lessen onderzochten we de betekenis van pelgrimages met name in de van Abraham afgeleide religies (jodendom, christendom en islam), maar ook in verschillende andere culturen. We onderzochten de overeenkomsten, zoals de seculiere en de spirituele dimensie, die cultuur en religie overstijgen. Ik was reizen gaan beschouwen als een mogelijkheid tot transformatie en ging op zoek naar mogelijkheden om de waarachtige pelgrimsreis te ervaren.

India wordt, en werd al eeuwenlang, door miljoenen mensen beschouwd als een heilig land, omdat er zich overal heilige plaatsen bevinden. Van al deze plaatsen kozen wij Badrinath, een van de belangrijkste pelgrimsoorden van India, hoog in de Himalaya, vlak bij de grens met Nepal. Shyam en Tulsi zijn praktiserende hindoes en diep gelovige Vaishnavieten (aanbidders van Vishnu) en beoefenaren van Bhakti (devotionele) yoga. Ze wonen in de staat Uttar

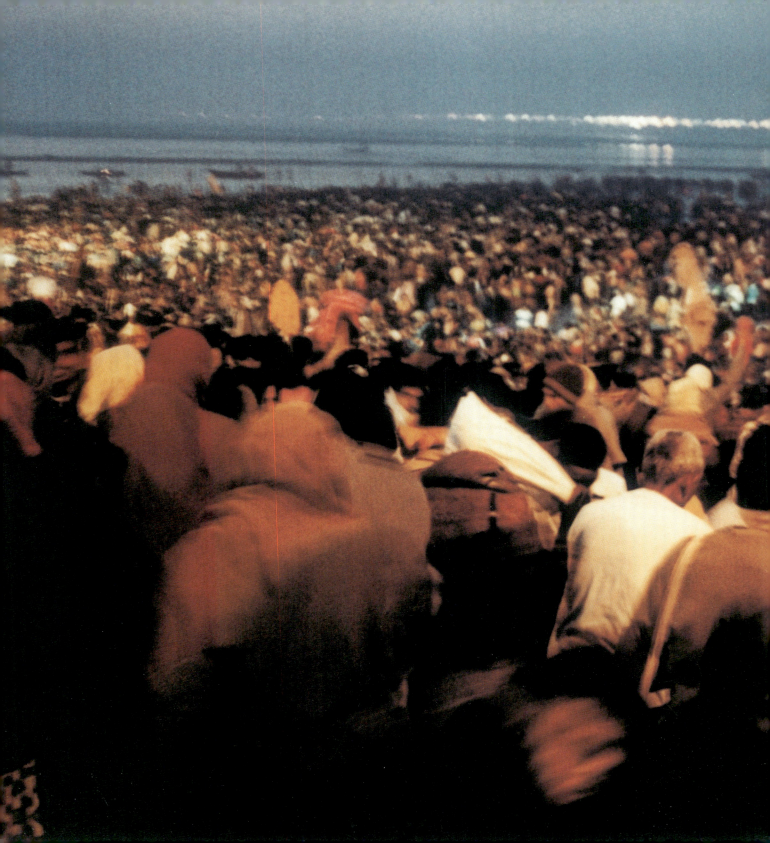

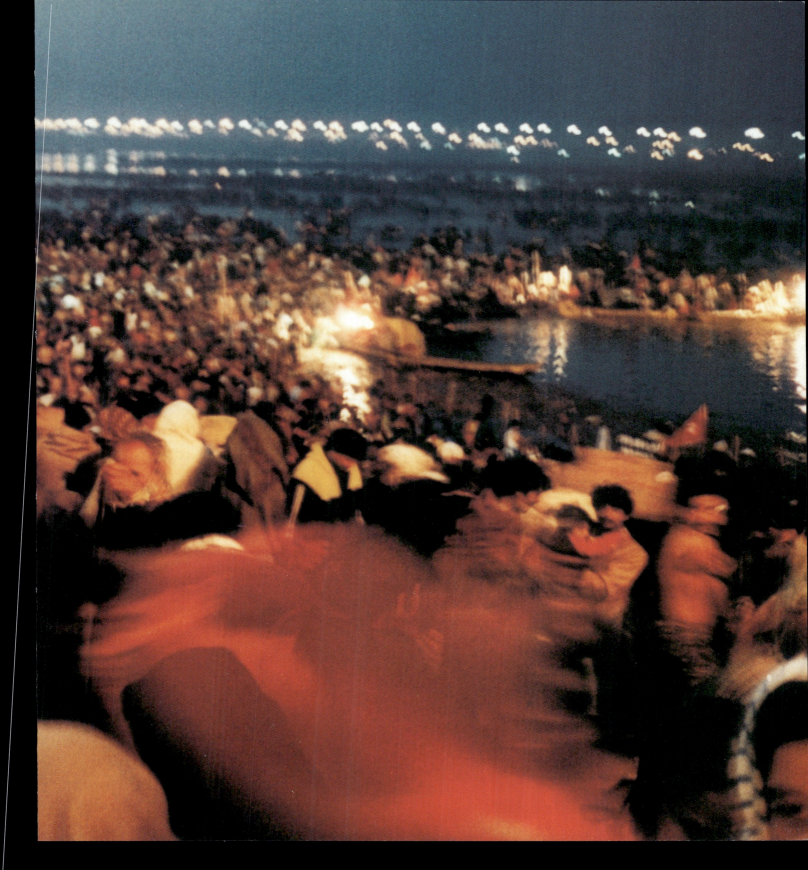

Pradesh, aangezien dat de plaats schijnt te zijn waar Krishna woonde en speelde. Vanuit mijn studie van het hindoeïsme wist ik iets van Bhakti Yoga, maar ik was heel blij dat mijn eerste reis naar India met zulke toegewijde beoefenaren was, die beloofden mijn kennis te verdiepen en zo mijn ervaring te verrijken.

We besloten onderweg de *Bhagavad Gita* te bestuderen en tijdens de dagelijkse satsangs (bijeenkomsten rond een spirituele leider of leer) vergeleken we de vertaling van verschillende teksten en ging Shyam uitgebreid op de vertalingen in. Toen we Badrinath bereikten, leerde ik hoe ik me respectvol moest gedragen in een tempel door ieder gebaar van Tulsi na te doen. Ze had me bij aankomst in Delhi meegenomen om een aantal sari's te kopen en liet me zien hoe ik ze zodanig om me heen kon wikkelen, dat er respect voor de cultuur en de goden in de tempel zelf uit sprak. Ze leerden me de juiste etiquette voor alles, van eten met mijn rechterhand tot drinken uit een fles zonder hem met mijn mond aan te raken. Ik leerde ook hoe je in het openbaar baadt.

Onze eerste stop op weg naar onze bestemming was Haridwar, een plaats aan de Ganges. Binnen een uur nadat we het pension hadden bereikt waar we onze eerste nacht zouden doorbrengen, verkleedden we ons, wikkelden ons in doeken en daalden af naar de oever voor een bad in de snelstromende heilige bron. Aan weerszijden waren steunen aangebracht waar ik me aan vasthield terwijl ik mezelf, volgens de instructies, driemaal liet zakken in het zonovergoten oppervlak. Het voelde versterkend. Er wordt wel beweerd dat voor een pelgrim een enkel bad in de heilige rivier de Ganges voldoende is om de ziel te reinigen. Men vertelde me dat ik, als mijn reis hier zou eindigen, naar de Verenigde Staten kon terugkeren als iemand die een rechtmatige pelgrimstocht had volbracht.

Veel westerse yogi's hebben het gevoel dat op reis gaan naar India op zichzelf al een noodzakelijke pelgrimage is en in het land zijn er ontelbare mogelijkheden om te mediteren op God. India is een microkosmos waarbinnen alledaagse ervaringen versterkt en uitvergroot lijken te worden. De dingen die thuis onder ogen gezien moeten worden, komen ongetwijfeld in je bewustzijn omhoog wanneer je hier op reis bent. Het aanvaarden van het wereldse leven als een wakende droom is een van de doelen waar hedendaagse yogi's naar streven.

Alle beoefenaren worden geconfronteerd met de moeilijkheid hoe je in je dagelijkse leven een yogi blijft. Er bestaat de illusie dat het hier, in

India, op de een of andere manier gemakkelijker is, maar in werkelijkheid realiseer je je dat de moeilijkheid ook relatief is. Overal om je heen lijken de mensen heel hard aan het werk, maar toch is er nog tijd om de tempel te bezoeken, minstens een keer per dag, om een offer te brengen. In India lijkt alles met elkaar verweven – geloof, gezin en werk zijn allemaal één – en elke gelovige daad kan leiden tot Brahman (de transcendente Werkelijkheid). In het Oosten wordt alles beschouwd als dharma, en dus wordt alles geaccepteerd. Yoga is overal. De rivieren worden bijvoorbeeld aanbeden als godinnen en de plaatsen waar bepaalde rivieren samenvloeien worden als extra heilig beschouwd.

Als we echter het pad van dharma kiezen, zal onze sadhana (persoonlijke pad) voorspoedig zijn, ongeacht waar we ons bevinden. Dit realiseerde ik me toen ik terugkeerde van die eerste pelgrimstocht. Hij had me gemotiveerd het jaar daarop eerder terug te gaan om de ultieme pelgrimage mee te maken, de *Maha Kumbh Mela*. Toen ik daar was had ik mezelf voorgenomen minstens een pelgrimstocht per jaar te maken. Ik wist dat het voornemen even belangrijk was als de tocht zelf.

Voordat ik in januari 2001 voor de tweede keer in India aankwam wist ik niet meer van de Maha Kumbh Mela dan dat het een spirituele viering was die eens in de twaalf jaar op vier plaatsen wordt gehouden ter nagedachtenis van een van de vele hindoeïstische scheppingsmythen. Ofschoon het verhaal enigszins varieert van persoon tot persoon, is het in essentie een epische vertelling van de overwinning van de goden op de demonen met betrekking tot de *kumbh* (pot) van onsterfelijkheid, nadat Vishnu hun de nectar die zich erin bevindt heeft beloofd als ze de oceaan van melk karnen. Wanneer de kumbh uiteindelijk tevoorschijn komt, proberen de demonen hem te stelen van Jayant, de god die hem in zijn bezit heeft. De mythe verhaalt verder dat er tijdens het gevecht op vier plaatsen enkele druppels nectar op aarde vallen – Haridwar, Ujjain, Nasik en Allahabad, waar Jayant om de drie dagen stopte om te rusten. Allahabad wordt als de meest heilige plaats beschouwd, vanwege zijn gunstige ligging op het punt waar de Yamuna en de Ganges samenkomen.

Naarmate de dag van mijn vertrek naderde, en de voorpagina van de *New York Times* vaker werd opgeluisterd met de verslaggeving over het openingsbad met alle heilige mannen en sadhu's van Naga, verdween bij mij, en met mij een groot deel van de wereld, de onbekendheid met het gebeuren. Ik kwam te weten dat men op dit veertig dagen durende festival ongeveer twintig tot veertig andere pelgrims verwachtte op deze heilige plaats.

En enkele uren voordat ik aan boord ging bereikte het nieuws dat de Indiase Gujarat-regio de vorige ochtend was getroffen door een gigantische aardbeving de internationale radio en tv. Toen ik aankwam lieten de koppen geen twijfel bestaan dat dit een veel grotere ramp was dan in de rest van de wereld werd gedacht. Elke dag werden de stijgende dodentallen afgedrukt, zij aan zij met de Kumbh-verslagen van de dagelijkse verkeersslachtoffers aldaar. Plotseling werd het doel van pelgrimstochten, evenals van de dharma, kristalhelder voor me. We moeten dit soort tragedies aanvaarden en in het licht ervan samenkomen. Tragische gebeurtenissen bieden de mogelijkheid met onszelf en anderen samen te zijn. Als we alle strijd beschouwen als een zegen, is het geen wonder dat India en het Oosten deze rijkdom aan spiritualiteit laten zien, gezien de erfenis van hun verleden.

Hoewel de verslaggeving van de Kumbh een kopie was van de sensatiebeluste pers van het Westen en alleen de aantallen, buitenissigheden en beroemde bezoekers (waaronder Sonia Gandhi en de Dalai Lama) belichtte, was ik zowel verbaasd als opgelucht toen ik bij aankomst op de *sangam*, waar de twee rivieren samenkomen, ontdekte dat de kern van deze bijeenkomst werd gevormd door gewone mensen. Er waren dagjesmensen en *Kalpvasis*, degenen die de hele periode van veertig dagen bleven. Er waren modale en bovenmodale gezinnen, evenals heel rijke en heel arme mensen. Het was een tot nederigheid stemmend samenzijn.

Toen we aan de vooravond van een van de laatste baddagen arriveerden en het overgrote deel van de voertuigen zich in tegenovergestelde richting begaf, leek het op een exodus. Op het terrein van de Mela, dat door de Indiase overheid was ingericht en werd onderhouden, was het een chaos van jewelste. De lucht was dik van het stof en de rook en uit alle richtingen schetterde geluid uit elkaar overschreeuwende luidsprekers. Toen we eenmaal onze kampeerplaats met tent hadden gevonden, die we hadden gereserveerd via vrienden die eerder die week waren gearriveerd, waagden we ons buiten om vertrouwd te raken met onze medepelgrims. Allahabad is, net als mijn woonplaats Manhattan, een stad die nooit slaapt en de gewone bevolking stopt hier nooit. Elke dag weer zag je het hele spectrum van mensen van over de hele wereld. Als ik op reis ben, betrap ik mezelf er altijd op dat ik aan het vergelijken ben tussen waar ik ben en waar ik ben geweest, maar het zijn deze momenten daartussenin waarop we het meest waarachtig zijn.

We liepen door brede lanen die uit het zand van de rivierbedding leken gemaakt en lieten ons leiden door de muziek van de 'Ras Lilas' (de liefdesgedichten van Radha en Krishna) die werd gemaakt in de verschillende uitbundig versierde tenten langs de weg. Het tafereel deed op vreemde wijze denken aan de Amerikaanse Old West, met de helder verlichte façades tegen de relatief verafgelegen en lege omgeving. Aangezien we tegen zonsondergang waren gearriveerd, was de temperatuur aanzienlijk gedaald. We hadden het koud en kregen hoofdpijn van het stof dat we inademden en het lawaai om ons heen. We besloten terug te gaan en uit te rusten voor het bad van de volgende morgen. Die nacht bibberde ik mezelf in een diepe slaap.

Toen ik om zes uur 's ochtends wakker werd, was het lawaai bijna even erg als de avond tevoren. We vroegen ons af of het ooit zou stoppen. We deden onze sari's om en gingen blootsvoets naar de sangam. Het kostte ons drie kwartier, door de eindeloze mensenmassa en over pontons heen, om de hoofdbadplaats te bereiken. Het zeer openbare privé-leven van de Indiërs was overal om ons heen te zien; gezinnen die met elkaar aan het eten waren, mannen die ineengedoken bij een vuurtje zaten, kinderen die lagen te slapen en baby's die werden gevoed. Alles leek deel van een grote gemeenschap.

We zagen maar een handjevol andere westerse gezichten op onze laatste pelgrimage naar de Kumbh. Op het laatste stukje waadden we in onze sari's door het enkeldiepe water vol mensen, sommigen biddend in stilte, terwijl anderen zich wasten, baadden of speelden, totdat we een deel bereikten dat diep genoeg was om ons helemaal onder te dompelen. Dit was de heilige plaats waar de mythe was ontstaan – Ganga en Yamuna, zich verenigend met de mythische Saraswati. Drie goddelijke levensbronnen die rustig samenstroomden, terwijl miljoenen pelgrims hetzelfde deden.

Toen het mijn beurt was om ondergedompeld te worden, moest ik terugdenken aan de doop van de volwassen man die ik had meegemaakt toen ik in de katholieke kerk het vormsel kreeg toegediend. Op dat moment had ik me verbaasd over de bewuste keuze van die man om zijn spiritualiteit en geloof nieuw leven in te blazen. En dus dook ik drie keer onder in het donkere water, net als het jaar daarvoor in

Haridwar, en ik bad voor de mensen in Gujarat, mijn dierbaren thuis en vrede in de wereld. Toen ik weer bovenkwam, dankte ik God voor deze mogelijkheid om het leven via deze pelgrimstocht te ervaren en voor de herinnering dat ik bewust ben, dat ik leef en dat ik de vrijheid heb een spiritueel pad te kiezen op het snijpunt van Oost en West.

Matsyasana

Matsya betekent 'vis'. Deze asana is opgedragen aan Matsya, de incarnatie van de hindoeïstische god Vishnu als vis, een oppergod en degene die het universum instandhoudt. In deze houding komen de borst en het hoofd het hoogst te liggen, terwijl het lichaam van het middel tot aan de nek vanaf de grond een boog beschrijft. De voorkant van het lichaam is volledig gestrekt en de borst helemaal uitgezet, wat de ademhaling bevordert. De nek is een heel eind gestrekt, waardoor de schildklier wordt gestimuleerd. Matsyasana benadrukt ook de flexibiliteit van het bekken.

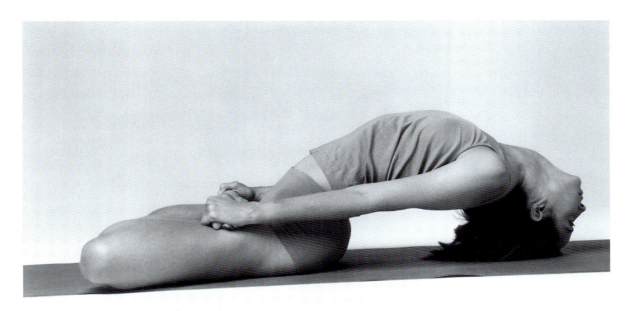

Balasana
(Kinderhouding)

Deze houding is zowel fysiek als psychologisch een herinnering aan onszelf als kind. Hoewel deze asana fysiek gezien minder moeilijk is dan de andere asana's, confronteert hij de beoefenaar met een andere moeilijkheid: zich begeven in een toestand van 'niet-doen' en zich geduldig overgeven aan de zwaartekracht. De houding van balasana vereist dat de beoefenaar vanuit een ander deel van het lichaam ademt dan de voorkant van de longen, zoals we gewend zijn, doordat de ribbenkast en de buik tegen de dijen worden aangedrukt. Hierdoor krijgt de adem een andere oorsprong en maken we werkelijk contact met een diepere, regelmatigere ademhaling. Balasana, in combinatie met een bijna volmaakte ademhaling (pranayama), leidt de energie van je adem naar de achterkant van je hart, de achterkant van je longen, door je borst en rond je organen. De houding lijkt op een kind in de baarmoeder en is uitermate geschikt om stress weg te nemen en rugpijn te verlichten, en wordt ook aangeraden bij menstruatiepijn. Een 'schommelende' versie van deze houding, waarbij de beweging van de borstkas tegen de dijen wordt gebruikt om het borstweefsel te masseren en de circulatie van het lymfevocht te stimuleren, bevordert de gezondheid van de borsten.

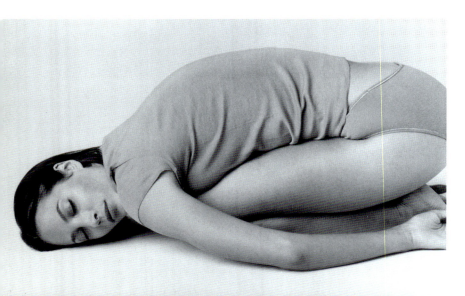

Padmasana
(Lotushouding)

Padma betekent 'lotus'. *Asana* duidt op 'houding'. De algemene benaming heb je misschien al vaak gehoord: Padmasana wordt meestal de 'lotushouding' genoemd.

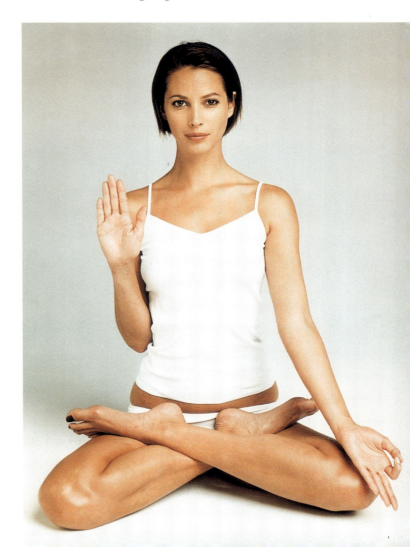

Ook wordt hij vaak aangeduid als de 'koninklijke houding' of de 'lotustroon', aangezien de beoefenaar met deze asana een houding van schoonheid, gratie en goddelijkheid aanneemt, vergelijkbaar met de bloem zelf. De lotus is in vele opzichten een symbool. Het is een bloem waarvan de wortels zich in de modder bevinden, maar die boven het modderige water uitgroeit en op het oppervlak van het water drijft. Hij symboliseert de tegenstellingen leven en dood, mannelijk en vrouwelijk, en het samenspel van de scheppende krachten, zoals Swami Sivananda Radha het verwoordt in zijn *Hatha Yoga: The Hidden Language*.

De lotus wordt beschouwd als de 'Bloem van het licht' en heeft in de afbeeldingen een plaats gevonden naast de goden van de Egyptenaren, hindoes, heidenen, Chinezen en boeddhisten, om er meer een paar te noemen. Overal waar hij wordt aangetroffen of aangebracht, doet hij onmiddellijk een sfeer van schoonheid en heiligheid ontstaan. In het boeddhisme wordt de geopende lotus geassocieerd met de Boeddha en de verhoogde staten van bewustzijn, en de Boeddha wordt vaak zittend of staand op de bloem afgebeeld. Zowel voor boeddhisten als hindoes is de lotus het symbool van spirituele groei en de bloei van het menselijk potentieel.

Als de 'lotushouding' wordt padmasana vaak bij het chanten gebruikt en is hij de poort naar meditatie. In deze houding zijn de benen gekruist en rusten de voeten met de voetzolen omhoog op de dijen. De handen liggen met de palm omhoog op de knieën of rusten in de schoot. Als vanzelf past het lichaam zich aan om op een natuurlijke manier te zitten en de rechte ruggengraat houdt de geest alert en oplettend maar toch ontspannen. Zoals alle asana's beïnvloedt de lotushouding het klierstelsel. Medisch gesproken bevatten de handen en de voeten meer afferente en efferente zenuwen (respectievelijk sensorische en motorische zenuwen) en endocriene klieren dan ieder ander deel van ons lichaam. Wanneer je in de lotushouding zit met de benen gekruist en de handen gevouwen, vormt de bio-energie (die doorgaans door onze handen en voeten wegstroomt) een gesloten circuit. Door deze energie bij je te houden, ontstaat een grotere opmerkzaamheid en een diepere meditatie. Hoewel er wordt beweerd dat dit de meest ideale asana is voor hogere meditatie, moet je je niet laten misleiden door de ogenschijnlijke eenvoud ervan – het kan enige tijd en oefening vergen voordat je de lotushouding op de juiste wijze en in al zijn vormen meester bent.

*Wanneer je in de natuur aan een enkel ding trekt,
ontdek je dat het vastzit aan de rest van de wereld.*
                     John Muir

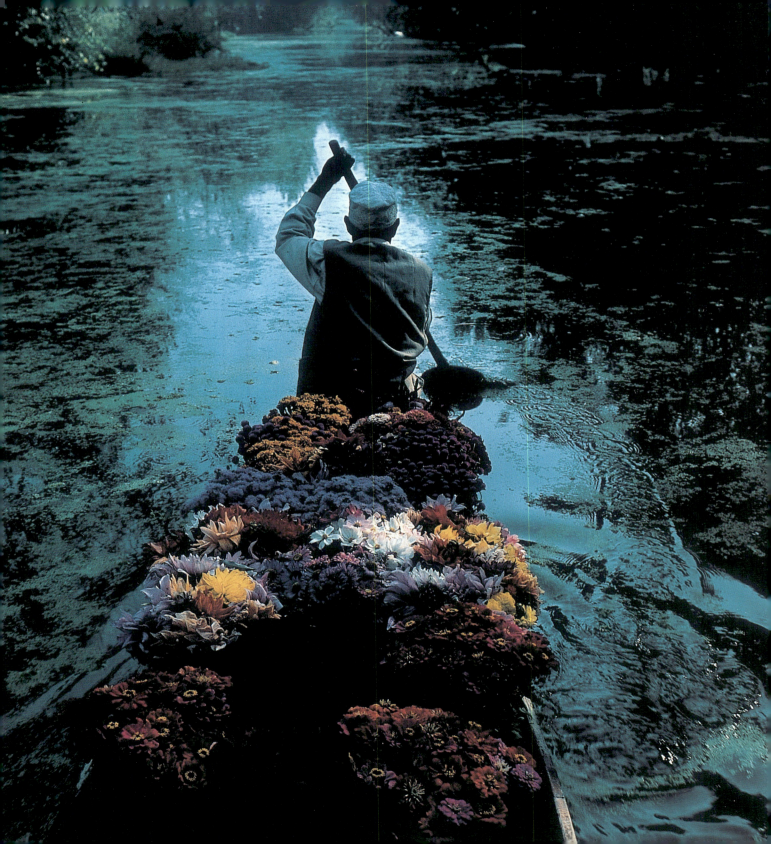

PERSOONLIJKE REIZEN

INTENTIES

Elke beperking leggen we onszelf op.

Ik geloof dat de ervaring van ieder moment de mogelijkheid biedt tot een nieuw leven. Veel mensen bewegen zich door het leven zonder zich volledig bewust te zijn van hun potentieel tot grootsheid, laat staan werkelijke goedheid of zelfs fundamentele vriendelijkheid. Door routinematig de gebeurtenissen van je leven te volgen, van het een naar het ander, zonder echt te kijken of op zoek te gaan naar de betekenis ervan of de manier waarop elke ervaring ons vormt, ontzeggen we onszelf dat potentieel. We vullen onze dagen met afspraken en verplichtingen

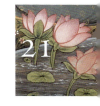

naar anderen, maar vergeten vaak aan onszelf te denken. En ik dan? Aandacht voor jezelf klinkt misschien egoïstisch of asociaal, maar is in werkelijkheid soms een van de meest edelmoedige dingen die je voor anderen kunt doen. Als we het zelf en ons handelen beter gaan begrijpen, kunnen we dat van anderen ook beter begrijpen. En daarmee worden we één in doel en in geest, wat uiteindelijk het wezen van de mens is.

Een voorbeeld hiervan op mijn eigen reis was toen ik besloot te stoppen met roken. Pas nadat ik mezelf een serieuze belofte had gedaan, was ik in staat een serieuze poging tot stoppen te ondernemen. Ik ondervond aan den lijve het effect van mijn handelen en hoever dat reikte, in de zin dat het niet alleen mij, maar ook mijn omgeving beïnvloedde. Vrijwel onmiddellijk ging mijn gezondheid vooruit en voelde ik me beter, wat op zijn beurt ervoor zorgde dat ik intenser kon genieten van mijn leven en mijn vriendschappen. Stoppen met roken liet de mensen die me het meest nabij waren ook zien dat ik een langer en beter leven wenste, een leven dat die vriendschappen de mogelijkheid bood verder te groeien, tot bloei te komen en zelfs de meest moeilijke omstandigheden te doorstaan. Het gaf me ook de mogelijkheid mijn vrienden en collega's te laten zien dat ik zeer gedisciplineerd en vastbesloten was; dat ik me niet zou aanpassen en me ook niet in een of ander hokje liet dwingen. Deze kleine overwinningen, die voortkwamen uit één grote overwinning, doordrongen me van een bepaald gevoel van onwankelbaarheid. Ik besloot dit gevoel als inspiratie te gebruiken om onzelfzuchtiger te worden in denken en doen. Van daaruit begon ik mijn leven te zien als een soort offerande van goede intenties… waarmee ik weer terug was bij yoga.

Bij yoga is er vaak een moment voordat de les begint waarop iedereen wordt uitgenodigd drie keer OM te chanten om de ruimte te reinigen en een moment van rust in te lassen tussen de gebeurtenissen in, tussen waar we vandaan komen en waar we heen gaan. Hiermee worden we herinnerd aan onze aanwezigheid op dat moment. De beoefening van yoga zelf is in zekere zin een excuus of op z'n minst een gelegenheid om dat gedurende een bepaalde tijdsperiode te doen. De asana's herinneren ons voortdurend aan de fysieke aanwezigheid van ons lichaam en onze vorm en terwijl we van houding naar houding gaan, behouden we dit gewaarzijn in het afwisselend bewegen en verstillen. Tijdens de beoefening is er een moment van stilte waarop je kunt besluiten je beoefening als een gift te offeren aan iets of iemand die daar behoefte aan heeft. Het is als een gebed of een zegen voor een dierbaar iemand of een goede zaak buiten je of hoger dan jijzelf, waarbij jij het fysieke voertuig bent dat die intenties overbrengt. Het is een daad van generositeit en liefde die, indien gebundeld, een uitzonderlijk krachtige energie kan zijn. Deze momenten van gewaarzijn en altruïstische zelfopoffering zijn hetgeen we met yoga beogen.

In onze cultuur hebben we met oud en nieuw vaak goede voornemens. We beloven het een en geven het ander op, maar hoezeer staan we werkelijk stil bij dit soort plechtige beloften? Hoe vaak doen we dit niet alleen maar vanuit een gewoonte of een maatschappelijk verwachtingspatroon? Hoe lang duurt het voordat we onze beloften niet meer nakomen? Hoe groot is onze kans van slagen? Als ons doel is ons meer bewust te zijn van wat we zeggen en doen, dan denk ik dat het voornemen op zich voldoende is. De intentie is er tenslotte. Maar stel dat we onszelf en anderen allerlei dingen zouden beloven en onze beloften ook werkelijk zouden waarmaken? De meeste mensen willen een beter mens zijn, nietwaar? Welnu, beter ligt altijd binnen ons bereik.

Een bladzij uit mijn dagboek:

1-2-2002

Vandaag is het mijn drieëndertigste verjaardag. Ik zit hier in het huisje dat mijn vader ooit heeft gebouwd, met mijn hele familie om me heen, en voel me intens dankbaar. Ik word overspoeld door prachtige herinneringen aan mijn vader en mijn jeugd. Ik heb vaak mensen op deze leeftijd horen zeggen dat ze worden bekropen door het gevoel alles op een rijtje te moeten hebben, willen ze niet alleen maar met overleven bezig zijn. Misschien hebben dergelijke verwachtingen op de een of andere manier te maken met de historische of spirituele voorbeelden, zoals Alexander de Grote of Jezus Christus, misschien zelfs alleen maar archetypisch. Christus was pas drieëndertig toen hij 2002 jaar geleden werd gekruisigd, een gebeurtenis die verstrekkende gevolgen heeft gehad voor de geschiedenis en een symbolische invloed op ieders leven sindsdien, zelfs het leven van hen die niet geloven dat Hij de ware Christus en Heiland is. Ik denk dat we allemaal tot op zekere hoogte het verlangen koesteren ook na ons leven iets voor anderen te betekenen, ook al gaat dat niet verder dan het leven van onze kinderen. Een positieve invloed op het leven van onze kinderen is al genoeg — ieder ander leven dan het eigen is al genoeg.

De eerste keer dat ik me realiseerde dat ik, na te hebben zorg gedragen voor mijn eigen leven, ook zorg wilde dragen voor het leven van anderen, legde ik de grondslagen voor een andere intentie — om praktisch gebruik te gaan maken van wat ik wist en had meegemaakt. Nadat ik gestopt was met roken en mijn vader had verloren aan een door roken veroorzaakte ziekte, wat me de impuls gaf anderen te helpen stoppen met roken, ging ik op pad met de intentie om op z'n minst één persoon te helpen door mijn ervaringen te delen. Voor sommige mensen is dit een natuurlijk instinct; bij anderen moet het worden gewekt. De Dalai Lama zegt:

Het leven wordt zinvol wanneer je een probleem bij de kop pakt; het geeft je leven een bepaalde waarde om de verantwoordelijkheid te hebben het probleem onder ogen te zien en op te lossen. Als je dergelijke problemen niet hebt, is er ook niet die verantwoordelijkheid, niet die rol die je in je leven kunt spelen... Die uitdaging geeft je de mogelijkheid je bekwaamheden in praktijk te brengen. In wezen is het doel van het leven anderen te dienen. Vanuit dat gezichtspunt is een probleem in feite een geweldige kans.

Het zijn de moeilijkheden en de mogelijkheden die ze bieden die ons helpen onze intenties waar te maken. Ze kunnen verschillen van moment tot moment, van dag tot dag, maar hoe intensiever we op zoek zijn naar een dieper begrip van onszelf, hoe groter de vervulling die we vinden in ons leven, onze relaties en in onze dagelijkse praktijk.

De lucht die we delen

Door waardering op te brengen voor onze verbinding met alles wat deel uitmaakt van onze werkelijkheid, vergroten we onze aandachtigheid voor ons handelen en onszelf. Neem de samenstelling van ons lichaam: we zijn gemaakt uit de elementen, micro-organismen, bacteriën, mineralen, enzovoort. Een van mijn leraren herinnerde me er ooit aan dat de lucht die wij inademen dezelfde lucht is die door alle wezens wordt ingeademd, menselijke en niet-menselijke wezens, door de eeuwen heen. Hij herinnerde me eraan dat ik dezelfde lucht inadem die de dinosaurussen ooit inademden. Diezelfde lucht wordt door alle levende wezens ingeademd, nu en eeuwig. Omdat we allemaal zo innig zijn verbonden met de natuur van de werkelijkheid en de werkelijkheid van de natuur, is het onmogelijk echt aandachtig te zijn, echt in vrede en echt meedogend als we niet ons innerlijke begrip hiervan koppelen aan onze uiterlijke daden, die de weerspiegeling zijn van een dergelijk inzicht. En hoe zorgen we voor deze koppeling? Door het 'jukken', het tot eenheid maken van leven en spiritualiteit.

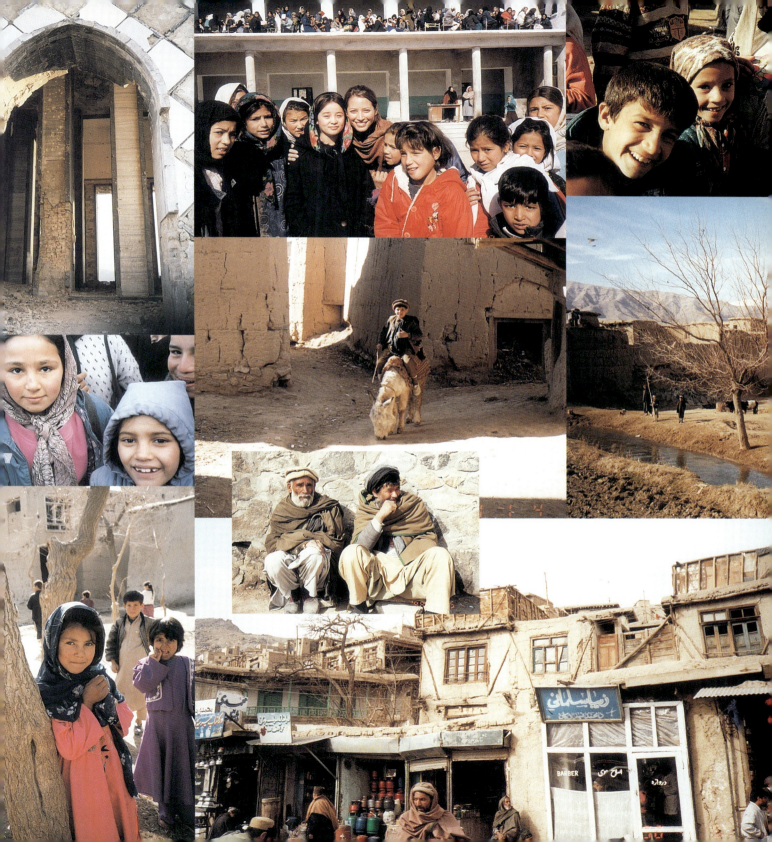

WERELDWIJD BEWUSTZIJN

De waarde van een vriendelijke daad ligt in de liefde die ertoe aanzet.
De talmoed

Als je hard je best doet om meer open te worden, zullen de mogelijkheden naar je toe komen. Als je erop voorbereid bent, zullen zich diep in je wezen intense ervaringen voltrekken. Ik ben net terug van een plek die me nog steeds van die ervaringen geeft. Eind vorig jaar ontving ik een telefoontje van een journalist die vroeg of ik geïnteresseerd was om naar Afghanistan te gaan. Gezien de gevoelige situatie op dat moment, werd mijn nieuwsgierigheid onmiddellijk geprikkeld. Amerika was al twee maanden 'in oorlog' met Afghanistan, op zoek naar

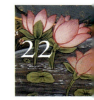

de vermeende verantwoordelijken voor de gebeurtenissen in New York op 11 september die waren gericht tegen de Verenigde Staten in het bijzonder en de vrije westerse wereld in het algemeen, om redenen die niet volledig waren uitgelegd of begrepen door de meerderheid van hun inwoners die dag. 'Ja', zei ik. 'Ik ben geïnteresseerd. Wanneer?'

Het bleek dat een nationale televisieomroep iemand zocht voor een follow-up over het werk dat Unicef deed voor de kinderen in die regio. We besloten ons verhaal te maken vanuit het gezichtspunt van meisjes en jonge vrouwen, die voor het eerst in jaren vrij gebruik konden maken van hun recht op onderwijs, net zoals met de mannen.

Op 20 januari 2002 arriveerden we in Kaboel. Ik was er speciaal met weinig verwachtingen naartoe gegaan, omdat ik weet hoezeer een plaats door de tijd heen en door bekendheid kan veranderen. Ik kijk ook niet vaak naar de gewone televisie, om te zorgen dat ik een enigszins onbevooroordeeld beeld van de wereldgebeurtenissen behoud, maar dezer dagen is het vrijwel onmogelijk geweest alle beelden en meningen rond de gebeurtenissen van 11 september te omzeilen. Komend vanuit New York waren de extreme verschillen in leefwijze onwerkelijk. Het inwonersaantal van Kaboel ligt rond de vier miljoen. Dat van New York City is zeveneneenhalf miljoen. Daar zijn ook gele taxi's, maar daarmee stopt de vergelijking zo ongeveer. Kaboel is opmerkelijk uitgestorven en voelt meer verlaten dan bewoond aan. Er staan huizen zover het oog reikt, maar je vraagt je af of dat werkelijk huizen van mensen kunnen zijn.

Het was vijf uur en donker toen we 's avonds terugkeerden naar ons pension. Aangezien er in het schemerduister niets te doen is en ik moe was, ging ik vroeg naar bed. De oproep tot het gebed van een nabijgelegen moskee werd mijn innerlijke klok. Dezelfde aansporing die me wekt, maant me ook naar bed te gaan en, totdat ik mijn ogen niet meer kan openhouden, te lezen in *I Am That* van Sri Nisargadatta, een boek dat ik thuis van een Iraanse vriend had geleend. Die eerste nacht schreef ik een citaat uit het boek in mijn dagboek: 'Verlangen is de herinnering aan genot en angst is de herinnering aan pijn.'

De volgende morgen bezochten we een aantal scholen in de buurt. We waren aangenaam verrast honderden meisjes van alle leeftijden te zien arriveren. Toen ze het schoolplein op liepen onthulden zich glimlachende gezichten onder de tegenwoordig beruchte archaïsche boerka's die binnen de muren van de school onmiddellijk werden afgedaan. Ik was direct omringd door kleine, prachtige en nieuwsgierige gezichtjes, allemaal zichtbaar vervuld van vreugde en verwondering. Velen van hen spraken ten minste een paar woorden Engels en maakten van de gelegenheid gebruik die te oefenen en contact te maken. 'Hallo, hoe heet je?', vroegen ze. 'Salaam, ik heet Christy', antwoordde ik. 'Hoe heet jij?', vroeg ik op mijn beurt. 'Welkom in ons land', zeiden ze. 'Waar kom je vandaan?', wilden ze weten. 'Amerika', antwoordde ik. 'New York, USA.' Ik lette op tekenen van misprijzen, maar zag niets dan erkenning.

We bezochten de klaslokalen die waren gevuld met meisjes van verschillende leeftijden, van de eerste tot en met de zesde klas. Alle leerlingen moesten aan het begin van het schooljaar een examen doen om te bepalen in welke klas ze zouden worden geplaatst. Ik vroeg een groot aantal meisjes wat ze later wilden worden. Bijna allemaal antwoordden ze 'arts' of lerares'. Op mijn vraag waarom, antwoordden ze: 'Omdat er in mijn land vele ziekten zijn en ik mijn volk wil helpen' en 'Omdat ik van mijn lerares houd en anderen wil aanmoedigen om naar school te gaan'.

Tegenwoordig promoot Unicef een terug-naar-school-campagne met een op gelijkheid gericht initiatief onder de naam 'Onderwijs voor allen'. Het doel is minstens anderhalf miljoen kinderen terug naar school te sturen. Onderdeel van dit initiatief is vrouwelijke studenten aan te moedigen tot deelname, in plaats van passief aanwezig te zijn. Het is duidelijk dat discriminatie van meisjes het grootste struikelblok is bij het bereiken van dit doel. Seksegelijkheid in het onderwijs betekent dat er ongeveer evenveel meisjes als jongen in de klas zitten en dat de prestaties in het ideale geval vergelijkbaar zijn. Veel meisjes stoppen met school zodra hun menstruatie begint, wat hen een extra kwetsbare groep maakt indien er niet de privacy is van aparte toiletten.

Na onze rondgang door een aantal klaslokalen, bezochten we een thuisschool die zich aan de andere kant van de stad bevond, verscholen in een woonwijk. Een aantal van dergelijke kleine scholen was open gebleven, ondanks de herhaaldelijke dreiging ze te sluiten als ze niet gehoorzaamden en meisjes weigerden. De leraren hier vertelden ons verhalen over dergelijke waarschuwingen en hun weigering zich aan die regels te houden, ongeacht het risico. Ik was vervuld met respect en ontzag voor hun moed en veerkracht. Later op die avond lag ik om zeven uur alweer in bed, klaar voor de nacht, mijn hoofd en hart vervuld met hoop voor dit land en voor de wereld. Voordat ik in slaap viel, noteerde ik dit citaat uit mijn boek: 'Wil wat je hebt en bekommer je niet om wat je niet hebt.'

Op de eerste school hadden we twee zussen ontmoet die Engels spraken en ons hadden verteld dat ze net in Kaboel waren teruggekeerd uit Peshawar in Pakistan, waar ze de afgelopen vier jaar hadden gewoond. Ze waren zich aan het inschrijven bij de school toen ze ons zagen en ons aanspraken met het verzoek om computers en betere Engelse leraren voor hun school. De oudste, Shahirzad, was vijftien. Shahirzad vertelde me dat ze hoopte eens journalist te worden, omdat ze de wereld op de hoogte wilde brengen van de erbarmelijke situatie van de rechten van vrouwen in Afghanistan. Ze was zeer welbespraakt over de situatie in haar land en gepassioneerd in haar verlangen de dingen te veranderen, zodat haar volk een betere toekomst zou hebben. We spraken over 11 september, waarvan ze volledig op de hoogte was, en ze zei dat geen enkel leven het verdient zo abrupt of kwaadwillig te worden beëindigd. Ze zei dat het haar diep verdriet deed om te horen wat er in mijn land was gebeurd en dat ze dankbaar was voor de zorg vanuit de rest van de wereld. Ze vroeg ons alleen het Afghaanse volk niet opnieuw te vergeten in de nasleep van dit specifieke conflict. We waren allemaal diep geraakt door deze jonge vrouw en toen we haar achterlieten bij de school waar we haar en haar zus, zonder boerka, hadden ontmoet, wisten we dat we een glimp hadden opgevangen van de mogelijke toekomst van dit land.

De laatste dag besteedden we aan het bezoeken van bezienswaardigheden. Sommige daarvan waren de locatie geweest van gruwelijke activiteiten en slechts enkele weken geleden nog in bedrijf, zoals het stadion waar vrouwen om onzinnige redenen stelselmatig en in het openbaar werden geëxecuteerd. Er waren begraafplaatsen met pas gedolven graven voor de onlangs gestorvenen, sommige trots afgebakend met vlaggen ter aanduiding van een martelaar. We maakten een lange rit voorbij de frontlinie en op weg naar een dorpje dat nog onaangetast was door de tijd waren mensen langs de weg ijverig bezig met het ontmijnen van het gebied.

Tijdens ons verblijf in Afghanistan hadden we voornamelijk contact met kinderen en oude mannen. Zij werden net zo geïntrigeerd door ons als wij door hen en leken vereerd als we hun vroegen of we een foto van hen mochten nemen. Overal beantwoordden mensen onze glimlach en vaak legden ze hun rechterhand op hun hart in een gebaar van respect of erkenning. Het was zo nieuw en zo prachtig om zo diep te communiceren zonder woorden. Overal in Kaboel zag ik mijn eigen ogen en glimlach op de gezichten van zovele jonge meisjes. Ze gaven me hoop terwijl ze zo weinig bezaten en ik probeerde het te beantwoorden. Wanneer je je eigen ziel kunt zien in een ander mens heb je yoga bereikt en wordt de wereld een diep vertrouwde plaats waar de betekenis die je erin bekleedt weer helder wordt.

*Het enige wat je hoeft te doen is rustig alert te blijven
en de ware natuur van jezelf te onderzoeken.
Dat is de enige weg die naar vrede leidt.*
I AM THAT VAN SRI NISARGADATTA MAHARAJ

ASWOENSDAG

Het was zeer toepasselijk voor me dat Aswoensdag dit jaar viel op de dag voor Valentijnsdag. Aswoensdag is een christelijke feestdag, gevolgd door de grote vasten, de herdenking van de veertig dagen dat Jezus Christus door de woestijn doolde. Het is de voorbereiding op Goede Vrijdag, de dag dat Hij aan het kruis stierf. Het is een tijd van penitentie en genoegdoening. Gelovige christenen gaan op deze dag naar de mis om de zegen van de as te ontvangen. De as is afkomstig van de verbrande palmtakken van de mis op palmzondag van het voorgaande jaar,

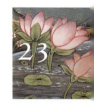

een week voor Pasen, en wordt door de priester in de vorm van een kruisje op het voorhoofd aangebracht.

Ik ging pas deelnemen aan deze heilige dag toen ik volwassen was, maar nu kijk ik uit naar deze periode van zes weken als een excuus om me enigszins uit de wereld terug te trekken en een aantal offers te brengen voor mijn overtuiging. Sinds mijn bezoeken aan India en de inspiratie die ik heb opgedaan bij het uiterlijke geloofsvertoon van hindoes met hun *bindi's* of *taliks*, boeddhisten met hun geschoren hoofden en oranje of paarse gewaden, en moslims met hun bedekte hoofden, geniet ik er werkelijk van die ene dag in het jaar als katholieke christen te beleven en mijn geloof te laten zien, terwijl de mensen op straat of op het werk je aankijken als een rare apostel. Soms verbaas ik me erover dat zo veel christenen zo weinig weten over hun eigen religie. Ik kan me alleen maar voorstellen dat dit ook voor veel anderen opgaat.

Meestal ga ik op deze dag gewoon door met mijn dagelijkse leven, ga ik na de mis naar mijn werk en mijn afspraken met mijn askruisje. Dit jaar voelde ik me echter niet goed en meldde ik me ziek. Het vele reizen van de afgelopen maanden had me opeens ingehaald en ik stortte in. De rest van de dag rustte ik, mediteerde wat en was ik gewoon thuis. Om half zes 's middags ging ik naar de mis. Father Lafferty stond op de verhoging voor een bijna volle kerk. Ik houd erg van de middagmissen in de winter. Er heerst dan zo'n warme, gouden sfeer in dit heiligdom, in tegenstelling tot de koude donkerte buiten.

Father Lafferty liep naar de preekstoel om zijn homilie op zijn gebruikelijke warme manier voor te dragen – met zijn vriendelijke gezicht en manier van doen – en begon te spreken over de ware betekenis van de vasten. Hij zei dat als we van plan zijn bepaalde gewoonten te offeren voor de vasten, we er zeker van moeten zijn dat het offers voor God zijn en niet slechts voor onszelf. Vele christenen geven iets op voor de vasten. Meestal is dat alcohol, koffie of suiker, of iets anders dat schadelijk is en waar we van houden. Het voelt als een enorm offer, maar eigenlijk stelt het als offer niet veel voor, omdat onze intenties verkeerd zijn gericht. Hij vertelde ons een verhaal van een man die het hele jaar bij de Weight Watchers had gelopen. De man bekende hem dat het tijdens de vasten zo veel gemakkelijker was om zich aan zijn programma te houden. Dit betekende dat de vasten voor hem een tijd was om zijn oude voornemens weer te bekrachtigen, maar niet noodzakelijkerwijs een tijd van offeren.

De meeste mensen geven dingen op waarvan ze weten dat ze er toch wel zonder kunnen. Ik weet van mezelf dat ik dat doe. Ik geef bijna altijd alcohol op, behalve toen ik drie jaar lang niet dronk om het mezelf gemakkelijker te maken het roken op te geven. Dit jaar had ik alcohol en rood vlees opgegeven... opnieuw. Ik had al eens eerder geprobeerd het laatste op te geven, als voornemen voor het nieuwe jaar een paar jaar geleden, met de bedoeling mezelf het vlees eten langzaam te laten ontwennen en te wennen aan een vegetarisch dieet. Het ging moeiteloos, dus het jaar daarop verhoogde ik de inzet en probeerde ik ook geen gevogelte meer te eten. Het idee was zo de voedselketen af te lopen.

Laten we niet vergeten dat geen van de dingen die ik heb genoemd erg gezond is en dus ook niet bij een yoga-leven past, zoals ons in vele boeken en tijdens de les wordt verteld. Ahimsa, de hindoeïstische geweldloosheid, staat het eten van vlees in geen enkele vorm toe. Ik was opgegroeid met een minder streng Amerikaans dieet en was gewend aan het idee dat ik dierlijke eiwitten nodig had. Soms kon ik hunkeren naar vlees. Nu ik echter regelmatiger aan yoga deed, wilde ik deze geconditioneerde hunkeringen weerstaan en meer respect tonen voor al die verschillende andere levende wezens. Trouwens, zo betoogde ik tegen mijn vleesetende familie en vrienden, hoe wist ik nu of ik vlees werkelijk nodig had (het argument van de meeste vleeseters) als ik het niet opgaf? Zodoende begaf ik me in het vegetarisme als een experiment met mijn lichaam. Aangezien ik door mijn yogabeoefening beter in contact was met mijn fysieke lichaam, zou ik mijn lichaam me laten vertellen wat het wilde en wanneer het bepaalde voedingsstoffen nodig had.

Wat betreft het geen vlees eten ging het maandenlang op rolletjes en at ik alleen vis en groenten. Op een dag in de zomer was ik echter bij vrienden op een barbecue in hun strandhuis. Ze waren zo vriendelijk geweest rekening te houden met mijn nieuwe gezindheid en hadden voor mij vis en voor de rest van de gasten biefstuk meegenomen. Ik had de afgelopen anderhalf jaar nauwelijks aan biefstuk gedacht, maar de geur van het gemarineerde vlees was zo heerlijk dat ik niet kon weigeren. Als een soort verslaafde nam ik een hapje en ik was van mijn vegetarische geloof gevallen. Mijn gevoel van schaamte en mislukking was zo groot, net als toen ik jaren daarvoor had geprobeerd het roken op te geven en weer was begonnen. Het was alsof ik twee stappen naar voren had gezet om weer een enorme stap terug te doen. Toen herinnerde ik me dat dit slechts een experiment was geweest. Ik moest mezelf eraan herinneren wat ik mezelf en anderen ook alweer had gezegd – dat ik mijn lichaam me zou laten vertellen wat het wilde of nodig had. Wat de reden ook was geweest, op dat moment wilde het vlees.

Zoals ik me voelde toen ik tot zonde was vervallen, was zeker niet des yogi's. Ik nam een bevriende yogi in vertrouwen over mijn gevoelens en hij waarschuwde me om niet te rigide te worden. Hij herinnerde me eraan dat we allemaal liefdevoller en meer vergevingsgezind met onszelf om moeten gaan. Wanneer we onze frustratie over ons onvermogen om de nodige discipline op te brengen en ons gevoel van mislukking onderzoeken, moeten we een stap terug doen en hetzij opnieuw beginnen, hetzij het innerlijke conflict waar we ons in bevinden oplossen.

Dit perspectief is een belangrijke les geweest voor mijn beoefening en een les die een voortdurende uitdaging is. Het kan een tijdje duren voordat we leven zoals we denken dat we willen leven. En ondertussen kan het ook zo zijn dat we ontdekken dat het pad waarop we ons bevinden niet precies het onze hoeft te zijn. Wanneer we onszelf fysiek voeden, kunnen we onszelf eraan herinneren zorgvuldig om te gaan met wat we eten en alles wat we als voeding in ons lichaam stoppen. En wanneer we onszelf mentaal voeden, is het pauzeren voor de maaltijd voor een dankgebed voldoende om mee te beginnen. Dankbaar zijn voor alles wat in de maaltijd is gegaan – misschien het offer van het leven van een dier, het werk om het te bereiden en op te dienen, de zorg en de liefde als het zelfgemaakt is – is voldoende. Maar als het dan geen rood vlees is, wat is dan een zinvol offer voor de vasten?

Wat slecht is aan bepaalde slechte gewoonten als koffie, alcohol en tabak is niet zozeer dat ze zeer schadelijk zijn voor je gezondheid – wat ze zeker wel zijn, zoals vader Lafferty vanaf de kansel bevestigde – maar dat ze je werkelijkheid en de waarheid vertroebelen. Tijdens de periode van de vasten, die bedoeld is om ons dichter bij God te brengen, hebben we bovenal helderheid nodig. Voor dat gesprek met God moeten we een stille plek in onszelf creëren. In veel religies wordt altijd van een aantal of al deze middelen afgezien, met name de religies waarin gebruik wordt gemaakt van de uiterlijke geloofstekenen waar ik het eerder over had. Deze geloofsovertuigingen sporen aan tot dagelijkse meditatie, gebed en contemplatie.

Voor mij als katholiek is er een dag die me speciaal herinnert aan deze noodzaak. Aswoensdag is het moment voor contemplatie op het leven van Jezus Christus en Zijn offer voor ons christenen, maar het is ook een moment om de waarde van het leven te onderkennen, zoals je waarschijnlijk zou doen als je veertig dagen alleen in de woestijn moest doorbrengen. Als je uit de woestijn kwam, zou je jezelf waarschijnlijk erg goed kennen. Je zou waarschijnlijk ook een hoop ideeën hebben over hoe je je leven zou willen vormgeven, of het leven dat je hebt zou kunnen verbeteren. Je hoeft geen christen te zijn om de dingen die je van je Zelf afhouden te offeren. Probeer die dingen in je leven op te geven die je afleiden van jezelf en open je hart voor de dingen die je aan jezelf onthullen.

Wat mijzelf betreft, dit jaar heb ik mezelf beloofd dat de vasten een tijd van contemplatie zou worden, geen reizen voor mijn werk en geen volgepropte dagen zonder momenten van rust tussendoor. Het is een periode om naar binnen te gaan, aan mijn huis te werken en mijn aandacht te richten op mijn vriendschappen en mezelf.

EEN DAG GEWIJD AAN HET HART

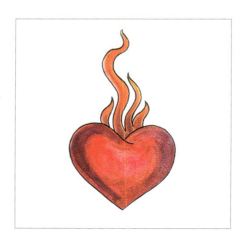

Valentijnsdag. Waar gaat dat eigenlijk om? De oorsprong is niet helemaal duidelijk, maar ligt vermoedelijk bij de herdenking van de heilige Valentijn, een christelijke martelaar die stierf in het jaar 269. Voordat hij martelaar werd, was hij een priester in Rome die martelaars hielp tijdens de vervolging onder de Romeinse keizer Claudius II. 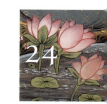 Vanwege zijn activiteiten werd hij gevangengenomen en toen hij weigerde afstand te doen van zijn geloof, werd hij gegeseld en onthoofd. Hij bewees dat hij een waarachtige dienaar van God was door zijn compassie met anderen en zijn bereidheid te sterven voor zijn geloof. Elk jaar, wanneer zo veel mensen kaarten en geschenken versierd met hartjes en cupido's voor hun geliefde kopen, gaat het dus om de viering van compassie. Compassie is het vehikel voor liefde en een kanaal voor dankbaarheid. Vaak is deze dag een dag om onze waardering voor anderen te tonen, wat als zodanig een vorm van dankbaarheid is. Het kan echter ook een dag zijn om onszelf te waarderen.

Dit jaar begon ik Valentijnsdag met het opnemen op cd van een gedicht dat was geschreven door Deepak Chopra en geïnspireerd door de liefdesgedichten van Rabindranath Tagore. Deepak had me gevraagd of ik wilde meewerken aan dit project door een gedicht voor te lezen en op de een of andere manier had ik onbewust voor deze dag gekozen, de dag van het hart. Iedereen die meedeed was gevraagd een gedicht uit zijn selectie voor te dragen. Ik koos een gedicht getiteld 'Zijn'. Ik had heel weinig tijd om me van tevoren voor te bereiden, maar toen ik het gedicht hardop las, wist ik waarom ik het had gekozen. Toeval bestaat niet.

Bezweringen, betovering, incantaties
Niets is er meer te zeggen
De magie van muziek omhelst de intentie
Eeuwenoude kennis

Lagen van ervaring, een hele geschiedenis
In een enkele melodie

Ons leven zit in ons verscholen
Als indrukken die worden gewekt door lyriek
In woorden gehuld zoals
Een spin vliegen hult in zijn web
We zijn zowel de spin als de vlieg
Gevangen en vrij in ons eigen web

Als ik zeg dat toeval niet bestaat, bedoel ik te zeggen dat je, wanneer je ervoor openstaat, in vrijwel alles de boodschap vindt die volmaakt resoneert met waar je je op het spirituele pad bevindt. Voor mij liggen in dit gedicht vele lessen verscholen. Het eerste woord dat me raakte was *intentie*. Het is een woord dat ik vaak gebruik en voortdurend in gedachten heb. Ik gebruik het omdat het mijn verlangen, of liever gezegd mijn intentie weerspiegelt om alles wat ik doe met aandacht te doen. Daarvoor is een bepaalde intentie nodig. Ik heb echter in mijn leven vaak keuzen gemaakt die me weinig tijd lieten voor een dergelijke bedachtzaamheid en zorg.

Dit gedicht vertelt me over de wetenschap dat de hele wereld zich binnen ieder van ons bevindt en wacht totdat hij wordt gewekt. Het vergelijkt het leven ook met muziek, die vaak op haar mooist is wanneer ze complex is, zoals een symfonie of goede jazz. De fijne nuances van de ervaring kunnen niet altijd worden gevangen in de taal. We hebben een inherent vermogen tot waarheid, maar vaak neigen we ertoe onszelf te bedotten met valse beloften die in tegenspraak zijn met die waarheid. Met name de laatste regel van het gedicht is krachtig, want hij herinnert me aan de uitspraak dat vrijheid een geestesgesteldheid is. Dit is iets wat erg moeilijk volledig te doorgronden is, en nog moeilijker in praktijk te brengen is.

Nelson Mandela is een van die mensen die dit uit ondervinding is gaan begrijpen. Bijna zijn hele leven bracht hij in de gevangenis door op een klein eilandje in Zuid-Afrika, feitelijk in ballingschap van zijn land en volk voor wie hij vocht, wat hem had doen belanden op de plek waar hij zich bevond. Hij leerde zijn innerlijke wereld kennen als een paradijs, niet verstoord door de werkelijkheid van de wereld om hem heen. Alleen al door zijn ervaring kunnen we de les van zijn leven bijna begrijpen. Als we mediteren op zijn ervaring kan het bijvoorbeeld gemakkelijker worden om te overwegen zelf anders te gaan leven, of ten minste met meer aandacht.

Toen ik klaar was met het opnemen van het gedicht op Valentijnsdag voelde ik me opgeladen met de positieve feedback van mijn kleine publiek bestaande uit de producer en de geluidstechnicus, en ook van mezelf. Het voelde goed om deel te nemen aan dit project, om een stem en gevoel te geven aan het geschreven woord, zodat anderen op hun beurt hun eigen betekenis konden vinden in deze diepe waarheden. Ofschoon ik hen net had ontmoet, kon ik niet anders dan alle aanwezigen omhelzen. Ik wenste hun allemaal een gelukkige Valentijnsdag en ging er weer vandoor.

Gewoonlijk beginnen mijn dagen niet zo gemakkelijk. Meestal ren ik van de ene naar de andere afspraak. Ik vind het belangrijk om aan het begin van de dag de toon te zetten, zo vroeg mogelijk, zodat die zich hopelijk de hele dag voortzet. Ondanks het feit dat dat niet altijd het geval is, is het wel een persoonlijk streven van me. Ik dacht dat die dag een goede dag was om een bepaalde toon te zetten – om compassie naar mezelf te oefenen.

Ik arriveerde bij de omroep NBC, mijn volgende afspraak, en ik was vroeg! Ik benadruk dit, want dit kwam nooit voor. En dus genoot ik van de mogelijkheid om een pauze te nemen in de hal van het immens grote kantoorgebouw en echt te wachten totdat mijn regisseur me mee zou nemen naar boven om mijn stem op te nemen voor het verhaal over Afghanistan. Ik was er al een aantal dagen eerder geweest voor de ruwe versie en om wat instructies te krijgen van een presentator, aangezien dit niet mijn beroep was. Ik had de tijd genomen om mezelf voor te bereiden, meer dan anders, want ik wilde het zo goed mogelijk doen. Het kan enigszins angstig zijn om jezelf in een onbekende situatie te brengen. Het accepteren van dit project was een uitdaging voor me geweest en sindsdien heb ik mezelf erop toegelegd mijn verplichtingen meer serieus te nemen.

Toen ik daar zat en het script oplas, voorbereid en meer op mijn gemak met de tekst die over dat deel van de film heen zou komen te liggen waar ik bij was geweest en dat ik nu in zijn bijna voltooide vorm had gezien, voelde ik me weer innerlijk in vervoering gebracht. Mijn vertolking werd gewaardeerd en ik had er weer vertrouwen in dat dit belangrijke verhaal miljoenen mensen bewust zou maken van iets wat ze anders niet zouden hebben geweten. De mensen in ons verhaal zouden met dit medium een bereik hebben waarvan ze niet hadden durven dromen. Toen we het onderdeel opnieuw bekeken, was ik blij met hun welbespraaktheid, want dat zou helpen hun cultuur voor ons te demystificeren. Tot dusver leek deze dag een van de beste dagen te worden die ik me kon herinneren en ik was me ervan bewust en dankbaar dat ik dit kon onderkennen terwijl ik het ervoer.

Buiten was het een koude maar zonnige dag. Terwijl ik op de achterbank van een taxi naar het centrum reed, keek ik meer uit het raampje dan omlaag naar mijn werk, mijn telefoon of computer. Ik gebruikte de twintig minuten durende rit opnieuw als mogelijkheid om te pauzeren tussen de bedrijven door. Hoewel ik aan de late kant arriveerde op mijn volgende afspraak, was ik rustiger dan anders. De rest van mijn energie was voor mijn nieuwe huis.

Toen ik op de plek arriveerde, nog steeds in een staat van verbouw, waren er overal mannen aan het werk. Dat is wat een huiseigenaar graag aantreft op een onaangekondigd bezoek! Ik was gekomen voor een Vastu-consult met deskundige Kathleen Cox. Mijn bedoeling was een huis te creëren dat zowel een bron was van persoonlijke kracht, als een schuilplaats voor de wereld – een heilige plaats. Hoewel Vastu is afgeleid van de vedische wetenschap, die op het eerste gezicht zeer complex kan lijken, komt er veel gezond verstand bij kijken en is het gemakkelijk zodanig in je leven te integreren dat het past bij jouw leefstijl en die voedt. We vonden voor onze bespreking een kamer in het zuidoostelijke deel van het appartement met een stoffige tafel waar we niet zo veel last hadden van de herrie. Terwijl Kathleen op me wachtte, verkende ze de ruimte alvast. Vervolgens legde ze een groot aantal praktische aspecten en toepassingen van Vastu aan me uit. Aan het einde van onze korte bespreking herhaalde Kathleen mijn les voor die dag: 'Zorg dat je elke keuze met aandacht maakt, want daardoor kan Vastu slagen.' Met dit in gedachten gaf ik Kathleen een stevige omhelzing en bedankte ik haar voor haar hulp. Daarna ging ik weer terug naar het huis waar ik woonde om met mijn architect en ontwerper, goede vrienden van me die sinds 11 september bij me woonden, mijn Vastu-lessen in het plan te verwerken. Toen ik die avond in mijn woonkamer zat, realiseerde ik me dat het werkelijk zo is dat je je daar thuis voelt waar je hart zich bevindt. Maar het idee om een nieuw thuis te creëren dat mijn hart tot uitdrukking brengt, spreekt me ook nog steeds aan. De les van de dag is 'Begin met je hart'. Dat is de manier waarop je iedere dag zou moeten beginnen.

RABINDRANATH TAGORE

RABINDRANATH TAGORE WERD in 1861 in Bengalen geboren in een hindoeïstisch gezin. Hij volgde onderwijs in Bengalen en Engeland, had al snel als schrijver succes en genoot al snel ook in het Westen grote bekendheid. Hij raakte bekend als de stem van de spirituele erfenis van India, en, hoewel hij een schrijver van alle genres was, en ook van muziek, was het zijn poëzie die hem bij leven al tot een begrip maakte. Hij was een vriend van Gandhi en een belangrijke stem in de sociale, politieke en culturele bewegingen in India aan het begin van de twintigste eeuw. In 1913 won Tagore met zijn poëzie de Nobelprijs voor de literatuur. Hij stierf in 1941.

NIET-GEHECHT ZIJN

Alleen jij kunt jezelf vrede brengen.
Alleen de overwinning van principes kan je vrede brengen.
Ralph Waldo Emerson

Ik had het gevoel dat ik de boeddhistische leer van het niet-gehecht zijn werkelijk was gaan begrijpen, tot 11 september. Natuurlijk houd ik van de kunstvoorwerpen en de aandenken die ik tijdens mijn reizen heb verzameld, en er zijn absoluut dingen die ik prefereer, maar ik denk dat ik oprecht kan zeggen dat ik niets bezit waar ik niet zonder zou kunnen. Als ik iets kwijtraakte, lukte het me ook het zonder te doen. Het is vanzelfsprekend wel bevrijdend om je dit te realiseren, maar voordat het jezelf is overkomen, weet je natuurlijk nooit precies hoe je je

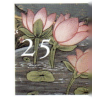

zult voelen, alleen, met alleen maar jezelf.

De datum van mijn trouwdag was nog maar een paar weken verwijderd van die glorieuze maar beslissende herfstmorgen in Manhattan. Mijn hele familie was op bezoek in New York, omdat er allerlei feestelijkheden waren gepland voor de bruid. Vrienden uit al mijn levens waren aanwezig om mij en mijn toekomstige leven te vieren. Ik was al bijna negen maanden bezig geweest met het organiseren van de bruiloft, de lengte van een zwangerschap, en nam het bijna even ernstig op. De bruiloft ging een eigen leven leiden, maar moest toch eerst gewoon nog op z'n beurt wachten, samen met mijn andere projecten. Ik had nooit een bepaald soort bruiloft voor ogen gehad, maar op de een of andere manier ontwikkelden de gebeurtenissen zich zelf tot een droombruiloft, ondanks de bekende nachtmerries die er zeker mee gepaard zouden gaan.

Zoals met elke bruiloft moest er zo veel gedaan worden. Ik heb echter de gewoonte het altijd nog iets ingewikkelder voor mezelf maken. Om te beginnen wilde ik in het buitenland trouwen. Het idee was de ceremonie zo meer beslotenheid te geven, maar het veroorzaakte allerlei onvoorziene formaliteiten. Ik wilde een katholieke bruiloft en we wilden dat onze priester uit New York mee zou komen, zodat het nog meer betekenis zou krijgen. We besloten onze eigen ringen te ontwerpen, zodat ze echt uniek zouden zijn, wat extra besprekingen betekende. Gelukkig boden vrienden van ons hun huis aan voor de receptie, wat iets van de druk wegnam. Uiteindelijk, en wellicht als een wonder, viel alles op zijn plaats. Het zou volmaakt worden en daar had ik mij aan gehecht.

Tijdens die maanden had ik wel wat hulp gekregen, maar zoals men wel zegt, als je wilt dat iets goed gebeurt, moet je het zelf doen. Wat mijn bruiloft betrof vond ik dat niemand het zo goed zou kunnen doen als ik. In de zomer hadden mijn verloofde en ik met de priester in onze parochie de ceremonie doorgenomen om ons voor te bereiden op het heilige sacrament van het huwelijk in de katholieke traditie. Dit zou voor ons beiden ons eerste huwelijk zijn en we wilden beslagen ten ijs komen. Het enige wat nog gedaan moest worden was de keuze van de bijbelcitaten en het laten drukken van een gedicht voor onze uitnodiging. We kozen een gedicht van de soefi-mysticus Rumi. Natuurlijk waren er enkele gespannen momenten – zou ik de naam van mijn vader behouden, zou ik een huwelijksovereenkomst tekenen die ons toekomstige geluk onder druk zou zetten? Ondertussen waren we op zoek naar een plek waar we samen zouden kunnen wonen. Het was een hoop, maar met mijn wilskracht schoof ik het voorlopig terzijde. Ik verborg het allemaal onder de sluier van mijn ego; er was trouwens nu toch nauwelijks tijd voor twijfel. En toen kwam 11 september, in eerste instantie ogenschijnlijk uit het niets.

Die maand was Pattabhi Jois uit het Indiase Mysore op bezoek om een Astanga-workshop te geven, die elke week naar een andere locatie werd verhuisd. Ik had tijdens het lange weekend gewijd aan de viering iets opgelopen en dus had ik de workshop op maandag overgeslagen.

Het was nog donker toen ik dinsdagochtend om half zes ontwaakte. Ik liet de hond uit en zat op de stoep te wachten op vrienden die me zouden ophalen. We reden door de stille, lege straten van West Village en Chelsea, totdat we bij de pieren aankwamen. Tientallen yogi's hadden zich verzameld in het gymnastieklokaal van Chelsea Piers, een koud contrast met de warme, ruime zolder van het Puck-gebouw waar de lessen de week daarvoor waren gehouden. In het licht van de tl-buizen hoog boven ons namen wij yogi's onze plaatsen in en praatten zacht met elkaar of deden strekoefeningen op de gladde, glanzende basketbalvloer. Een zacht manen tot stilte ging als een golf door ons heen, toen een aanwezigheid zo gracieus als water over de ordelijke rijen lichamen heen gleed. Iedereen wachtte gehoorzaam op het teken van de goeroe. De les begon met de gebruikelijke aanroeping van Patanjali, de goeroe van de goeroe van de goeroe, en vervolgens werden we in de Mysore-stijl door de asana's heen geleid in zijn eigen, langzame en onregelmatige ritme. Anderhalf uur later, om acht uur 's ochtends, stonden we langzaam op uit onze liggende savasana-houding en stelden we ons op in een rij om eer te bewijzen aan de goeroe alvorens de dag te beginnen. Daarna reden we de parkeergarage uit en het zonlicht in, de West Side Highway op in zuidelijke richting naar het World Trade Center.

Ik was om half acht 's ochtend thuis en had nog een uur de tijd voordat ik naar de eerste afspraak van die dag moest. Ik verkleedde me en dronk een kop thee met mijn moeder. We keken samen naar de *Today Show* toen het programma werd onderbroken voor een nieuwsflits: een laagvliegend toestel had zich zojuist in een van de Twin Towers geboord. Mensen die getuige waren geweest van de ramp belden vanuit verschillende locaties in Lower Manhattan om de verslaggever te vertellen wat ze zagen. Niemand leek te denken dat het om een verkeersvliegtuig ging, maar iedereen vroeg zich af hoe de piloot op zo'n prachtige dag niet had kunnen zien waar hij vloog. Dikke rookwolken kolkten uit de ramen van het gebouw.

Verbijsterd zaten we te kijken en te luisteren naar de paniekerige verslagen, niet meer dan enkele huizenblokken van ons verwijderd. Mijn verloofde woonde op slechts acht blokken afstand van wat vanaf dat moment Ground Zero genoemd zou worden en hij bevond zich ergens in dat gebied, toen het tweede toestel de andere toren raakte. Speculaties dat dit een terroristische aanslag was groeiden met de minuut, maar ik was nog niet overtuigd. De telefoon ging en het was mijn verloofde. Hij was veilig thuis en zag met afgrijzen hoe wat lichamen bleken te zijn door de ramen van de torens naar buiten vielen. We hingen op en ik ging naar mijn volgende afspraak. Wat de reden hierachter ook was, het zou op zijn minst de hele dag duren voordat er helderheid over zou ontstaan.

Ik liep Sixth Avenue op en zag over mijn schouder, elf blokken van mijn huis verwijderd, de rokende Twin Towers. Ik hoorde de sirenes van de brandweerwagens en de politieauto's die nu vanuit alle richtingen naar de torens aan kwamen rijden. Om half negen was ik op mijn afspraak, drie kwartier later was ik klaar en vernam ik dat het Pentagon ook was geraakt en dat er verschillende andere vliegtuigen met terroristen aan boord in de lucht waren gesignaleerd. Ik ging weg en liep weer terug over Sixth Avenue. Toen ik de hoek om ging, zag ik dat het World Trade Center was verdwenen.

Toen ik in shock verder liep, kwam ik tientallen mensen tegen die naar het noorden liepen, weg van de ramp. Het verkeer was volkomen stil komen te liggen en mensen stonden in kleine clubjes bij elkaar gekropen bij de openstaande portieren te luisteren naar de autoradio. Anderen stonden te huilen of beschreven aan elkaar wat ze met eigen ogen hadden gezien. Alle telefooncellen waren in gebruik en iedereen die een mobiele telefoon had, was aan het bellen (hoewel bijna alle netwerken waren lamgelegd). Ik kon het niet geloven dat de torens zo snel waren ingestort. Het bouwen van deze reuzen had jaren gekost, en in luttele seconden waren ze neergestort. Als ik er niet zeker van was geweest dat ik ze die ochtend had gezien, zou ik hebben gedacht dat ze er nooit waren geweest.

Toen ik bij de hoek van mijn straat rechtsaf ging, zag ik dat zich al een rij bloeddonors had gevormd voor het ziekenhuis aan de overkant. Ik kwam bij mijn huis aan en iedereen in het pand was wakker, verontrust en aan de televisie gekluisterd. Mijn zakenpartners en ik stuurden iedereen uit de kantoren in Soho naar huis, voordat het gebied officieel geëvacueerd werd. Mijn nichtjes bleven gewoon doorspelen, in blije onwetendheid naast de verontruste vrienden die met hun baby, mijn petekind, naar ons toe waren gekomen, weg van de gekte in TriBeCa, het gebied ten zuiden van Soho. Ze konden hun broer met zijn vrouw en hun twee zoons niet vinden, die nog dichter bij het rampgebied woonden. Op dat moment ging ik me pas afvragen waar mijn verloofde zou zijn en werd ik bang dat hem iets was overkomen nadat we elkaar hadden gesproken. De telefoon konden we niet gebruiken, aangezien alle lijnen bezet waren. Het enige wat we konden doen, was zitten wachten, terwijl de waanzin op de televisie toenam. Het duurde uren voordat hij kwam opdagen, samen met mijn zwager, die naar hem op zoek was gegaan. Ze waren overgestoken naar de West Side Highway en hadden onderweg water gekocht.

Tegen de middag was het ziekenhuis naast ons vol met verslaggevers en gezinnen op zoek naar hun geliefden en vrienden. Mensen hingen overal in de buurt zelfgemaakte affiches op met foto's en persoonlijke gegevens van de mensen die werden vermist: degenen die in of in de buurt van de torens hadden gewerkt en van wie nog niets was vernomen. Vanaf Fourteenth Street waren de straten afgesloten, wat een spookachtige vredige, stille achtergrond vormde voor de sirenes die al uren loeiden. Buurtbewoners hadden zich in groepjes buiten verzameld, waar ze hun ervaringen vergeleken en plannen maakten om de stad te ontvluchten. Bruggen, tunnels, bussen en metrolijnen waren allemaal gesloten en de mensen voelden zich gevangen. Je kon op hun gezichten lezen dat hun verbeelding met hen op de loop ging. De lucht rond de stad was zwaar van de angst en de dood.

Ik trok me van de chaos om me heen terug en verviel in een diepe, coma-achtige slaaptoestand, terwijl de televisie doorschetterde. Mijn eerste zorg was dat deze afschuwelijke gebeurtenis in het land en in de wereld de aanzet zou geven tot ongebreideld geweld en nog meer onnodig racisme. Ik vreesde wat er zou gebeuren met niet-extremistische moslims, de meerderheid van die religieuze groep. Angst is op ieder niveau ondermijnend. Het nieuws draaide al in cirkels rond en die avond werden we bestookt met afschrikwekkende scenario's en aangevuurd tot algehele paranoia, en dat bleef de eerste dagen zo.

Woensdag ging ik naar de mis, deels om te bidden en deels om iets te doen; om het huis uit te komen en andere mensen dan mijn familie te zien. Het was moeilijk om me ten overstaan van een dergelijk leed niet schuldig en hulpeloos te voelen. Tegelijkertijd proefden we iets van een collectief bewustzijn dat in onze cultuur blijkbaar zo zeldzaam is, waar sociale scheiding en afzondering tussen de mensen te zeer wordt gecultiveerd. Toen ik van de kerk naar huis liep, keek ik naar het gezicht van de mensen die ik tegenkwam. Het was anders. Er zat solidariteit in de lucht. De mensen waren geduldiger dan anders met elkaar, meer begaan. Iedereen liep in een veel rustiger tempo midden op straat, waar nog steeds geen auto's reden. Het was alsof over het hele eiland Manhattan een betovering lag die ieders gedrag ingrijpend had veranderd. Het was een droevige en tegelijkertijd magische tijd om te leven.

De lucht buiten werd slechter, maar het was niet mogelijk nog langer binnen te blijven en de kinderen tegen de muren te zien opvliegen. We stuurden mijn familie vooruit naar het strand in Long Island waar ze bij vrienden zouden logeren en de volgende dag zouden we ons bij hen voegen. De bruggen waren weer opengesteld en het schouwspel dat volgde leek op een massale exodus de stad uit – bestemming: weg.

De reis die anders tweeëneenhalf uur duurde, kostte ons nu bijna vijf uur.

Het was moeilijk om de stad te verlaten. Zodra we de stad uit waren, wilde ik opeens weer terug. Ik voelde een soort vervreemding van mezelf, een soort verlatingsangst. Het leek alsof de stad aan mijn hart trok en mijn aandacht ver weghaalde van mijn relatief kleine 'innerlijke heiligdom'. Iets trok zachtjes en niet-aflatend aan mijn compassie.

Tijdens het weekend nam ik de persoonlijke gevolgen op van deze gruweldaad. Mijn zakenpartners en ik hadden op het punt gestaan naar Europa te vertrekken om onze producten in een aantal steden te promoten. Daarna werd ik in Duitsland verwacht voor een bespreking van een ander project en uiteindelijk zou ik naar de plaats van onze bruiloft reizen. Ik was van plan geweest lange tijd van huis weg te zijn, omdat we een lange en zeer internationale huwelijksreis hadden gepland.

Alles was zo strak gepland, dat er geen ruimte was voor verrassingen. Ik ben een overdreven planner. Een echte steenbok en controlefreak. Ik zeg altijd, niet ter verontschuldiging, dat ik gewoon niet spontaan ben. In werkelijkheid laten planners weinig ruimte voor spontaniteit omdat ze er bang voor zijn. Op 11 september verloor ik echter alle controle over mijn plannen. De luchthavens waren gesloten, zodat reizen op korte termijn niet mogelijk leek. Dit veroorzaakte een domino-effect en een verder verlies van controle, aangezien mijn grootse planning geen mogelijkheid bood om zelfs maar een enkel onderdeeltje te schrappen. En toen iemand de onvermijdelijke vraag stelde of we de trouwplannen doorzetten, antwoordde ik zonder er een moment bij na te denken bevestigend. Later waren mijn verloofde en ik het er echter over eens dat het daar te vroeg voor was.

Ondertussen wijzigden we onze trouwplannen en vermeden we locaties die in het licht van de groepering die verantwoordelijk werd geacht voor de aanval een risico inhielden. Ik had meer dan gemengde gevoelens over dit alles. Ik wilde niet met mijn leven stoppen en verder leven in angst voor de mogelijke gevaren die misschien toch niet te vermijden waren, maar ik moest ook aan anderen en hun veiligheid denken. Ik waarschuwde iedereen dat de plannen misschien gewijzigd zouden worden, gezien de toestand in de wereld. Iedereen was even aardig en geduldig en ik had wat tijd om te beslissen. Na een paar dagen weer gewerkt te hebben en een aantal gesprekken met vrienden en familie verder, besloten we de plannen door te zetten.

Totdat Amerika Afghanistan ging bombarderen was ik op locatie voor een fotosessie. Ik had verwacht dat dit zou gebeuren en was dus niet verrast, zoals blijkbaar veel mensen. Het was nog maar een week tot de geplande vertrekdatum voor onze bruiloft.

Toen ik op mijn terugreis uiteindelijk kans zag mijn verloofde te bellen vanaf het vliegveld, vroeg hij me of ik me ervan bewust was wat er in de wereld gebeurde.
'Ja', zei ik, 'natuurlijk.'
Hij zei: 'Nou, wat vind je dat we moeten doen?'
'Wat bedoel je, wat we moeten doen?' verzette ik me nog.
Hij vertelde me vervolgens dat hij bijna iedereen van zijn deel van de gastenlijst had gesproken, dat ze hem hadden gebeld om te vragen of we het zouden afzeggen of niet. 'Heb je van jouw vrienden niets gehoord?'
'Nee,' zei ik opstandig. 'We moeten het erover hebben.'
'Mijn vrienden hebben allemaal afgezegd en mijn familie is ook niet erg happig om naar het buitenland te vliegen,' zei hij.
Op dat moment, met ons vertrek zo dichtbij, vertelde mijn verloofde me in feite dat we de plannen die we hadden gemaakt niet zouden doorzetten. Hij wilde het er wel over hebben, maar het had geen zin. Ik moest iedereen

bericht sturen dat alle raderen die in gang waren gezet, gestopt moesten worden. Ik verstuurde onmiddellijk een e-mail naar alle genodigden om te vertellen wat we hadden besloten. Ik was kwaad op degenen die deze puinhoop hadden veroorzaakt en op de regering vanwege de vergeldingsacties, en ik was kwaad op mijn verloofde omdat hij zo gemakkelijk opgaf. In werkelijkheid was niemand de schuldige en moest ik me over mezelf heen zetten.

Toen iemand opperde om de ceremonie te verplaatsen, weigerde ik. Welke plaats we ook zouden kiezen, altijd zou er wel iemand moeten reizen. Als dit de reden was om de bruiloft uit te stellen, dan zouden we moeten wachten totdat het voor iedereen veilig was. Het is natuurlijk mogelijk dat dat moment nooit zal komen. Sommige mensen in dit land zullen nooit meer reizen. Anderen zullen nooit meer naar het buitenland reizen, en weer anderen, zoals ik, die reizen voor hun beroep, zullen zich over hun begrijpelijke angsten heen moeten zetten. Gelukkig heelt de tijd alle wonden, doordat er mettertijd een perspectief kan ontstaan dat alleen deze afstand ons kan geven; de mogelijkheid te gaan beseffen dat voor iedere handeling redenen bestaan.

Hier verschijnt niet-gehecht zijn. Door jezelf te beschouwen als onderdeel van een ervaring maar niet als de ervaring zelf, kun je flexibel blijven en word je bevrijd van gevolgen die je toch niet onder controle hebt. Wanneer er in het universum dingen gebeuren die groter zijn dan jij, is het belangrijk die dingen en al hun echo's eer te bewijzen. Gebruik het als een gelegenheid om jezelf rekenschap te geven van al die dingen waarvoor je dankbaar moet zijn, en weet dat het universum voor je zal zorgen wanneer je zover bent dat je weer kunt beginnen.

*Een reis van duizend mijlen
begint met een enkele stap.*
LAOTZE

WEES NU HIER,
WAAR JE OOK
BENT

Enkele jaren geleden las ik *The Bonds of Love*, een boek van Jessica Benjamin. Met name het hoofdstuk waarin de ongelijkheid tussen de seksen werd behandeld, intrigeerde me. De theorie van Benjamin was dat, aangezien mannen van oudsher worden beschouwd als de 'doeners' en vrouwen als de 'zijners', deze noties voor de kinderen van tegenwoordig nog steeds een schadelijke invloed op onze cultuur uitoefenen. In een gezin met twee ouders leren kinderen voornamelijk door hun ouders en hun gedrag te observeren. Als slechts een van de ouders werkt,

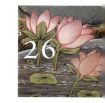

beschouwen kinderen die ouder wellicht als de autonome en de ander als de meer passieve. Als er maar een ouder is, moet deze ouder aan de mogelijk lastiger eis voldoen om in alle behoeften van haar kind of kinderen te voorzien. Het behoeft geen betoog dat we voortdurend de 'rol' van onze rollen moeten evalueren en onderzoeken, want bij het creëren van een gezin speelt een groot aantal factoren mee.

In ons gezin was het mijn vader die werkte en mijn moeder die thuis was bij mijn zussen en mij. Als klein meisje beschouwde ik mijn vader als de doener, omdat hij ergens iets aan het 'doen' was – werken om voor ons de kost te verdienen. Terwijl mijn vader buitenshuis werkte, zorgde mijn moeder voor ons, gaf ze ons wat we nodig hadden, 'was' ze er om ons groot te brengen en een gevoel van stabiliteit mee te geven. Nu ik terugkijk, kan ik hun partnerschap zien als het relationele samenspel dat nodig was om dit evenwicht te creëren. Lange tijd wilde ik echter alleen maar meer zijn zoals hij en minder zoals zij. Ik denk dat deze keuze minder te maken had met mijn ouders en wie zij waren als mens, dan met de hun toegewezen rol in ons gezin en misschien zelfs met de mate van tevredenheid met die rol. Dat beïnvloedde al vroeg mijn besluitvorming over wat ik met mijn leven wilde.

Het resultaat van die vroege keuze is een leven dat tot dusver voornamelijk heeft bestaan uit 'doen' en veel te weinig uit gewoon 'zijn'. Toen ik jonger was, leken deze twee rollen onverenigbaar te zijn, omdat er een tweedeling in verantwoordelijkheden werd gemaakt, in plaats van twee mensen met een verschillende aard te laten zien die waren geïntegreerd in één rol met verschillende verantwoordelijkheden en een voorbeeldfunctie voor ons, hun pupillen. Terugkijkend kan ik zeggen dat ik vanaf mijn twintigste bezig ben geweest een pad voor mezelf uit te stippelen waarmee ik de erkenning van anderen kon krijgen, ook al was het enigszins afwijkend, aangezien werk belangrijker was dan school (we gaan er meestal, en soms ten onrechte, vanuit dat zonder diploma geen erkenning mogelijk is). Jaren later doe ik als begin dertiger vanwege mijn late start een inhaalmanoeuvre. Ik beken dat ik nu voldoende erkenning van de wereld heb ontvangen, maar ik merk dat ik er nog steeds mijn best voor doe. Dit is mijn drieëndertigste jaar en ik sta opnieuw op het punt een grote verandering door te maken. Dit jaar heb ik op mijn verjaardag besloten dat ik de rest van mijn jaren als dertiger, en de rest van mijn leven, trouwens, wijd aan het werken aan mezelf. Als ik nu oefen te 'zijn', zal ik dat in de toekomst veel meer tot ontwikkeling kunnen brengen bij mijn Zelf en degenen met wie ik in contact kom.

Toen ik regelmatig yoga ging doen, werd het me meer dan duidelijk dat ik maar een tiende van mijn energetische vermogen gebruikte in deze wereld. Met vermogen bedoel ik kracht, uithoudingsvermogen, concentratie, flexibiliteit en adem, en niet te vergeten onze hersenen. Door mijn beoefening ging ik een veel groter deel van mezelf gebruiken en ging ik meer op mezelf vertrouwen dan op anderen. Het vergroten van je vermogen kan voor een 'doener' echter ook gevaarlijk zijn, aangezien het de 'doener' in staat stelt meer te 'doen', zoals bij mij het geval was.

Opeens bevond ik me in de situatie dat ik steeds meer op me nam. Zo veel, dat zelfs mijn yogabeoefening op werk ging lijken en me uitputte. Uiteindelijk bleek al deze productiviteit averechts te werken. Hoe meer energie je mobiliseert, hoe sterker het gevoel dat je moet groeien. Maar dat klopt niet. Het grootste deel van de energie die je mobiliseert, is in feite energie die je nodig hebt om jezelf staande te houden. Ik leefde al zo lang op mijn reserves, dat de nieuwe toevoer die ik had gemobiliseerd me volkomen uit mijn evenwicht bracht. Ik leerde al snel dat energie net als geld is: het is gemakkelijker te maken dan te sparen.

In de afgelopen jaren heb ik een belangrijke les geleerd: dat ik iets kan (doen), betekent nog niet dat ik het moet (doen). Dit is een mantra van me aan het worden, omdat het opgaat voor vrijwel alles wat ik onderneem. Soms is iets weten echter niet genoeg om er ook werkelijk naar te handelen, nietwaar? Ik bevind me in een bevoorrechte positie in het leven. Daarvan ben ik overtuigd. We maken keuzen in ons leven die ons hele leven van invloed blijven. Elke keuze opent de deur naar meer keuzen, enzovoort. Maar omdat ik een zoeker ben en openstaa voor nieuwe ervaringen en me voel aangetrokken tot nieuwe ervaringen, komen de ervaringen ook naar me toe. Om voor onszelf de beste keuzen te kunnen maken, moeten we onszelf goed kennen. Dan kunnen we in vreugde leven met onze beslissingen, nog lang na het moment van de waarheid. Uiteindelijk is het de waarheid die ons bevrijdt.

Een cruciaal onderdeel in het creëren van een beoefening voor het leven is je te realiseren dat 'zijn' niet zo passief is als we misschien wel denken. Iedereen die ooit geprobeerd heeft te zitten en te mediteren, kan je vertellen dat de geest veel actiever is dan wij als fysieke wezens ooit kunnen zijn. De geest misleidt ons en laat ons geloven dat we hem bij kunnen houden, terwijl dat in werkelijkheid onmogelijk is. Elke keer dat iemand me vraagt of het doen van asana's werkelijk zo'n uitdaging is voor mijn lichaam, ben ik weer volledig verbaasd. Mensen halen meditatie en fysieke yoga voortdurend door elkaar en hoewel ze elkaar aanvullen, zijn het ook twee onafhankelijke en op zichzelf complexe paden. Sommige houdingen zijn niet alleen fysiek een enorme uitdaging, maar ook mentaal. Het maakt echt niet uit of je van nature een soepel lichaam hebt of niet, aangezien de beoefening je vraagt om met je adem zover te gaan in de beweging als jij kunt.

Bovenal brengt yoga je weer in het nu, steeds opnieuw. Als je op de juiste manier ademt en in de houdingen bij iedere in- en uitademing je adem volgt, merk je dat je aanwezig bent. Zijn is aanwezig-zijn. Er is een beroemd boek van Ram Dass, *Be Here Now*, waarvan de titel ons eraan herinnert dat het enige wat we werkelijk hebben het moment is waarop we ons bevinden. Niet veel dingen zijn zo belangrijk. Natuurlijk, familie en mensen zijn belangrijk, maar zonder onze ware aanwezigheid kunnen we weinig voor een ander betekenen. En als ieder moment zorgvuldig wordt overwogen, brengen het verleden en de toekomst vandaag ook minder zorgen met zich mee.

We weten allemaal dat het niets oplost om je zorgen maken. In feite is het bijna alsof je bidt dat er slechte dingen gebeuren. Wat betreft de dingen die steeds weer terugkeren in je gedachten of als zorg: bedenk dat nu het moment is. Er bestaat een uitdrukking: waar je ook heengaat, daar ben je. Mij zegt dit dat er geen uiterlijke ontsnappingsmogelijkheden zijn voor wat zich in ons hoofd afspeelt. Gemoedsrust kan alleen maar ontstaan door te oefenen met het stillen van je geest en jezelf op ieder moment gewaar te zijn.

'Doen' is vaak van jezelf wegrennen en je lichaam en je geest bezighouden met afleidingen van het zelf. Ons doel moet zijn een soort moeiteloze inspanning te bereiken in ons handelen die ons terugbrengt bij ons zeer achtenswaardige zelf. We hebben alleen maar werk nodig om ons gezin en onszelf te onderhouden. En het is van wezenlijk belang om ons werk met een zekere aandachtigheid te doen. Zodra we uit het oog verliezen waarvoor we werken, wordt het een 'destructief doen'. We kunnen er ook voor kiezen met ons werk God te dienen, ongeacht het soort werk dat we doen, aangezien het offer ook in de toewijding van het werk kan zitten. Als we een staat kunnen bereiken van 'zijn terwijl we doen' of alleen al de erkenning dat zijn en doen één zijn, hebben we deze twee wezensvormen met succes geïntegreerd en kunnen we harmonie ervaren.

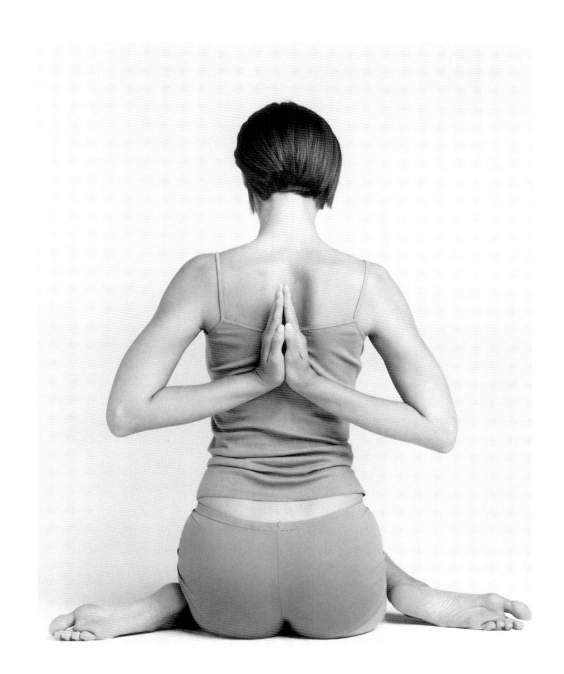

GOMUKHASANA

WOORDENLIJST

Abhaya – onbevreesdheid

Abhaya mudra – het gebaar van onbevreesdheid

Agni – de god van het vuur

Ahimsa – de hindoeïstische ethiek van geweldloosheid, niet verwonden

Akasa – ruimte of ether, het vijfde element

Arjuna – een zoon van Indra, de prins aan wie Krishna in de *Bhagavad Gita* zijn onderricht gaf

Asana – letterlijk 'zetel'; houding (gebruikt voor meditatie en in de traditie van Hatha Yoga), de derde geleding van astanga

Ashram – van 'asrama', een hermitage of gemeenschap met aan het hoofd een goeroe

Astanga Yoga – het Achtvoudige Pad van Patanjali's *Yoga Sutra's*; de yogabeoefening waarbij ademtechnieken worden toegepast tijdens een serie houdingen; de acht 'geledingen' of astanga's zijn yama, niyama, asana, pranayama, pratyahara, dharana, dhyana en samadhi

Atman – het zelf, iemands diepste wezen, het menselijke tegendeel van Brahman

Ayurveda – letterlijk 'levenskennis', een zusterwetenschap van Yoga die de eeuwenoude Indiase geneeskunde behelst

Bhagavad Gita – 'het Lied van de Heer', onderdeel van het epos de *Mahabharata*, geschreven tussen 500 en 300 v.Chr. en een van de belangrijkste heilige religieuze geschriften en gezaghebbende teksten over Yoga

Bhakti – liefde of devotie

Bindu – het symbolische zaad van het universum, de naam van het symbolische derde oog dat vaak in beeltenissen van Shiva is te zien

Boeddha – 'de Verlichte' of 'de Ontwaakte', geboren tussen 600 en 500 v.Chr. als prins Siddhartha Gautama; in het hindoeïsme de negende incarnatie van Vishnu

Boeddhisme – de religieuze traditie die zich heeft ontwikkeld op basis van de leer van de Boeddha

Brahman – het Absolute, het Goddelijke, de diepste essentie van de hele werkelijkheid, de Schepper

Chakra – letterlijk 'wiel'; de zeven (in het Tibetaans boeddhisme vijf) energetische centra van geconcentreerde prana

Citta – geest of hart

Devi – de Grote Godin

Dharana – concentratie, de zesde geleding van astanga

Dharma – plicht, deugd

Dhyana – meditatie, de zevende geleding van astanga

Dukkha – lijden, pijn

Ganesh – de hindoeïstische god met de olifantenkop, zoon van Parvati en Shiva

Goeroe – spirituele leraar of gids

Guna's – de eigenschappen van de geest en de natuur

Hatha Yoga – 'krachtige' yoga, met als doel het combineren van fysieke houdingen met ademhaling om zodoende de tegengestelde energieën van het lichaam te verenigen

Integrale Yoga – een omvattend yogasysteem en een combinatie van Raja Yoga, Japa Yoga – het reciteren van een mantra –, Hatha Yoga – kriya's –, Karma Yoga, Bhakti Yoga en Jnana Yoga

Japa – het reciteren van mantra's

Jiva – leven, de individuele ziel of essentie

Jivamukti – de bevrijding van je essentie

Jnana Yoga – een vorm van yoga waarin de nadruk wordt gelegd op onderzoek en inzicht

Karma Yoga – het yogapad dat is gebaseerd op handelen dat onthechting van het resultaat bevordert en onbaatzuchtig gedrag benadrukt

Kriya – handelen of beoefening

Kundalini – het obstakel dat zich bij het onderste chakra bevindt en de opgaande beweging van prana verhindert; kundalini wordt vaak verbeeld als een opgerolde slang

Mahabharata – het epische gedicht dat ergens tussen 500 en 300 v.Chr. werd geschreven en waar de *Bhagavad Gita* deel van uitmaakt

Mahayana – de school binnen het boeddhisme die het 'bodhisattva'-ideaal propageert – het afzien van persoonlijke bevrijding teneinde in deze wereld te blijven en zich te wijden aan het helpen van anderen

Mandala – een spiritueel diagram dat, met gebruikmaking van heilige geometrische vormen, een symbolische weergave is van het universum en dat vaak wordt gebruikt als visueel hulpmiddel bij meditatie

Mantra – heilige klanken of woorden die vaak bij meditatie worden gebruikt

Moksha – bevrijding, hetzelfde als mukti

Mudra – symbool; in Yoga een symbolisch gebaar

Nadi – een kanaal in het subtiele lichaam waar prana doorheen stroomt

Niyama – persoonlijke houding, discipline; de tweede geleding van astanga

Oepanishaden – de mystieke leer aan het eind van de Veda's die de basis vormde voor het hindoeïsme

OM – de oerklank, een van de heiligste mantra's

Padma – lotus

Padmasana – de lotushouding

Panini — een hindoeïstische geleerde die het ontcijferen van het Sanskrit op zijn naam heeft staan
Patanjali — de schrijver van de *Yoga Sutra's*
Prakrti — de natuur, kosmische manifestatie
Prana — levenskracht, adem
Pranayama — adembeheersing, de vierde geleding van astanga
Pratyahara — het terugtrekken van de zintuigen, de vijfde geleding van astanga
Purusha — de spirituele, onzichtbare energie
Raja Yoga — een vorm van yoga waarin de acht geledingen zijn opgenomen, maar die de nadruk legt op meditatie
Sadhana — persoonlijke beoefening
Samadhi — diepe concentratie, bevrijding, de achtste geleding van astanga
Sanskrit — de heilige taal van India en van Yoga
Satsang — een religieuze bijeenkomst rond een spiritueel leider
Shakti — spirituele energie of kracht
Siddha — een bevrijd wezen, een vervolmaakte yogi
Surynamaskara — een bepaalde serie asana's die bekendstaat als de zonnegroet
Sutra — draad
Tantra — techniek
Tantra Yoga — een vorm van yoga die de nadruk legt op het deblokkeren van prana door technieken die door andere yogavormen vaak worden veronachtzaamd
Tapas — zuivering, soberheid
Ujjayi — de adem van de overwinning, een techniek uit de pranayama die zich richt op de gelijkmatigheid en het geluid van de krachtige adem (en vaak in Astanga Yoga wordt gebruikt)
Vedanta — 'het eind van de Veda's', een aanduiding van de Oepanishaden
Veda's — 'kennis', de verzameling spirituele hymnen met goddelijke openbaringen waarin yoga voor het eerst werd genoemd en dus het vroegste fundament voor deze filosofie
Vinyasa — de vloeiende opeenvolging van houdingen, 'ademsynchrone beweging'
Vishnu — een van de goden van de hindoeïstische drie-eenheid, bekend om zijn creatieve vermogen en zijn vele incarnaties
Yama — onze houding ten opzichte van onze omgeving en de wereld, de eerste geleding van astanga, zelfbeheersing
Yoga sadhana — yogabeoefening
Yogi — iemand die yoga beoefent

De informatie uit deze woordenlijst is gedeeltelijk afkomstig uit *A Popular Dictionary of Hinduism* van Karel Werner (Chicago: NTC Publishing Group, 1997).

NOTEN

p. 22 – David Fontana, *The Secret Language of Symbols: A Visual Key to Symbols And Their Meanings* (San Francisco: Chronicle Books, 1994), p. xxxx, 13.

p. 43 – Georg Feuerstein, Ph. D., *The Yoga Tradition: Its History, Literature, Philosophy and Practice* (Prescott, AZ: Hohm Press, 1998), p. 5.

p. 50 – T.K.V. Desikachar, *Health, Healing & Beyond: Yoga and the Living Tradition of Krishnamacharya* (New York: Aperture, 1998), p. 55.

p. 63 – Sri K. Pattabhi Jois, *Yoga Mala* (New York: Eddie Stern, 1999), p. 15.

p. 69 – Bikram Choudry, *Beginning Yoga Class* (New York: Tarcher Putnam, 1978), p. 57.

p. 88 – Rinpoche, citaat uit Rudolph Wurlitzer, *Hard Travel to Sacred Places* (Boston: Shambhala, 1995), pp. 108-109.

p. 88 – John McAfee, *The Fabric of Self* (Colorado: Woodland Publications, 2001), p. 55.

p. 96 – B.K.S. Iyengar, *Light on Pranayama* (The Crossroad Publishing Company, 2001), xvii resp. xxi.

p. 102 – *The Hatha Yoga Pradipika* (tekst uit de oudheid), hfdst. 2, s. 3.

p. 112 – Jane Hope, *The Secret Language of the Soul: A Visual Guide to the Spiritual World* (San Francisco: Chronicle Books, 1997), p. 140.

p. 118 – Yogi Bhajan, *The Teachings of Yogi Bhajan* (Arcline Publications, 1977), pp. 3-4.

p. 134 – *Yoga Journal*, oktober 2001, archief van de Yoga Journal website.

p. 164 – *McAfee*, p. 96.

p. 184 – Geeta S. Iyengar, *Yoga: A Gem for Women* (Spokane, WA: Timeless Books, 1990), p. 169.

p. 200 – Kathleen Cox, *Vastu Living: Creating a Home for the Soul* (New York: Marlowe & Co., 2000); en in een persoonlijk interview.

p. 218 – Ernest Hemingway, *The Snows of Kilimanjaro* (New York: Charles Scribner & Sons, 1995), p. 27.

p. 237 – Swami Sivananda Radha, *Hatha Yoga: The Hidden Language* (Spokane, WA: Timeless Books, 1995), p. 121.

BIBLIOGRAFIE

Bary, William Theodore de (red.), *The Buddhist Tradition in India, China and Japan.* New York, Vintage Books 1972

Batchelor, Martine, *Meditation for Life.* Boston, Wisdom Publications 2001*

Beversluis, Joel (red.), *Sourcebook of the World's Religions: An Interfaith Guide to Religion and Spirituality.* Californië, New World Library 2000

Bouldrey, Brian (red.), *Traveling Souls: Contemporary Pilgrimage Stories.* San Francisco, Whereabouts Press 1999

Chödrön, Pema, *Start Where You Are: A Guide to Compassionate Living.* Boston, Shambhala 1994*

Cope, Stephen, *Yoga and the Quest for the True Self.* New York, Bantam Books 1999

Cox, Kathleen, *Vastu Living.* New York, Marlowe & Company 2000

Déchanet, J.-M., O.S.B. *Christian Yoga.* New York, Harper and Brothers Publishers 1960

Desikachar, T.K.V., *Health, Healing and Beyond: Yoga and the Living Tradition of Krishnamacharya.* New York, Aperture 1998

–, *The Heart of Yoga: Developing a Personal Practice.* Vermont, Inner Traditions International 1999

Dikshit, Sudhakar S. (red.), *I Am That: Talks with Nisargadatta Maharaj.* Durham, North Carolina, Acorn Press 1973

Embree, Ainslie T. (red.), *The Hindu Tradition: Readings in Oriental Thought.* New York, Vintage Books 1972

Feuerstein, Georg, Ph.D., *The Yoga Tradition: Its History, Literature, Philosophy and Practice.* Prescott, Arizona, Hohm Press 1998

Flood, Gavin, *An Introduction to Hinduism.* Cambridge, Engeland, Cambridge University Press 1996

Fontana, David, *The Secret Language of Symbols: A Visual Key to Symbols and Their Meanings.* San Francisco, Chronicle Books 1994*

Fraser, Tara, *Total Yoga: A Stpe-by-Step Guide to Yoga at Home for Everybody.* Londen, Thorsons 2001*

Hahn, Thich Nhat, *Living Buddha, Living Christ.* New York, Riverhead Books 1995*

–, *The Miracle of Mindfulness: An Introduction to the Practice of Meditation.* Boston, Beacon Press 1975*

Hope, Jane, *The Secret Language of the Soul: A Visual Guide to the Spiritual World.* San Francisco, Chronicle Books 1997*

Hope-Murray, Angela, en Tony Pickup, *Discover Ayurveda.* Berkeley, Ulysses Press 1998

Hopkins, Thomas J., *The Hindu Religious Tradition.* Californië, Belmont 1971

Iyengar, B.K.S., *Light on Yoga.* New York, Schocken Books 1979 (herziene uitgave)*

Iyengar, Geeta, *Yoga: A Gem for Women.* Spokane,

Washington, Timeless Books 1990

Johnson, Will, *Postures of Meditation: A Practical Manual for Meditations of All Traditions.* Boston, Shambhala 1996*

Mandelker, Amy, en Elisabeth Powers (red.), *Pilgrim Souls: A Collection of Spiritual Autobiographies.* New York, Simon and Schuster 1999

McAfee, John, *The Fabric of Self: Meditations on Vanity and Love.* Colorado, Woodland Publications 2001

–, The Secret of the Yamas: *A Spiritual Guide to Yoga.* Colorado, Woodland Publications 2001

Merton, Thomas, Contemplative Prayer. New York, Image Books 1996

Pauling, Chris (Vadanya), *Introducing Buddhism.* New York, Barnes and Noble Books 1997

Raichur, Pratima, *Absolute Beauty: Radiant Skin and Inner Harmony Through the Ancient Secrets of Ayurveda.* New York, Harper Perennial 1999

Rinpoche, Sogyal, *The Tibetan Book of Living and Dying.* Harper San Francisco 1994*

Robinson, Richard H., en Willard L. Johnson, *The Buddhist Religion: A Historical Introduction.* Californië, Wadsworth Publishing Company 1997

Rosenberg, Larry, *Breath by Breath: The Liberating Practice of Insight Meditation.* Boston, Shambhala 1999

Sjoman, N.E., *The Yoga Tradition of the Mysore Palace.* New Delhi, Abhinav Publications 1999

Swami Muktananda, *Meditate.* New York, State University of New York Press 1991

Swami Sivananda Radha, *Hatha Yoga: The Hidden Language – Symbols, Secrets, and Metaphor.* Spokane, Washington, Timeless Books 1995

The teachings of Yogi Bhajan: *The Power of the Spoken Word.* Pomona, Arcline Publications 1977

Werner, Karel, *A Popular Dictionary of Hinduism.* Chicago, NTC Publishing Group 1997

Wurlitzer, Rudolph, *Hard Travel to Sacred Places.* Boston, Shambhala 1995

Yoga Journal 148 (september-oktober 1999)

Yoga Journal 152 (april 2000)

Yoga Journal 157 (december 2000)

Yoga Journal 162 (oktober 2001)

Yoga Journal 164 (december 2001)

Yoga Journal 165 (februari 2002)

Yun, Hsing, *Lotus in a Stream: Essays in Basic Buddhism.* New York, Weatherhill 2000

Met een * gemerkte boeken zijn in het Nederlands vertaald.

VERANTWOORDING

FOTOVERANTWOORDING

Alle foto's van Christy Turlington (inclusief voor- en achterzijde van het omslag), de foto's van stillevens en de foto van Pattabhi Jois: copyright © James Houston

Haarverzorging: Marcelino Gonzalez; make-up: Moyra Mulholland

p. 42 foto onder © Martin Brading

p. 56 afbeeldingen van asana's uit *The Yoga Tradition of the Mysore Palace* door N.E. Sjoman, herdrukt met toestemming van Abhinaz Publications, New Delhi

p. 75 foto © Martin Brading

p. 81 foto © Tamara W. Hill, Tamara Hill Studio, San Francisco, California

p. 94 foto © Michael Dwornick

p. 107 foto © Christy Turlington

p. 109 foto © Michael Dwornick

p. 123 Srinagar, Kashmir, India, 1998 © Steve McCurry

p. 142 foto © Martin Brading

p. 145 foto © Martin Brading

p. 152 foto © Christy Turlington

p. 164 foto © Martin Brading

p. 186 foto © Michael Dwornick

p. 208 foto © Helen Norman, uit *Paradise Found* door Rebecca Cole, met toestemming van Rebecca Cole and Clarkson Potter Publishers

p. 214 foto © Christy Turlington

p. 224 Kyaikto, Birma, 1994 © Steve McCurry

pp. 228–229 foto © Martin Brading

p. 240 Dal Lake, Kashmir, India, 1996 © Steve McCurry

Voor- en achterplat: haarverzorging: Gavin Harwin; make-up: Moyra Mulholland

Illustraties: © 2002 Stephanie Tamez

TEKSTVERANTWOORDING

(p. 13) 'Innerlijke reis': vertaling van 'The Journey' uit *DreamWork* door Mary Oliver © 1986 (Grove/Atlantic, Inc.)

(p. 62) invocatie uit *Astanga Yoga as Taught by Sri K. Pattabhi Jois*, overgenomen met toestemming van Larry Schultz enopgedragen aan wijlen Johannes Van Vugt

(p. 88) citaat uit *The Heart of the Buddha* door Chogyam Trungpa. Copyright © 1991 Diana J. Mukpo; Shambhala Publications, Inc., Boston, Massachusetts; www.shambhala.com

(p. 97) citaat uit *Light on Pranayama* door B.K.S. Iyengar; The Crossroads Publishing Company, New York

(p. 112) citaat uit *The Secret Language of the Soul* door Jane Hope; overgenomen met toestemming van Chronicle Books (V.S.) en Duncan Baird Publishers (V.K.)

(p. 218) fragment uit *The Snows of Kilimanjaro* door Ernest Hemingway, met toestemming van Scribner, a Division of Simon & Schuster, overgenomen uit *The Short Stories of Ernest Hemingway*. Copyright © 1936 Ernest Hemingway; copyright © 1964 Mary Hemingway

(p. 262) gedicht 'Be' uit *Raid of the Inarticulate* door Deepak Chopra, overgenomen met toestemming van Deepak Chopra